脑卒中诊治与康复新理论新进展

臧大维 ◎ 主审

张玉梅　贾　杰　公维军 ◎ 主编

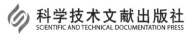
科学技术文献出版社
SCIENTIFIC AND TECHNICAL DOCUMENTATION PRESS

·北京·

图书在版编目（CIP）数据

脑卒中诊治与康复新理论新进展 / 张玉梅，贾杰，公维军主编. —北京：科学技术文献出版社，2022.1（2024.5重印）
ISBN 978-7-5189-8775-7

Ⅰ.①脑… Ⅱ.①张… ②贾… ③公… Ⅲ.①脑血管疾病—诊疗 ②脑血管疾病—康复 Ⅳ.① R743

中国版本图书馆 CIP 数据核字（2021）第 262131 号

脑卒中诊治与康复新理论新进展

策划编辑：帅莎莎　责任编辑：帅莎莎　吴　微　责任校对：文　浩　责任出版：张志平

出　版　者	科学技术文献出版社	
地　　　址	北京市复兴路15号　　邮编　100038	
编　务　部	(010) 58882938，58882087（传真）	
发　行　部	(010) 58882868，58882870（传真）	
邮　购　部	(010) 58882873	
官方网址	www.stdp.com.cn	
发　行　者	科学技术文献出版社发行　全国各地新华书店经销	
印　刷　者	北京虎彩文化传播有限公司	
版　　　次	2022 年 1 月第 1 版　2024 年 5 月第 3 次印刷	
开　　　本	710×1000　1/16	
字　　　数	354千	
印　　　张	29.5	
书　　　号	ISBN 978-7-5189-8775-7	
定　　　价	178.00元	

脑卒中诊治与康复新理论新进展
编委会

陈祥贵　　上海市静安区中心医院

程冰苑　　上海市静安区中心医院

丁　力　　复旦大学附属华山医院

樊启为　　复旦大学附属华山医院

刚宝芝　　哈尔滨医科大学附属第一医院

高　昂　　首都医科大学北京康复医学院

高　聪　　上海市静安区中心医院

高　晗　　首都医科大学附属北京康复医院

耿雨涵　　首都医科大学附属北京康复医院

郭双辉　　首都医科大学附属北京天坛医院

何洁莹　　复旦大学附属华山医院

胡安明　　首都医科大学附属北京天坛医院

黄佩玲　　首都医科大学附属北京康复医院

贾伟丽　　首都医科大学附属北京天坛医院

蒋柳雅　　上海市静安区中心医院

金　豪　　上海市静安区中心医院

雷爱弟　　厦门市第五医院

李　冲　　复旦大学附属华山医院

李思奇　　首都医科大学附属北京天坛医院

李文衫　　首都医科大学北京康复医学院

李晓玲　　首都医科大学北京康复医学院

李欣育　　首都医科大学附属北京天坛医院

李越秀　　首都医科大学附属北京天坛医院

林佳丽　　复旦大学附属华山医院

林奕芳　　复旦大学附属华山医院

林嬴男	复旦大学附属华山医院
刘　畅	首都医科大学附属北京天坛医院
刘　琪	首都医科大学附属北京天坛医院
刘　洋	首都医科大学附属北京天坛医院
刘承弘	上海市静安区中心医院
刘鑫鑫	天津市第一中心医院
刘艳君	首都医科大学附属北京康复医院
刘长彬	首都医科大学附属北京天坛医院
马艳玲	北京市小汤山医院
钱佳煜	复旦大学附属华山医院
曲庆明	复旦大学附属华山医院
阮璎璐	上海市静安区中心医院
束贝贝	上海市静安区中心医院
孙默一	北京市中关村医院
孙瑞凤	首都医科大学·北京康复医学院
王丛笑	首都医科大学附属北京康复医院
王鹤玮	复旦大学附属华山医院
王金芳	长江航运总医院·武汉脑科医院
王璐怡	首都医科大学附属北京康复医院
王赵霞	首都医科大学附属北京天坛医院
吴娱倩	首都医科大学附属北京天坛医院
乡靖楠	复旦大学附属华山医院
徐　硕	复旦大学附属华山医院
徐浩明	北京市小汤山医院
闫志杰	复旦大学附属华山医院

杨　青　　复旦大学附属华山医院

杨爱明　　云南中医药大学第一附属医院

杨印东　　牡丹江医学院附属红旗医院

姚婧璠　　首都医科大学附属北京天坛医院

于惠贤　　首都医科大学附属北京天坛医院

袁　春　　北京市房山区良乡医院

袁俊亮　　北京大学第六医院

袁雪林　　上海市静安区中心医院

苑梓楠　　首都医科大学附属北京天坛医院

张美美　　首都医科大学附属北京天坛医院

张巧荣　　首都医科大学附属北京康复医院

张婷婷　　首都医科大学附属北京康复医院

张玮艺　　首都医科大学附属复兴医院

张晓颖　　首都医科大学附属北京康复医院

张亚蓬　　云南中医药大学第一附属医院

张永丽　　复旦大学附属华山医院

赵　洪　　齐齐哈尔医学院附属第三医院

赵依双　　首都医科大学附属北京天坛医院

赵月华　　上海市静安区中心医院

朱紫蔓　　首都医科大学北京康复医学院

庄金阳　　复旦大学附属华山医院

　　聚焦脑卒中康复研究已经十余年了。我和同行之间一直在进行学术交流，大致是通过两种方式：一种是当面交流，包括面对面的讨论、访问、学术会议讲座，当然还有疫情后的线上会议等；另一种是以严谨的文字和翔实的数据形成论文，发表于国内外的各类期刊上。通过前者，我会尽情地表达我的学术思想、学术成果和一些自己认为正确但尚无循证依据的假说，且没有形成文字进一步传播；通过后者，论文要用数据说话，其严谨性和循证性限制了我心中众多想法的表达，而且一些同行，特别是基层的康复从业者，可能因为没有进行文献检索而读不到我们发表的论文。这些都在一定程度上，限制了脑卒中康复新理论新技术的临床转化和应用推广，也限制了学术思想和学术假说的传播交流与探讨。

　　因此，在我的两位好友、多年的研究合作伙伴——张玉梅教授和公维军教授的建议和支持下，我们对各自关于脑卒中诊治与康复的研究成果、各自所提出的创新理论和研发的新技术进行梳理、整合和汇编，形成了这本书。

　　仅仅三个团队的研究成果，就妄自命名为《脑卒中诊治与康复新理论新进展》着实有些妄自尊大。脑卒中的诊治与康复一直是世界性难题，近几十年来国内外新理论和新进展层出不穷，实难自诩自己的研究就是新理论、新进展。

　　然而，脑卒中患者每天都在我们面前新增，因脑卒中而致功能残疾的患者在中国乃至世界的每个角落都在新增。纵然脑卒中康复的研究在突飞猛进，每天都有大量的论文发表，但在临床实践中应用的还是多年前的旧思路，尤其是在基层医疗，脑卒中康复新思想、新技术更是寸步难行。当每天面对肢体残疾、交流障碍，抑或是无法进食依赖管饲的患者，我们作为医务工作者无法回避，也不能回避。现有的脑卒中诊治与康复手段并不能满足这些患者的需求，我们有责任和义务为这些患者及未来潜在的患者去思考、去探索新的治疗方法，改善他们的功能和预后，并通过各种媒介传播给更多的医务工作者，让他们了解我们每一位研究者的所思所想与所得成果，引导他们和我们一起进行思考、提问与探索。

这本《脑卒中诊治与康复新理论新进展》在某种程度上还显得不够成熟，但确实凝聚了我们团队的点滴心血，衷心地期望大家"而今迈步从头越"，在更多新理论、新技术的支持下探寻脑卒中康复新思路。本书所写新理论新进展实乃抛砖引玉，难以面面俱到。希望读者谅解。

最后，感谢各位编者在编写过程中付出的宝贵时间和精力，感谢国家科技部重点研发计划——主动健康与老龄科技化应对专项，2018YFC20022300，"老年全周期康复技术体系与信息化管理研究"给予的大力支持。

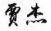

2021 年 12 月 9 日

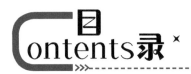

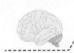

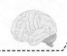

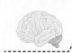

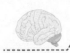

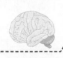

第1章
脑卒中人群中血小板抵抗相关性研究进展

　　随着中国人口老龄化的进展，脑梗死的发病率逐渐升高。脑梗死具有发病率高、致残率高和死亡率高的特点，严重影响患者的社会功能及人际交往能力，给家庭及社会造成严重的负担。复发性脑梗死的死亡率及致残率均高于首次发病。抗血小板药物能够有效预防脑梗死的发病、早期神经功能恶化及复发。而目前临床上常用的抗血小板聚集药物主要是阿司匹林及氯吡格雷。研究发现阿司匹林可使脑卒中人群的死亡率下降25%，使脑卒中复发风险从3.9%降低到2.8%。然而在临床工作中发现，一些脑梗死患者在接受抗血小板药物常规治疗后仍发生脑血管事件，称为血小板抵抗。血小板药物抵抗在脑卒中人群的发病率较高，目前，国内最常用的抗血小板聚集药物主要是阿司匹林及氯吡格雷。研究发现脑卒中或短暂性脑缺血发作（transient ischemic attack，TIA）患者的阿司匹林抵抗发生率为3%～85%，氯吡格雷抵抗发生率为28%～44%。脑卒中人群发生抗血小板药物抵抗使患者的脑梗死治疗及后期康复训练的效果大打折扣。

　　本文通过综述阿司匹林及氯吡格雷抵抗的相关性研究，使临床医生对于抗血小板药物抵抗有更深的理解，为脑卒中的二级预防提供更好的帮助。

一、临床常用抗血小板药物

阿司匹林及氯吡格雷是国内外脑梗死二级预防指南推荐使用的一线抗血小板药物，用于高危患者脑梗死复发的预防。随着研究的不断深入，目前一些新型抗血小板药物逐渐用于脑卒中人群中。

1. 阿司匹林

阿司匹林属于环氧化酶抑制剂，是目前临床上最常用、也是最早开始使用的抗血小板药物。它主要是通过抑制血小板细胞内环氧化酶（cyclooxygenase，COX）来抑制血栓素 A2（thromboxane AZ，TXA2）的产生来发挥抗血小板聚集作用的。研究发现在急性脑卒中后 48 小时内给予口服阿司匹林治疗，进行长期随访发现，阿司匹林可降低脑卒中的死亡率及肢体残疾率，减少脑卒中的复发率。

2. 氯吡格雷

氯吡格雷属于血小板膜二磷酸腺苷受体拮抗剂类抗血小板药物。它是噻吩吡啶类药物前体，自身无抗血小板聚集作用，需经过肝脏细胞色素 P450 酶系转化为活性形式阻滞血小板膜二磷酸腺苷受体 P2Y12，增加细胞内环单磷酸腺苷含量，阻止血小板膜糖蛋白 Ⅱ b/ Ⅲ a 与纤维蛋白原的结合，抑制血小板聚集。研究发现在脑卒中发病的 24 小时内给予阿司匹林及氯吡格雷双联抗血小板治疗，并维持 21 天，可减少轻型卒中（NIHSS 评分 ≤ 3 分），也可显著减少缺血性脑卒中患者 3 个月内脑卒中的复发率。

二、血小板药物抵抗定义

血小板抵抗的定义目前还不精确，主要包括临床血小板抵抗及实验室血小板抵抗。实验室抵抗指血小板功能检测显示血小板聚集，不能被抗血小板药物有效抑制。临床抵抗指患者长期服用常规剂量抗血小板药物治疗仍然发生血栓事件。抗血小板抵抗的其他常用术语包括"血小板高反应""抗血小板治疗失败""抗血小板无反应"和"疗效不足"。

阿司匹林抵抗可以根据以下标准来确定：①临床中使用阿司匹林后仍不能避免血栓性事件发生；②不能延长出血时间；③不能抑制通过血小板环氧合 -1（COX-1）介导的 TXA2 形成过程；④在体外血小板功能检测中，不能阻止花生四烯酸诱导的血小板聚集。

氯吡格雷抵抗评价标准：参照 Müller 定义，血小板聚集抑制率＜ 10% 为氯吡格雷抵抗，10%～ 30% 为氯吡格雷半反应，≥ 30% 为氯吡格雷敏感。

三、血小板抵抗实验室诊断标准

目前可用于评估血小板功能的检测方法有多种，但在评估血小板反应性方面存在一定差异。血小板功能检测方法之间没有优劣的差别，在脑卒中患者的血小板功能检测方面具有同等的地位。目前临床及科研研究常用的实验室检测方法主要有以下几种。

1. 透光性聚集法

该法目前已成为检测血小板功能的金标准。激动剂（二磷酸腺苷、胶原、花生四烯酸）引起血小板聚集，导致血浆透光率增加可评估血小板聚集功能。用 1 mg/mL 花生四烯酸测定的血小板聚集率小于 20%，用 10 μmol/L 二磷酸腺苷测定的血小板聚集率小于 70% 则认为是阿司匹林抵抗。但是该实验方法具有耗时、实验室操作人员依赖性强、成本高等缺点。

2. 血小板功能分析仪 PFA-100 法

利用血小板聚集、栓子形成止血原理来检测血小板的功能。目前文献上比较该检测方法的临界值是 100 秒。该检测方法准确性高、检测需要的血量少、易操作、流程规范，但是存在灵敏度有限、可靠性差和测量变异性高等缺点。

3.Verify-Now 快速血小板功能测定法

该系统采用浊度法光学检测全血中血小板聚集的情况。测试盒包含纤维蛋白原包被的微珠和花生四烯酸。在被花生四烯酸激活后，血小板与微珠结合并聚集。随着聚集的发生，穿过样品的光透射增加，来评估血小板聚集功能。结果以 P2Y12 反应单位（ARU）表示。目前多数文献多采用 ARU ≥ 550 IU 为血小板抵抗。该检测方法具有操作简便、快速、样本量小的优点，但存在价格昂贵的缺点。

4. 血栓弹力图法

通过血样中加入血小板激活剂，使全血中的血小板发生聚集，通过血栓弹力仪的传导作用绘制图形来反应血小板的功能。血栓弹力图法能动态监测整个凝血过程，共有 R、K 和 α、MA、Ly30 和 EPL 六个检测参数，主要用于对凝血、纤维蛋白原功能、纤溶功能及血小板功能进行全面检测。血小板的抑制率＜ 30% 则认为存在血小板抵抗。该方法联合用药可分类检测、不受肝素等药物影响、重复性好，但操作复杂、价格贵。

5. 电阻抗法

电阻抗法检测原理是血小板凝聚过程中血液样本的电阻抗会发生变化。检测时把正负两个电极浸入生理盐水稀释的全血样本中，用常规血小板诱聚剂启动血小板凝聚，同时记录血小板凝聚过程中血液样本电阻抗的变化，血小板最大聚集率是通过记录曲线下面积来表示。Multiplate 分析仪（罗氏诊断，瑞士巴塞尔）和 Platelet works（海伦娜，美国）属于此类。本检测法使用全血样本，这是电阻抗法对抗透光性聚集法的主要优势。此项试验需要的血样小，标本不需要离心处理，因此不会导致血小板活化或部分血小板亚群丢失，而且所需时间短。但是，有几项已知的因素大大影响电阻抗法的临床应用，包括血样的红细胞比容、血小板计数、使用的抗凝剂、从血样采集到检测的时间间隔等。

四、血小板抵抗的原因

抗血小板抵抗的发生原因具有个体差异性，需要根据患者的病史及实验室辅助检查来帮助诊断。目前文献报道的血小板抵抗的原因主要有以下几种。

1. 患者依从性差

实验室检测中抗血小板反应不足的最常见原因是不遵从或不坚持抗血小板治疗。大约 50% 使用阿司匹林或氯吡格雷的患者在 1 年后要么停止服药，要么未能坚持他们的处方剂量。

2. 药物吸收不良

吸收不良导致的生物利用度降低也会减弱阿司匹林的抗血小板聚集作用，这可能与药物设计的剂型有关。阿司匹林有不同的剂型，包括普通型、肠溶型、缓释型、溶解型、栓剂型、泡腾片和微囊型。阿司匹林的最佳吸收 pH 为 2 ~ 4，而肠溶型或缓释型的阿司匹林在小肠吸收，小肠的 pH 为中性，因此导致阿司匹林的吸收延迟和减少，从而不能充分抑制血小板聚集。普通型和泡腾片可在胃液的酸性环境中很好地吸收。

3. 药物的相互作用

（1）和非甾体抗炎药同服：非甾体抗炎药通过阻断阿司匹林在 COX-1 上的对接位点，使阿司匹林的抗血小板聚集作用减弱。

（2）和质子泵抑制剂同服：质子泵抑制剂（proton pump inhibitor，PPI）可以通过抑制胃酸分泌和激活胃黏膜酯酶来减少活性形式阿司匹林的吸收。CYP2C19 一方面可将氯吡格雷代谢为其活性代谢物，该代谢产物不可逆地与血小板二磷酸腺苷受体结合，另一方面将 PPI 代谢成非活性代谢物，充当 CYP2C19 的底物 / 抑制剂。尽管它们具有异质性，但大多数研究均显示氯吡格雷与 PPI 联用时抗血小板作用降低，尤其是那些具有较高 CYP2C19 抑制活性的药物（奥美拉唑、兰索拉唑、雷贝拉唑）。研究发现，氯吡格雷与奥美拉唑共同服用，可增加脑梗死的死亡率及复发率。

（3）和他汀类药物同服：临床上常用的阿托伐他汀、辛伐他汀、洛伐他汀均经 CYP3A4 代谢。氯吡格雷为无活性的前体药物，要成为有活性的抗血小板物质，需要经过肝脏的细胞色素 P450、CYP3A4 和 CYP3A5 的氧化，而 CYP3A4 正是多种他汀类药物代谢的关键酶。脂溶性他汀类药物通过竞争 CYP3A4 酶将氯吡格雷的代谢抑制为活性形式。已有研究表明阿托伐他汀、辛伐他汀和洛伐他汀等脂溶性他汀类药物可抑制氯吡格雷的抗血小板作用。

（4）和钙离子通道受体阻滞剂同服：二氢吡啶钙离子通道阻滞剂也是 CYP3A4 酶的底物和抑制剂。

4. 基因的遗传多态性

阿司匹林抵抗的常见多态性包括血小板膜糖蛋白 *P1*（A1/A2）基因的多态性、血管性血友病因子或胶原受体基因的多态性、*P2Y1* 基因的单核苷酸多态性、*COX-1*（*C50T/A842G* 多态性）和 *COX-2* 基因和 UDP- 葡萄糖醛酸转移酶基因（*UGT1A6*2*）多态性。氯吡格雷抵抗与肝脏代谢（*CYP1A2*、*CYP3A4* 和 *CYP2C19*2*）、肠道吸收（*ABCB1* 基因、P- 糖蛋白基因、*C3435T* 基因型）和血小板表面受体（P2Y1 和 P2Y12）相关基因的多态性有关。研究发现携带有 *CYP2C19* 一个或多个功能丧失的等位基因，由于其代谢产物活性较低，其发生氯吡格雷抵抗的风险更高。在 *CYP2C19* 的变体中，*CYP2C19*2* 和 *CYP2C19*3* 变体是最常见的功能丧失等位基因。*CYP2C19*3* 等位基因在高加索人中很少见，但在东亚人中很普遍，尤其是在中国人群中（7% ～ 10%）较常见。CYP3A4 是缺血性脑卒中患者氯吡格雷抵抗保护性因子，研究发现 *CYP3A4* 基因突变与更高的肝脏代谢活性有关，导致活性氯吡格雷相关物质的浓度更高，从而增加了对血小板的抑制作用。在氯吡格雷治疗期间，*ABCB1* 基因 TT 变异体和野生型 CC 基因型与复发性血管事件的风险较高有关。

5. 其他脑血管病危险因素

糖尿病与血小板抵抗的发生相关。研究发现与非糖尿病患者相比，糖尿病患者血小板抵抗的发生率偏高为 21.9% ～ 36%。既往的研究发现糖尿病引起抗血小板抵抗状态发展的机制主要有以下几种：①对胰岛素和其他通过细胞内循环作用的物质的敏感性降低；②胞内钙离子浓度升高，改变了细胞内离子环境；③氧化应激增加，引起花生四烯酸产生异前列腺素。既往的研究发现脑血管病的危险因素可影响血小板反应性，这些因素可导致阿司匹林低反应性并导致血小板抵抗。这些因素包括年龄、性别、种族、吸烟、肥胖、高血压、肾脏疾病、心血管疾病、内皮功能障碍和炎症反应（以 C- 反应蛋白、白介素 -6 和血浆纤维蛋白原水平升高为特征）。

抗血小板药物抵抗加重早期神经功能恶化，增加急性脑卒中的死亡率，与卒中复发有关。对于血小板抵抗的预防可以通过以下几个方面干预：①向患者强调规律服药的重要性，要求患者有较好的药物依从性；②避免选用在小肠消化吸收的肠溶型或缓释型剂型的抗血小板药物；③避免与非甾体抗炎药、质子泵抑制剂、钙离子通道阻滞剂等影响抗血小板聚集效果的药物同服；④根据患者血栓弹力图法或透光性聚集法等血小板功能检测结果，选择合适的抗血小板药物治疗；⑤控制患者脑血管病的危险因素。临床医生在脑卒中的急性期及后期的二级预防中选择合适的抗血小板聚集的药物治疗，对于患者的康复及预后起着至关重要的作用。

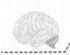

参考文献

1. CLAVIJO L C, AL-ASADY N, DHILLON A, et al. Prevalence of high on-treatment（aspirin and clopidogrel）platelet reactivity in patients with critical limb ischemia[J]. Cardiovasc Revasc Med, 2018, 19（5 Pt A）: 516-520.

2. SHRESTHA S, COY S, BEKELIS K. Oral antiplatelet and anticoagulant agents in the prevention and management of ischemic stroke[J]. Curr Pharm Des, 2017, 23（9）: 1377-1391.

3. CHEN J, CHEN S Y, LIAN J J, et al. Pharmacodynamic impacts of proton pump inhibitors on the efficacy of clopidogrel in vivo–a systematic review[J]. Clin Cardiol, 2013, 36（4）: 184-189.

4. ARBEL Y, BIRATI E Y, FINKELSTEIN A, et al. Platelet inhibitory effect of clopidogrel in patients treated with omeprazole, pantoprazole, and famotidine: a prospective, randomized, crossover study[J]. Clin Cardiol, 2013, 36（6）: 342-346.

5. CHEN H Y, CHOU P. PFA-100-measured aspirin resistance is the predominant risk factor for hospitalized cardiovascular events in aspirin-treated patients: a 5-year cohort study[J]. J Clin Pharm Ther, 2018, 43（2）: 249-255.

6. WISNIEWSKI A, FILIPSKA K. The phenomenon of clopidogrel high on-treatment platelet reactivity in ischemic stroke subjects: a comprehensive review[J]. Int J Mol Sci, 2020, 21（17）: 6408.

7. JOVER E, RODRÍGUEZ J M, BERNAL A, et al. High on-treatment platelet reactivity in patients with ischemic cerebrovascular disease: assessment of prevalence and stability over time using four platelet function tests[J]. Blood Coagul Fibrinolysis, 2014, 25（6）: 604-611.

8. KINSELLA J A, TOBIN W O, COX D, et al. Prevalence of ex vivo high on-treatment platelet reactivity on antiplatelet therapy after transient ischemic attack or ischemic stroke

on the PFA-100（®）and VerifyNow（®）[J]. J Stroke Cerebrovasc Dis, 2013, 22（7）：e84-e92.

9. LIM S T, COUGHLAN C A, MURPHY S J, et al. Platelet function testing in transient ischaemic attack and ischaemic stroke：a comprehensive systematic review of the literature[J]. Platelets, 2015, 26（5）：402-412.

10. HERINGER S, KABELITZ L, KRAMER M, et al. Platelet function testing in pigs using the Multiplate® Analyzer[J]. PLoS One, 2019, 14（8）：e0222010.

11. FU H, HU P, MA C, et al. Association of clopidogrel high on-treatment reactivity with clinical outcomes and gene polymorphism in acute ischemic stroke patients：an observational study[J]. Medicine（Baltimore）, 2020, 99（15）：e19472.

12. BHATT D L, GROSSER T, DONG J F, et al. Enteric coating and aspirin nonresponsiveness in patients with type 2 diabetes mellitus[J]. J Am Coll Cardiol, 2017, 69（6）：603-612.

13. SIMPSON S H, ABDELMONEIM A S, OMRAN D, et al. Prevalence of high on-treatment platelet reactivity in diabetic patients treated with aspirin[J]. Am J Med, 2014, 127（1）：95, e1-e9.

（贾伟丽　王赵霞）

第2章

睡眠障碍与卒中

据世界卫生组织调查，中国脑卒中的发病率排名世界第一；据《中国卒中报告 2019》显示，在我国脑卒中是继恶性肿瘤和心脏病之后的第三位死亡原因。除了传统的脑血管病危险因素，如年龄、冠心病、房颤、高血压、糖尿病、外周动脉粥样硬化或狭窄、吸烟、血脂代谢紊乱等，越来越多的证据表明，睡眠障碍包括睡眠呼吸障碍（sleep-disorder breathing，SDB）、失眠、嗜睡症、异睡症、睡眠相关运动障碍与脑血管疾病密切相关，并增加脑血管事件的发生风险。因此睡眠障碍与卒中的关系不容忽视，本文将从睡眠时呼吸的生理解剖、卒中的昼夜节律性、不同类型的睡眠障碍与卒中的发生、功能预后及再发的关系进行阐述。

一、睡眠时呼吸的生理解剖结构

睡眠时通气量较清醒时减少，与此同时体温、心率、血压也发生相应改变。睡眠时只有脑干神经元、外周化学感受器及呼吸肌传入神经调节呼吸。脑干神经元包括脑桥背外侧、孤束核和腹侧呼吸柱，它们感受氧分压和二氧化碳分压的变化，从而起到调节呼吸节律的作用。随着呼吸模式的改变，脑干神经元可以通过减少气道扩张肌的活动进而使睡眠时上呼吸道肌肉的张力降低。

睡眠中 10 秒以上的呼吸停止（呼吸暂停）和 30% 以上的气流减少或血氧饱和度的下降（低通气）称为呼吸事件，通常用睡眠呼

吸暂停 – 低通气指数（apnea-hypopnea index，AHI）表示每小时发生此类呼吸事件的次数。睡眠过程中可通过化学反馈机制开放气道和加速通气纠正呼吸暂停或低通气，但这会出现短暂的觉醒。睡眠觉醒虽然对 SDB 具有重要代偿作用，但却会影响睡眠稳定性。

二、卒中发生的昼夜节律性

既往观察性研究已经认识到卒中的发生也具有昼夜节律性。不管是缺血性还是出血性卒中的发生都有双峰模式，主要高峰发生在早上，另一个小高峰发生在晚上，既往研究发现 20% ～ 40% 的缺血性卒中发生在夜间，尤其是刚入睡时。在校正了其他脑血管病危险因素之后，这种昼夜节律模式与缺血性卒中仍然独立相关。另外，卒中病死率也具有昼夜节律性。一项研究表明，校正了年龄、卒中严重程度、性别等混杂因素后发现，晨起卒中比午后卒中更加致命。一些外部因素如季节变化可能影响卒中的发生率，如冬季脑梗死和脑出血的发生率高于其他季节，但更多的研究认为内源性因素才是体现脑卒中昼夜节律特征的主要因素，如血压的昼夜节律波动、自主神经的激活及血液的高凝状态等。

三、睡眠呼吸障碍与卒中

SDB 的特征是夜间低氧血症、交感神经激活和心脑血管应激反应，包括中枢性睡眠呼吸暂停（central sleep apnea，CSA）和阻塞性睡眠呼吸暂停（obstructive sleep apnea，OSA）两种类型，二者在病因、患病率、卒中后的相对改善和对卒中结局的影响方面存在很大差异。根据既往研究报道，卒中患者中 SDB 的发生率为 62.5% ～ 86%。CSA 最常见于心力衰竭患者和应用阿片类药物的患者中，卒中后脑干呼吸中枢受累时可出现 CSA。而 OSA 则是由上呼吸道阻塞或狭窄而引起气流缺乏，如颅面部解剖结构异常、扁桃体肥大、肥胖等因素导致睡眠时气道扩张肌活动减少、舌后坠或上气道直径减小，尽管此时肋间肌和膈肌代偿性活动增加，但仍然可以发生呼吸浅慢或阻塞性呼吸暂停。CSA 和 OSA 都可以通过频繁的觉醒和去饱和来扰乱睡眠，导致睡眠结构的破碎和白天的过度嗜睡。大脑和身体频繁暴露在缺氧和觉醒的循环中，可对心脏造成一定的压力，使得血压升高，进而引发氧化应激和全身炎症反应，激活血小板，损害血管内皮功能。

1. 中枢性睡眠呼吸暂停与卒中

CSA 指潮式呼吸和以中枢呼吸暂停为主的呼吸运动失调，在卒中后并不常见，这可能与调节呼吸的神经网络中断有关。既往对缺血性、出血性卒中及短暂性脑缺血发作的 Meta 分析发现，约 72% 的患者 AHI 为 5 次 / 小时，而仅有 7% 的患者表现为中枢性呼吸暂停。另外，急性卒中之后 CSA 可得到一定程度的改善。一项对 161 例首次卒中和短暂性脑缺血发作的患者分别于入院后 48 ～ 72 小时和出院后 3 个月进行便携式睡眠监测研究，发现 CSA 发生率从 71% 降至 62%，OSA 却未见明显减少。但在另一项对 204 例卒中患者入院时和 6 个月睡眠监测随访研究发现，CSA 发生率增加了 2.2%，而 OSA 发生率则降低了 1.7%。CSA 对卒中结局的影响尚不清楚。一项对卒中康复患者 10 年的随访研究发现，伴有 OSA 的患者死亡风险明显高于对照组，而 CSA 患者与对照组之间却未见明显统计学差异。同样，对于 CSA 早期治疗能否改善卒中的结局目前尚不清楚。

2. 阻塞性睡眠呼吸暂停与卒中

根据 AHI 可以将 OSA 分为轻度（AHI 5 ～ 14 次 / 小时）、中度（AHI 15 ～ 29 次 / 小时）及重度（AHI ≥ 30 次 / 小时）。OSA 对脑卒中的发生、功能恢复及再发具有重要影响。据报道，卒中或短暂性脑缺血发作后 OSA 的发生率约为 70%，具体原因尚不清楚，可能与体位性睡眠呼吸暂停、卒中后上呼吸道肌张力变化及卒中前 OSA 未治疗等有关。另外，脑损伤（特别是脑干损伤）或缺氧、抑郁等其他疾病，或类似诱发危险因素，可能导致睡眠 – 觉醒和呼吸控制机制受到一定程度的干扰或损害，使得卒中后睡眠呼吸障碍较为常见。OSA 是卒中发生的独立危险因素。在对威斯康星睡眠队列研究（Wisconsin sleep cohort study）的 1189 例健康参与者的前瞻性分析中发现 AHI > 20 次 / 小时与未来 4 年卒中风险增加相关（OR=4.31），但在校正了其他混杂因素之后并未发现二者之间的相关性。另外一项以社区为中心的研究对 5422 例健康人进行多导睡眠图记录研究，平均随访 8.7 年，发现与未发生卒中者相比，30% 以上的缺血性卒中患者 AHI > 30 次 / 小时。俄罗斯一项研究进行 20 357 例人群问卷筛查后对其中 422 例具有卒中病史的患者进行分析，发现 OSA、打鼾、入睡困难和睡眠维持困难，以及它们之间的组合与卒中发生明显相关，校正了年龄、性别、体质指数、诊室血压等混杂因素后 OSA 与卒中发生仍然明显相关。另外，OSA 越严重，卒中发生风险越高。校正了其他危险因素后，中至重度的 OSA 可使首次卒中的风险增加 4 倍，首次卒中后的 OSA 也可增加卒中再发的风险。

OSA 除了作为卒中的独立危险因素外，还可能通过影响传统卒中危险因素增加卒中风险，特别是高血压。威斯康星睡眠队列研究发现基线 AHI 与高血压之间呈正相关，在 4 年随访中，中度 OSA 者患高血压的概率大约是 AHI 为 0 者的 3 倍，其可能的机制是呼吸暂停时交感神经激活及睡眠时相关的血压升高，而觉醒和睡眠破碎又进一步促进了血压升高。一项研究将伴有 OSA 者和性别、年龄匹配不伴 OSA 者的血压和交感神经兴奋性进行了对比，发现 OSA 者在清醒和睡眠间期的交感神经活动明显增强。该研究中呼吸暂停引起的夜间低氧血症导致交感神经进行性激活，呼吸暂停过后血压可升高至 240/130 mmHg。除了氧化应激的直接增加，与 OSA 相关的交感神经活动的影响可能导致持续的白天高血压和对夜间血压下降的敏感性减弱。正常睡眠模式下，夜间血压下降至少清醒值的10% 左右，而 48%～84% 的 OSA 患者中存在夜间血压非杓型分布，且与 OSA 的严重程度相关。反复的夜间低氧血症还与动脉粥样硬化有关，可以通过氧化应激、血管内皮功能障碍等，导致血脂水平异常。

OSA 还可以引起卒中的复发，影响卒中后功能恢复，增加死亡风险。一项对 166 例缺血性卒中患者的前瞻性队列研究，在患者出院后 2 个月进行了睡眠研究，并对其中 96 例 AHI ≥ 20 次 / 小时的患者提供了持续正压通气（continuous positive airway pressure，CPAP）治疗以改善 OSA，7 年之后相较于那些坚持使用 CPAP 治疗及没有 OSA 的患者或仅有轻微合并症的患者，伴有中重度 OSA 但不能忍受 CPAP 治疗的患者发生致命性心脑血管病事件的风险增加了 3 倍左右，尤其是复发性卒中。另一项研究对 132 例卒中后康复的患者随访 10 年发现，相较于不伴 OSA 的患者，校正了卒中严重程度及其他脑血管病危险因素之后，伴有中重度 OSA 的患者早期死亡的风险约增加 75%。OSA 也是卒中后功能恢复的危险因素，对短期神经功能恶化和长期生活依赖均有一定影响。一项对 41 例急性卒中患者进行了血压和 OSA 严重程度的评估，发现 OSA 的严重程度与发病第一天的卒中恶化和 MRS 评分有关。该研究还发现伴有 OSA 的患者中夜间血压非杓型分布更常见，并且与卒中严重程度和不良预后有关。另一项研究纳入 61 例接受康复治疗的缺血和出血性卒中患者，发现 60% 的患者存在 OSA，并且与严重的功能损害有关，其中 40% 的患者接受了更长时间的康复治疗。OSA 导致卒中结局恶化的机制未知，可能与睡眠破碎、间歇性低氧血症对缺血半暗带、神经元可塑性的不利影响有关，同时卒中后睡眠破碎对认知功能的影响可能也参与了卒中结局恶化。

总之，SDB 尤其是 OSA 可影响卒中的发生及预后，对于卒中发生的机制可归纳为睡眠呼吸暂停发生时胸内压的变化、间歇性低氧血症、交感神经过度激活及血管内皮功能障碍几方面的原因。交感神经的激活可引起血管收缩、血压升高及心律失常，这可直接导致内皮损伤。反复出现的低氧血症和脑血流的波动造成脑缺血和脑损伤。脑卒中前的 SDB 则可以影响高血压的发展，导致早期动脉粥样硬化的发生，增加血小板的聚集，加重血管内皮功能障碍等，即对传统卒中危险因素造成一定影响。

四、其他类型的睡眠障碍与卒中

1. 失眠与卒中

失眠是指尽管有充足的睡眠机会和环境，但仍存在睡眠开始、维持、巩固或睡眠质量方面的持续性困难，并导致白天出现某种形式的损害。典型的日间症状包括疲劳、情绪问题、易怒、不安和认知障碍。一些失眠患者还会出现肌肉紧张、心悸和头痛等生理症状。

20%～56% 卒中患者伴有失眠，约 18% 的患者在卒中后出现失眠。失眠通常发生在卒中急性期，可能与卒中部位有关，右侧大脑半球、丘脑及脑干卒中的患者更容易失眠。一项对卒中后 12 个月患者使用多导睡眠图和多次睡眠潜伏期试验的研究发现，与年龄、性别匹配的对照组相比，右侧大脑卒中运动受损的患者入睡更困难，睡眠质量更差。丘脑卒中的患者可能与丘脑网状结构的参与使得无法产生睡眠纺锤波而失眠。另外，脑卒中患者失眠的发生可能与住院、陌生环境、睡眠中断、药物不良反应等多种环境因素有关。卒中后失眠还会增加患者的焦虑感，影响白天的精神状态、注意力和记忆力等，因此在康复过程中表现不佳，进而影响康复效果。

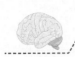

2. 嗜睡与卒中

早在 1830 年，MacNish 就提出了卒中后睡眠增多这一现象。20 世纪初关于睡眠觉醒周期紊乱与卒中的关系报道越来越多。1920 年 Von Economo 提出，睡眠可能代表了大脑的一个活跃过程，而不仅仅是清醒状态的缺乏，同时还表明嗜睡与下丘脑后部的损伤有关。卒中后嗜睡是指脑血管意外后日间极度嗜睡、日间打盹次数增加或夜间睡眠时间延长等睡眠倾向加重。1.1% ～ 27% 的卒中患者可表现为嗜睡。卒中后嗜睡可在皮层下（尾状核、壳核）、脑桥上部、脑桥内侧和皮层卒中影响网状激活系统后发现。丘脑旁正中或双侧丘脑卒中会突然出现昏迷，清醒后患者会表现出嗜睡或类似睡眠的行为，睡眠时间可能达到 20 小时 / 天，同时伴有注意力、记忆力损害。卒中后嗜睡同样会影响患者的康复效果，延长康复时间。

3. 异睡症与卒中

异睡症俗称"梦游"，指睡眠过程中复杂的运动和行为，包括快速眼动睡眠行为障碍、噩梦、睡眠瘫痪、梦游、睡眠恐惧等。快速眼动睡眠行为障碍指睡眠过程中的大喊大叫、肢体舞动，与一些生动或不愉快的梦境有关，多见于帕金森病等神经系统退行性疾病。研究已经证实，患有快速眼动睡眠行为障碍者更有可能同时伴有糖尿病、血脂水平异常等卒中危险因素。一项研究表明，患有快速眼动睡眠行为障碍的成年人卒中的风险是其他人口统计学变量（包括年龄、性别、高血压和吸烟）的 1.5 倍。快速眼动睡眠行为障碍引发卒中的机制可能是睡眠破碎使得交感神经活动增加，心率和血压伴随发生变化，而这些都是卒中发生的相关危险因素。

4. 不宁腿综合征与卒中

不宁腿综合征（restless leg syndrome，RLS）指睡眠时腿部或脚部的不安感，表现为痛感、烧灼、刺痛等，这些感觉使得患者不得不经常移动腿部来缓解症状。约 5% 的患者可出现卒中后 RLS。

研究认为其可能与脑桥及放射冠的损害有关。RLS 可增加卒中风险，考虑与睡眠时不自主运动增加、睡眠质量下降进而导致心血管疾病风险增加有关。RLS 的持续时间也可能是无症状脑小血管病的独立危险因素，而这又与症状性脑卒中有关。这两种疾病都与交感神经过度活跃有关，交感神经过度活跃会影响血压的昼夜节律，增加夜间高血压和动脉粥样硬化斑块破裂的风险，这些因素累积起来会增加卒中风险。

五、卒中对睡眠的影响

同样，根据脑电图记录发现不同部位的卒中对睡眠也可产生不同的影响。研究发现幕上卒中与非快速眼动睡眠和总睡眠时间减少有关，尤其是在发生在左侧大脑的卒中患者中更常见，这时可能伴有同侧或双侧睡眠时纺锤波的减少。另外，在一些幕上卒中的病例中观察到快速眼动睡眠的减少，但这在右侧大脑卒中更多见。后循环卒中的患者脑电图可见锯齿波减少。枕叶卒中也可观察到快速眼动睡眠的减少。脑桥 – 中脑交界处和中缝核卒中可导致非快速眼动睡眠的减少，而脑桥下部的卒中则选择性的减少快速眼动睡眠。丘脑旁和脑桥下部的卒中也会导致慢波睡眠的缺乏，但可以保留快速眼动睡眠。另外，卒中后生理性昼夜节律的改变，包括睡眠 – 觉醒周期的改变，可能与卒中后淡漠等情绪变化有关，患者缺乏动机、情感及兴趣体验，这些都可以影响到患者卒中后的康复治疗，进而影响功能预后。

六、结论

大量证据已经表明，睡眠障碍本质上与缺血性和出血性脑血管事件有关，增加卒中的发生风险，并且可以是急性卒中的后遗症表现。这些都强调了进行睡眠障碍患者筛查的重要性，尤其是 OSA

患者。对这些患者进行适当的管理，如 CPAP 治疗是目前认为改善
OSA 的治疗金标准，一些辅助睡眠类药物的使用及近年来提出的认
知行为疗法，或许有助于卒中的一级或二级预防，长远来看，或许
可以降低卒中的发病率及死亡率。因此，对于卒中与睡眠障碍的研
究任重而道远。

参考文献

1. 王拥军，李子孝，谷鸿秋，等 . 中国卒中报告 2019（中文版）[J]. 中国卒中杂志，2020，15（10）：1037-1043.

2. KHOT S P, MORGENSTERN L B. Sleep and stroke [J]. Stroke, 2019, 50（6）：1612-1617.

3. HEPBURN M, BOLLU P C, FRENCH B, et al. Sleep medicine：stroke and sleep [J]. Mo Med, 2018, 115（6）：527-532.

4. BOCHKAREV M V, KOROSTOVTSEVA L S, MEDVEDEVA E A, et al. Sleep disorders and stroke：data of the esse-rf study [J]. Zh Nevrol Psikhiatr Im S S Korsakova, 2019, 119（4）：73-80.

5. FALCK R S, BEST J R, DAVIS J C, et al. Sleep and cognitive function in chronic stroke：a comparative cross-sectional study [J]. Sleep, 2019, 42（5）：zsz040.

6. PARASRAM M, SEGAL A Z. Sleep disorders and stroke：does treatment of obstructive sleep apnea decrease risk of ischemic stroke? [J]. Curr Treat Options Neurol, 2019, 21（7）：29.

7. BAYLAN S, GRIFFITHS S, GRANT N, et al. Incidence and prevalence of post-stroke insomnia：a systematic review and meta-analysis [J]. Sleep Med Rev, 2020, 49：101222.

8. SCHÜTZ S G, LISABETH L D, SHAFIE-KHORASSANI F, et al. Clinical

phenotypes of obstructive sleep apnea after ischemic stroke: a cluster analysis [J]. Sleep Med, 2019, 60: 178-181.

9. HUHTAKANGAS J K, SAARESRANTA T, BLOIGU R, et al. The evolution of sleep apnea six months after acute ischemic stroke and thrombolysis [J]. J Clin Sleep Med, 2018, 14 (12): 2005-2011.

10. BROWN D L, SHAFIE-KHORASSANI F, KIM S, et al. Do apneas and hypopneas best reflect risk for poor outcomes after stroke? [J]. Sleep Med, 2019, 63: 14-17.

11. BASSETTI C L A, RANDERATH W, VIGNATELLI L, et al. EAN/ERS/ESO/ ESRS statement on the impact of sleep disorders on risk and outcome of stroke [J]. Eur J Neurol, 2020, 55 (4): 1901104.

（张美美　贾茜）

第3章

睡眠呼吸暂停和缺血性脑卒中的预后关系

一、睡眠呼吸暂停与缺血性脑卒中的定义

睡眠呼吸暂停全称是睡眠呼吸暂停综合征，是一种睡眠呼吸障碍性疾病。临床上根据患者在睡眠期间呼吸暂停时是否伴随呼吸运动变化将其分为阻塞性、中枢性及混合性睡眠呼吸暂停低通气综合征，其中以阻塞性睡眠呼吸暂停综合征最为常见。阻塞性睡眠呼吸暂停综合征通常定义为在 7 小时睡眠过程中，出现呼吸暂停及低通气反复发作 30 次以上，或睡眠中平均每小时呼吸暂停与低通气次数之和 ≥ 5 次，且呼吸暂停事件以阻塞性为主。睡眠呼吸暂停可引发机体一系列的连锁反应，反复的睡眠呼吸暂停会导致人体内的循环、血液、内分泌、神经等多系统由于缺氧或循环障碍出现并发症，其中对患者生存预后威胁最大的就是缺血性脑卒中。

缺血性脑卒中一般是指脑部血液循环障碍、缺血缺氧导致的局限性脑组织缺血坏死，而人体在脑组织坏死情况下极容易出现多系统的并发症。目前多数研究证实中重度睡眠呼吸暂停综合征与不良血管结局和全因死亡率的风险增加相关。针对睡眠呼吸暂停与缺血性脑卒中的发生之间是否存在相关关系，睡眠呼吸暂停又会对缺血性脑卒中患者的生存预后产生什么样的影响，目前学术界也展开了

一系列的讨论,对于降低缺血性脑卒中的发生率、改善缺血性脑卒中的预后具有重要意义。

二、睡眠呼吸暂停与缺血性脑卒中发生的病理机制研究

目前学术界已基本证实睡眠呼吸暂停是缺血性脑卒中的独立危险因素,但二者之间具体的病理生理机制仍然没有得到明确的统一。通过临床数据回顾性研究发现,脑卒中患者出现睡眠呼吸暂停的概率比正常群体高 40% ~ 69%。该实验也提出了脑卒中患者的睡眠呼吸暂停综合征多为阻塞性呼吸暂停;睡眠呼吸暂停的出现也预示了缺血性脑卒中患者的预后结局变差。实验分析显示,发生睡眠呼吸暂停的患者出现脑梗死的概率是未发生睡眠呼吸暂停患者的31 倍。经大型流行病学前瞻性研究发现,在排除常见脑卒中的危险因素(如高血压、糖尿病、烟酒史等)后,缺血性脑卒中患者出现睡眠呼吸暂停后的死亡发生危险度为 1.97,存在重度睡眠呼吸暂停的缺血性脑卒中患者相比于未发生睡眠呼吸暂停的缺血性脑卒中患者在脑梗死发生率、病死率方面存在显著差异,很多实验均证实了睡眠呼吸暂停在缺血性脑卒中预后中起到重要作用。下面将近年来国内外有关其发生、发展的病理机制做出分析归纳,为研究睡眠呼吸暂停与缺血性脑卒中的关系做铺垫。

首先,最早被提出的就是在人体自分泌、旁分泌、内分泌中占有重要地位的血管内皮,血管内皮细胞所分泌的众多血管活性物质也在抗血小板聚集、抗凝、抗纤溶、平衡血管壁张力与血管壁通透性、维护正常血管张力与结构中具有重要作用;正是由于血管内皮细胞分泌了众多必不可少的血管活性物质,睡眠呼吸暂停中显著的低氧状态会刺激血管内皮细胞中的内皮素 1 水平的升高,从而影响内皮素 1 信号通路;也有学者提出了由于机体长时间的低氧状态对交感神经产生兴奋作用,对激活肾素 – 血管紧张素系统同样存在

促进作用，对血管内皮的收缩功能也产生了影响。睡眠呼吸暂停所导致的一系列连锁反应中，如较为严重的血压升高、胰岛素抵抗反应、血脂水平异常、氧化应激反应等，都会对血管内皮的功能造成影响。而动脉粥样硬化的重要病理机制就是血管内皮的损害，也会导致脑动脉血栓的形成。也就是说睡眠呼吸暂停可导致脑血管事件增加，同时脑血管意外也会进一步加重血管内皮损害表现，出现连锁损害反应。

其次，睡眠呼吸暂停综合征合并高血压的患者出现缺血性脑卒中概率升高，这一结论在国内外都有大量的实验可以进行证明，首先实验证实睡眠呼吸暂停与高血压发病存在线性相关关系，睡眠呼吸暂停的严重程度将直接关系到高血压的发病率，90%的睡眠呼吸暂停患者合并高血压，其可能的发病机制是：血管内皮功能受损、全身轻重程度不一的炎症反应、氧化应激反应、机体的血管损伤与肾素－血管紧张素－醛固酮系统的功能异常等病理过程会导致脑内细小动脉发生痉挛与硬化，出现局部缺血，进而导致缺血性脑卒中发生。

再次，睡眠呼吸暂停在重度缺氧状态下所激发的氧化应激反应也与缺血性脑卒中关系密切。氧化应激就是人体受到不利刺激时的氧化能力与抗氧化防御能力异常，而体内的活性氧也会因二者的失衡而出现过度堆积，也就是一类细胞毒性反应，在氧化应激的长期作用下，机体、细胞将出现轻重不一的损伤。实验也提出了睡眠呼吸暂停患者在机体长期处于过度缺氧状态下会导致机体内的活性氧含量增加，进而导致脂质过氧化后氧化型低密度脂蛋白含量增高；同时国内外学者也认为由睡眠呼吸暂停导致的氧化应激反应在促进动脉粥样硬化的发生、发展机制中起到了重要的推动作用，进而导致缺血性脑卒中的发生。

最后，在近几年的深入研究中也通过实验证实了颈动脉粥样硬化斑块在缺血性脑卒中发生中的重要作用，而提到颈动脉粥样硬化就必须提到其形成的重要指标——颈动脉内膜中层厚度，该数值也在心脑血管事件发生的预判中具有重要作用。目前测试颈动脉内膜中层厚度的主要方法是 B 超，有研究证实睡眠呼吸暂停患者的颈动脉内膜中层厚度会显著增加，且数值的升高也预示了疾病预后更差，主要表现为睡眠呼吸暂停并发动脉粥样硬化的概率明显升高。睡眠呼吸暂停患者的慢性间歇性缺氧、氧化应激反应与缺氧再氧合过程都对动脉粥样硬化斑块形成打下了基础，斑块形成推动了缺血性脑卒中的发生。

除了以上所提到的四类机制，还有胰岛素抵抗论、脑血流动力学改变学说、血液黏稠度改变论等都是学者们在探索睡眠呼吸暂停中的积极尝试。睡眠呼吸暂停为缺血性脑卒中发生的独立危险因素是毋庸置疑的，因此在明确睡眠呼吸暂停引发缺血性脑卒中等一系列恶性并发反应后，结合二者的概念与发生机制关系，对缺血性脑卒中患者的预后结局可进行一定的判断。

三、睡眠呼吸暂停与缺血性脑卒中的预后关系

缺血性脑卒中作为一种发病率高、病死率高、不良事件多的危重脑血管意外，尽管已有静脉溶栓、经皮动脉介入治疗与一系列抗血栓药物的出现，但目前的医疗水平与急救体制对缺血性脑卒中依旧无法实现较好的急救与预后改善。近期中国脑血管报告指南的数据显示，我国城乡的缺血性脑卒中死亡率呈现惊人的增长趋势，报告还进一步提出了除重视常规的医药治疗与扩展经皮介入治疗外，还应对缺血性脑卒中患者相关危险因素进行控制，因此越来越多的研究着重于通过治疗干预睡眠呼吸障碍以达到一级预防及二级预防的目的。但目前针对睡眠呼吸暂停与缺血性脑卒中的预后相关关系并没有研究进行统一，该方面的实验也相对较少，下面本文就结合

近年来部分有关睡眠呼吸暂停对缺血性脑卒中影响的研究进行整理分析，希望可以为控制缺血性脑卒中的预后危险因素提供一定的帮助。

对于睡眠呼吸暂停在缺血性脑卒中预后中的表现，目前仍然存在两极说法，有研究认为缺血性脑卒中患者伴发中度及以上的睡眠呼吸暂停时将比不伴发或伴轻度睡眠呼吸暂停的患者预后结局更差，研究提出了缺血性脑卒中患者合并重度睡眠呼吸暂停后出现远期心血管不良事件的概率将明显提高；另一种观点认为，睡眠呼吸暂停对缺血性脑卒中患者的预后可能存在改善作用，这一结论的主要依据是睡眠呼吸暂停患者在长期的低氧状态下产生了缺血缺氧适应机制，从而对脑血管产生了保护作用，对于血管细胞的增生与血管内皮细胞的生成都有着重要的促进作用，这一过程也可以改善侧支循环形成与心肌供血，降低远期心血管事件发生风险，改善预后及生存质量。

睡眠呼吸暂停对于缺血性脑卒中患者的预后起负面作用这一观点相对还是更为主流的，主要还是由于睡眠呼吸暂停的缺血性脑卒中患者间断低氧和再充氧，造成了交感神经激活、血管收缩、氧化应激和炎症反应，从而出现一系列的并发症。就这一观点，有研究表明合并睡眠呼吸暂停的急性缺血性脑卒中患者超敏 C- 反应蛋白（hypersensitive C-reactive protein，hs-CRP）较高，且 hs-CRP 与呼吸紊乱指数（apnea-hypopnea index，AHI）及氧减指数（oxygen desaturation index，ODI）具有显著相关性。由于高 hs-CRP 水平可能提示不稳定斑块的形成，从而对患者的生存预后结局产生影响。睡眠呼吸暂停可导致长期间断低氧，致使红细胞压积升高、纤维蛋白原水平升高、血液黏稠度增加等，使机体出现了明显的高凝倾向，进一步增加了缺血性脑卒中患者血栓事件的风险。但睡眠呼吸暂停导致缺血性脑卒中的预后结局出现负面倾向是否由单一元素造成，目前并没有确切的结论。目前正在进行的研究中风管理和恢复试验的睡眠通过应用持续正压通气治疗阻塞性睡眠呼吸暂停来观察急性缺血性卒中或高危型短暂性脑缺血发作后的临床结局重要标志：脑卒中复发、急性冠状动脉综合征和全因死亡率的终点事件，以及改良 Rankin 评分量表（Modified Rankin Scale，MRS）评分。进以观察有效干预睡眠呼吸暂停可否影响缺血性脑卒中及短暂性脑缺血发作的远期预后，希望可带来积极有益的结论。

虽然多数研究认为睡眠呼吸暂停对患者的影响是负面的，但很多研究发现间断低氧在脑卒中发作的急性期可产生一定的心脑保护作用。Festic 等纳入了 989 例住院缺血性卒中患者，发现合并呼吸暂停的缺血性脑卒中患者院内死亡率为 1%，较非睡眠呼吸暂停患者的死亡率（5.6%）低（OR=0.18，95% CI：0.03 ～ 0.58，P=0.002），实验认为这可能与缺血预适应相关。远隔缺血预适应是一种强大的内源性保护机制，在促进机体产生内源性保护物质的同时，还可以增加脑组织对缺血缺氧的耐受能力，减轻脑细胞的损伤及凋亡，促进侧支循环建立，改善脑供血，从而降低脑卒中发生风险。在 Rosenzweig 等进行的一项研究中，发现阻塞性睡眠呼吸暂停综合征患者与非阻塞性睡眠呼吸暂停综合征患者相比，双侧海马体显著增大，表明阻塞性睡眠呼吸暂停综合征患者可能形成了新血管，使得代偿功能增强。但目前关于睡眠呼吸暂停对神经元细胞的保护作用的研究仍较少，具体结论尚需进一步证实。

认知功能是评判脑卒中预后结局的重要因素。在脑卒中患者中，合并睡眠呼吸暂停的患者出现血管性痴呆的概率更高。血管性痴呆（vascular dementi，VaD）是指血管病变引起的脑损害所致的痴呆。65 岁以上人群痴呆患病率大约为 5%，其中血管性痴呆约占 20%，阿尔茨海默病合并血管性痴呆为 10% ～ 20%。目前相关研究认为，缺氧可导致脑细胞内自由基迅速增加，正常凋亡 – 抗凋亡平衡破坏，进而引发脑细胞坏死，导致微梗死增加，微梗死是导致血管性认知障碍的主要病变。呼吸障碍的直接表现是缺氧，因此缺氧是睡眠呼吸暂停影响认知的主要因素。一项针对重度睡眠呼吸低通气综合征患者的研究发现，其单核细胞中与 AHI 正相关的核因子 κB（NF-κB）表达升高，导致其下游炎性细胞因子（TNF-α、IL-6、IL-8、COX-2 等）增加，并引发正反馈循环。神经炎症导致的瀑布式连锁反应及反馈循环可能是引起睡眠呼吸暂停患者认知功能障碍的重要环节，但目前仍需要进一步研究进行论证。由于睡眠呼吸暂停可导致夜间颅内血流动力学及血氧饱和度的异常，进一步加重脑梗死患者神经元细胞的缺血性改变，尤其在侧支循环不佳的区域更为明显，从而加重脑白质的异常及脱髓鞘改变，加速了脑小血管病的发展，脑功能连接被破坏，进而导致认知功能的减退。目前认为睡眠呼吸暂停与血管源性弥漫性皮层下脑损伤有关，而与局灶性脑损伤无关。首先，影响的区域多为脑室周边的皮质下白质区域，这些区域的供血缺乏侧支循环代偿，在长时间的低血氧过程中产生慢性缺血缺氧改变，主要表现为神经胶质细胞肿胀变性、少突胶质细胞消失、轴突脱髓鞘等。其次，最近的观察表明睡眠呼吸暂停缺氧患者的额叶皮层可能较正常人薄。薄皮层可能是由于脑室周围白质水平断开引起的跨神经元变性的结果。虽然大多数研究都认为呼吸障碍可直接或间接加重血管性痴呆的程度及加快进展速度，且通过治疗可改善患者认知功能水平，但对于早期干预睡眠呼吸暂停能否明确改善血管性痴呆远期预后还需进一步试验观察。

参考文献

1. 刘伟，周正宏，康健，等. 急性缺血性脑卒中睡眠呼吸暂停与早期神经功能恶化的相关性研究 [J]. 中国医刊，2020，55（7）：717-720.

2. XIE C, ZHU R, TIAN Y, et al. Association of obstructive sleep apnoea with the risk of vascular outcomes and all-cause mortality: a meta-analysis[J]. Bmj Open, 2017, 7（12）: e013983.

3. 刘梅歌, 张俊, 刘广志. 阻塞性睡眠呼吸暂停综合征与缺血性脑卒中 [J]. 中风与神经疾病杂志, 2019, 36（11）: 1042-1045.

4. LISABETH L D, SÁNCHEZ B N, LIM D, et al. Sleep-disordered breathing and post-stroke outcomes[J]. Ann Neurol, 2019, 86（2）: 241-250.

5. WANG J, YU W, GAO M, et al. Impact of obstructive sleep apnea syndrome on endothelial function, arterial stiffening, and serum inflammatory markers: an up-dated meta-analysis and metaregression of 18 studies[J]. J Am Heart Assoc, 2015, 4（11）: e002454.

6. 张冬萍, 王慧红. 老年脑梗死患者伴阻塞性睡眠呼吸暂停的临床特点研究 [J]. 中华老年医学杂志, 2018, 37（10）: 1146-1148.

7. ORRÙ G, STORARI M, SCANO A, et al. Obstructive sleep apnea, oxidative stress, inflammation and endothelial dysfunction an overview of predictive laboratory biomarkers[J]. European review for medical and pharmacological sciences, 2020, 24（12）: 6939-6948.

8. YANG W I, KANG K W, LEE H Y, et al. Incremental predictive value of carotid arterial strain in patients with stroke[J]. Int J Cardiovasc Imaging, 2018, 34（6）: 893-902.

9. KOO D L, NAM H, THOMAS R J, et al. Sleep disturbances as a risk factor for stroke[J]. J Stroke, 2018, 20（1）: 12-32.

10. 刘丽萍, 陈玮琪, 段婉莹, 等. 中国脑血管病临床管理指南（节选版）——缺血性脑血管病临床管理 [J]. 中国卒中杂志, 2019, 14（7）: 709-726.

11. 申长兴, 宋小莲, 谢栓栓, 等. 阻塞性睡眠呼吸暂停低通气综合征对脑梗死患者预后的影响 [J] 中国实用神经疾病杂志, 2015, 18（24）: 31-32.

12. MOHAMMAD S S, KALLMES D F, BRINJIKJI W. Remote ischemic conditioning approach for the treatment of ischemic stroke[J]. Neural Regen Res, 2020, 15（6）: 1033-1034.

13. JONES C，POLLIT V，FITZMAURICE D，et al. The management of atrial fibrillation：summary of updated nice guidance[J]. BMJ，2014，348：g3655.

14. KANG D Y，DEYOUNG P N，MALHOTRA A，et al. A state space and density estimation framework for sleep staging in obstructive sleep apnea[J]. IEEE Transactions on Biomedical Engineering，2018，65（6）：1201-1212.

15. BROWN D L，DURKALSKI V，DURMER J S，et al. Sleep for stroke management and recovery trial（sleep smart）：rationale and methods[J]. Int J Stroke，2020，15（8）：923-929.

16. FESTIC N，ALEJOS D，BANSAL V，et al. Sleep apnea in patients hospitalized with acute ischemic stroke：under recognition and associated clinical outcomes[J]. J Clin Sleep Med，2018，14（1）：75-80.

17. ZHAO W，ZHANG J，SADOWSKY M G，et al. Remote ischaemic conditioning for preventing and treating ischaemic stroke[J]. Cochrane Database Syst Rev，2018，7（7）：CD012503.

18. ROSENZWEIG I，KEMPTON M J，CRUM W R，et al. Hippocampal hypertrophy and sleep apnea：a role for the ischemic preconditioning?[J]. PLoS One，2013，8（12）：e83173.

19. SHI L，CHEN S J，MA M Y，et al. The risk of dementia：a systematic review and meta-analysis[J]. Sleep Med Rev，2018，40：4-16.

20. GERBER R P，REDLINE S，ROSS G W，et al. Associations of brain lesions at autopsy with polysomnography features before death[J]. Neurology，2015，84（3）：296-303.

21. 王晓晨，吉爱国. NF-κB信号通路与炎症反应［J］. 生理科学进展，2014，45（1）：68-71.

22. MOON S Y，DE SOUTO BARRETO P，ROLLAND Y，et al. Prospective associations between white matter hyperintensities and lower extremity function[J]. Neurology，2018，90（15）：e1291-e1297.

（袁春）

第4章

恶性肿瘤相关缺血性脑卒中的研究进展

　　缺血性脑卒中及恶性肿瘤都是老年人的常见疾病，肿瘤患者又常常患脑血管疾病，两者的关系密不可分。恶性肿瘤患者中枢神经系统疾病发生率较高，其中缺血性脑卒中发生率仅次于癌症脑转移。与此同时，潜在癌症患者发生缺血性脑卒中的概率也高于一般人群。恶性肿瘤与血栓形成之间的确切关系是从19世纪开始被发现，早在1865年，Trousseau首次发现静脉血栓形成可以是隐匿性胃癌的首发临床表现，之后癌症和高凝状态之间的联系就引起了人们的广泛关注。现在，"Trousseau综合征"的概念不仅被用来描述诊断隐匿性癌症之前的静脉血栓形成，而且还被用来描述与恶性肿瘤相关的任何"高凝状态"。最近研究发现，恶性肿瘤合并脑梗死的患者中，20%～40%无常见的卒中危险因素，其脑卒中的发生可能与恶性肿瘤有关，被称为恶性肿瘤相关性脑卒中。

一、流行病学

　　约15%的肿瘤患者会在生存期发生血栓栓塞事件，有7%的肿瘤患者会发生有症状的脑血管疾病，尸体解剖发现8%的肿瘤患者存在脑血管疾病。另外，7.7%的卒中患者会罹患1种或1种以上的肿瘤。卒中后肿瘤与年龄＞40岁、吸烟、酗酒相关。与未患肿瘤的卒中患者相比，肿瘤合并卒中患者死亡率明显增高。并且45岁以下的青年患者预后同样不良。有学者发现在恶性肿瘤发生缺血性脑卒中的患者中以结直肠癌（20.2%）、前列腺癌（15.6%）、乳腺癌（12.7%）、泌尿系统恶性肿瘤（10%）、女性生殖系统恶性肿瘤（6.2%）、肺癌（4.5%）最为常见。活性癌合并缺血性卒中患者中，其不明原因卒中与存活率下降独立相关。恶性肿瘤患者除脑卒中常见病因外，还存在其他病因及发病机制，因此，早期识别恶性肿瘤相关缺血性脑卒中及卒中机制至关重要。

二、发病机制

卒中的传统机制，如颈动脉狭窄，心房纤颤和高血压导致的小血管病、糖尿病和吸烟等仍然是恶性肿瘤患者发生卒中的主要原因；然而，隐源性卒中在恶性肿瘤患者中比在普通人群中更常见，提示癌症患者发生卒中还存在其他机制。2014年一项研究共入组了263例肿瘤合并急性缺血性卒中患者，其中133例（51%）入组患者病因不明，另外130例患者有确切的卒中机制，包括传统卒中机制、肿瘤相关机制及肿瘤治疗相关机制，其中根据急性卒中TOAST分型标准（the trial of ORG 10172 in acute stroke treatment，TOAST），传统卒中病因分为心源性（约20%）、大动脉粥样硬化性（约15%）、脑小血管病（约10%）、其他少见原因（约5%）。合并恶性肿瘤患者发生缺血性卒中的原因多为高凝状态，伴或不伴非细菌性血栓性心内膜炎（nonbacterial thrombotic endocarditis，NBTE），扩散加权成像（diffuse wighted image，DWI）上病灶至少累及3个动脉供血区，部分病灶较小，也有可能为中－大病灶，D-二聚体明显升高，核磁血管成像未见责任动脉狭窄，病因上需要与其他不明原因栓塞性卒中（embolic stroke of undetermined source，ESUS）鉴别，而ESUS目前的研究病因主要以心房颤动为主，除两者原发疾病的症状、体征有区别外，很难从卒中的症状、体征及影像学上相鉴别，检测D-二聚体水平可在一定程度上帮助鉴别两者。

此外，恶性肿瘤患者发生卒中的不常见原因包括肿瘤栓塞、反常栓塞、放射性血管病、化疗诱导的凝血或血管效应及局部肿瘤压迫。

1. 恶性肿瘤相关的高凝状态

Trousseau 综合征最初被报道为游走性血栓性静脉炎，往往提示存在隐匿性不典型的内脏恶性肿瘤，后来它的定义演变为与恶性肿瘤相关的凝血功能异常。研究发现，外周血 D- 二聚体水平增高是恶性肿瘤相关脑梗死的重要临床特点，是恶性肿瘤合并脑梗死患者预后差的独立危险因素，血浆 D- 二聚体是凝血及纤溶活化的分子标志物，在一定程度上反映恶性肿瘤患者高凝状态的严重程度。并且，德国的一项研究也证实了 D- 二聚体与恶性肿瘤的相关性及恶性肿瘤患者高凝状态与缺血性卒中的相关性。恶性肿瘤患者高凝状态机制较复杂，个体差异较大，尚不完全清楚，目前的研究结果表明，形成恶性肿瘤相关的高凝状态主要有两方面因素：一是恶性肿瘤细胞直接刺激血栓形成；二是恶性肿瘤细胞与机体免疫的相互作用引起凝血功能紊乱，包括血小板增多及活化、血管内皮细胞损伤、纤维蛋白原增加、促凝因子增多、抗凝物质减少等。肺癌、胃肠癌和乳腺癌是与缺血性卒中相关的最常见的原发性恶性肿瘤，它们易产生黏蛋白，从而最容易造成凝血异常。有些假说认为一些上皮源性肿瘤分泌的黏蛋白会绑定 P 和 L- 选择蛋白，诱发富含血小板的微血栓形成。另外，组织因子也与癌症相关高凝状态有关，组织因子微泡释放，或肿瘤细胞表面的组织因子暴露于血液中活化凝血因子 VII，从而触发下游产生凝血酶和纤维蛋白，同时促进血小板激活。此外，恶性肿瘤会产生促凝细胞因子，后者把内皮细胞转化为血栓前状态，降低蛋白 C 活性，与血小板相互作用促进血小板聚集，产生溶解酶原活化因子的抑制因子，抑制纤维蛋白溶解。最后，癌细胞 – 衍生循环细胞外囊泡也与凝血障碍有关。除此之外，恶性肿瘤患者长期卧床使血流淤滞，抗恶性肿瘤药物等药物的应用

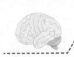

可导致严重呕吐及营养不良、低蛋白血症，脱水药物的使用、手术治疗相关出血等，也可导致血容量相对减少，血液浓缩，促进血栓形成。高凝状态在不合并高血压、糖尿病等传统卒中危险因素的恶性肿瘤患者中更为重要。另外，怀疑肿瘤相关高凝状态的患者也应注意其他血栓栓塞的并发症，如下肢静脉血栓、肺动脉栓塞等。

2. 心脏起源的恶性肿瘤相关的缺血性脑卒中发生机制

（1）非细菌性血栓性心内膜炎（nonbacterial thrombotic endocarditis，NBTE）：在恶性肿瘤患者中约 2/3 的缺血性脑卒中与栓塞有关，尤其是 NBTE。NBTE 的特征为非炎症血小板－纤维蛋白赘生物，通常位于结构正常的瓣膜，无菌血症。好发部位为主动脉瓣的心室面，其次是二尖瓣。NBTE 的赘生物通常很小、易碎，即使经食道超声也很难诊断。目前确诊 NBTE 尚无特异性临床或实验室标准。缺血性脑卒中发生的同时伴有其他动脉栓塞时应高度怀疑 NBTE。一项样本数量较大的尸体解剖研究发现 NBTE 是最常见的症状性缺血性卒中的原因。Taccone 等收集了 24 例（0.4%）恶性肿瘤合并脑梗死患者，其中 8 例脑梗死病因是 NBTE，是该项研究中脑梗死最常见的病因；其中 1 例经食管超声心动图（transesophageal echocardiography，TEE）诊断为 NBTE 并经尸体解剖确诊。TEE 是检测心内血栓、赘生物及肿物的优势检查工具，故临床工作中建议对怀疑隐源性卒中的恶性肿瘤患者加强 TEE 检查，提高 NBTE 的检出率。

（2）反常栓塞：凝血障碍相关栓塞性卒中的另外一种可能是反常栓塞，恶性肿瘤患者常合并深静脉血栓形成，深静脉的血栓可通过未闭合的卵圆孔或肺动静脉瘘等右向左分流的疾病引起全身性栓塞，包括脑梗死。因此，对隐源性栓塞的恶性肿瘤患者，还需排除右向左分流的疾病引起的反常栓塞。

3. 相关治疗

（1）恶性肿瘤的化疗引起脑梗死，其机制包括内皮损伤、静脉淤滞、血管炎或凝血瀑布激活等。顺铂、利血生和他莫昔芬可能会增加动脉和静脉血栓的风险。贝伐单抗是一种抗血管增生的药物，用来治疗多形性成胶质细胞瘤和其他实体肿瘤，其脑动脉栓塞的风险为3%，在应用贝伐单抗治疗后的患者中患不同程度的静脉血栓栓塞风险为12%，并且该药正逐渐在更多的癌症中得到应用，如结直肠癌、肺癌、乳腺癌、肾癌和卵巢癌。目前报道增加血栓形成风险的药物有：①抗恶性肿瘤化学药物治疗，如应用顺铂、卡铂、环磷酰胺、丝裂霉素C、5-氟尿嘧啶、甲氨蝶呤可使蛋白C、S缺乏，抗凝血酶Ⅲ减少；②应用激素类药物，如他莫昔芬、地塞米松可刺激血小板生成，增加凝血因子浓度、活性和 α-纤溶酶抑制物，阻止活化凝血因子的清除，减少肝素释放和纤维蛋白的溶解；③恶性肿瘤病灶出血使用止血药，如凝血酶等；④化学治疗期间的支持治疗药物，如促红细胞生成素、粒细胞集落刺激因子等。在各类造血生长因子中，促红细胞生成素在肿瘤中应用广泛，因其能缓解化疗引起的骨髓抑制。但是促红细胞生成素制剂的应用与癌症患者静脉血栓栓塞风险升高及高病死率高度相关。化学疗法也可通过溶瘤反应、药物、围手术期应激、长期卧床和需要长期留置深静脉导管等产生高凝状态。

（2）头颈部放疗也与脑血管病有关。接受头颈部放疗的患者，颈动脉狭窄的概率更高。儿童颅内肿瘤放疗会增加烟雾病的风险。缺血性脑血管病一般在颅内恶性肿瘤、鼻咽癌、甲状腺癌、淋巴瘤、腮腺癌等放射治疗后发生。放射治疗对血管壁的损伤既有短期效应又有长期效应。2016年有研究发现，恶性肿瘤并接受颅脑放射治疗或（和）横膈上放射治疗的儿童幸存者，其卒中风险明显增高并呈剂量依赖型。每8例幸存者中有1例在平均年龄45岁时出现了症状性卒中，表现为脑梗死（12 例）、短暂性脑缺血发作（transient ischemic attack，TIA，5 例）、脑出血（10 例），中位潜伏期约 24.9 年。目前除头颈部放射治疗已被确定为脑梗死的一个重要危险因素外，肺癌术后放射治疗也会增加脑梗死风险。Hung 等研究发现，肺癌手术 + 放射治疗组较单纯手术组患者脑梗死发病率明显增高（HR=34.74，95% CI：6.35 ~ 100.00；$P <$ 0.01）。这一研究结果表明，放射治疗通过损伤病灶周围血管，激活一系列的炎性反应及凝血过程，导致血管闭塞。但有观点认为，放射治疗本身代表着癌症活动度高，积极治疗的恶性肿瘤患者，尤其是 D- 二聚体水平高的患者，面临发生缺血性卒中的高风险。

4. 恶性肿瘤栓塞

恶性肿瘤脑栓塞多见于恶性肿瘤晚期累及心、肺的患者，以及恶性肿瘤手术治疗者，其因术中对肿瘤组织的牵拉、挤压导致血管内血栓脱落。原发性或转移性心脏肿瘤会引起脑栓塞，是脑梗死的罕见病因。心房黏液瘤是最常见的原发性肿瘤，其次是心脏肉瘤。近期研究发现肺癌特殊的外科手术方式，可出现左心的转移性栓子，进入体循环后导致脑动脉栓塞引起缺血性脑卒中。该研究纳入562 例肺癌手术治疗患者，其中 6 例 30 日内发生急性脑梗死，其中 5 例行左肺上叶切除术，增强 CT 均明确左肺上静脉血栓形成。经多因素分析发现，左肺上叶切除术是脑梗死发生的独立危险因素（$P <$ 0.001）。

5. 恶性肿瘤的压迫

颈部恶性肿瘤可因直接压迫或浸润头颈部动脉血管壁导致缺血性卒中发生。恶性肿瘤可转移至硬脑膜、脑脊膜瘤、垂体瘤等造成脑血管血流淤滞，进而形成血栓，以及引起脑血管痉挛，从而导致缺血性脑血管病发生。其他少见病因，如恶性肿瘤继发的真菌或细菌感染性心内膜炎栓子脱落导致脑栓塞、转移性血管肉瘤和中枢神经系统血管内淋巴瘤阻塞颅内血管发生多发性脑梗死等。HUNG 等报道了 2 例妇女在 2 个月内迅速复发的脑梗死，均经头部 MRI 显示双侧脑梗死进展，并根据脑组织活检病理证实血管内淋巴瘤的诊断。

三、治疗

　　大多数有关缺血性卒中患者静脉溶栓或血管内治疗的研究多排除肿瘤患者，有研究回顾分析了 2009—2010 年间美国国家住院样本数据库收录的 32 576 例接受静脉溶栓的急性缺血性脑血管病患者，其中有 807 例恶性肿瘤相关脑卒中患者。该研究表明，肿瘤患者发生缺血性脑卒中，符合溶栓适应证并排除转移性恶性肿瘤或出血等其他溶栓禁忌证后，静脉溶栓不增加当前非转移性恶性肿瘤相关性脑梗死患者出血性并发症风险，且临床症状明显改善，但一项样本研究中，9 例接受阿替普酶治疗的恶性肿瘤相关脑梗死患者中，4 例（4/9）患者出现脑梗死出血转化，故此类患者的溶栓安全性仍有待多中心及大样本的研究评估。美国最新一项研究调查了 1998 年 1 月 1 日至 2015 年 9 月 30 日所有接受静脉溶栓 / 血管内治疗的急性缺血性卒中住院患者，主要分析了恶性肿瘤缺血性卒中患者与无恶性肿瘤缺血性卒中患者接受静脉溶栓及血管内治疗的趋势，发现有恶性肿瘤的缺血性卒中患者静脉溶栓的使用从 1998 年的 0.01%（95% CI：0 ～ 0.02%）增加到 2015 年的 4.91%（95% CI：4.33% ～ 5.48%），而非恶性肿瘤缺血性卒中患者的静脉溶栓使用率从 1998 年的 0.02%（95% CI：0.01% ～ 0.02%）增加到 2015 年的 7.22%（95% CI：6.98% ～ 7.45%）。两组之间接受静脉溶栓率基本相同。缺血性卒中伴恶性肿瘤患者的血管内治疗使用率从 2006 年的 0.05%（95% CI：0.02% ～ 0.07%）增加到 2015 年的 1.90%（95% CI：1.49% ～ 2.31%），而无恶性肿瘤的缺血性卒中患者的血管内治疗使用率从 2006 年的 0.09%（95% *CI*：0 ～ 0.18%）增加到 2015 年的 1.88%（95% *CI*：1.68% ～ 2.09%）。在 950 万急性缺血性卒中住院患者中，恶性肿瘤患者接受静脉溶栓治疗的频率是非癌症患者的 2/3。可见恶性肿瘤合并缺血性卒中患者接受静脉溶栓及血管内治疗的使用率逐渐上升，也需更大样本的研究以证实恶性肿瘤相关缺血性卒中静脉溶栓及血管内治疗的安全性及有效性。

若患者合并恶性肿瘤，影像学提示多动脉供血区域脑梗死病灶，D- 二聚体水平明显升高，MR 血管成像未见责任动脉狭窄者，应考虑 Trousseau 综合征可能，低分子肝素为血栓急性期治疗的首选方案，能有效预防血栓复发且不明显增加出血风险。华法林因治疗效率低、血栓复发风险高而不被推荐。新型口服抗凝药预防肿瘤相关的血栓复发的效果尚不明确。低分子肝素能直接抑制白细胞、血小板与肿瘤分泌的黏蛋白配体的结合，而华法林和新型口服抗凝剂只能非选择性或选择性抑制凝血因子。有研究比较了依度沙班和达肝素的作用，终点事件为复发性深静脉血栓或严重出血，在 12 个月观察期内两者之间没有差异，但进一步疗效尚需大规模临床试验证实。

恶性肿瘤患者缺血性脑卒中复发率较高，因此在常规抗凝、抗血小板、降脂等治疗基础上，是否需积极进行抗恶性肿瘤治疗以减少脑卒中复发风险，并延长生存期及改善预后，目前国内外尚无大样本研究以证实。有研究发现 1 例合并低分化肺腺癌的 46 岁女性患者，短期内反复出现脑梗死合并脾梗死，积极接受 4 个疗程的卡铂、紫杉醇治疗，以及胸部放疗后，2 年随访期内未再出现血栓栓塞事件。因此，积极的抗恶性肿瘤治疗，可能对降低恶性肿瘤相关缺血性脑卒中的发生率及复发率有益，尚需大样本的研究以证实。

四、小结

恶性肿瘤患者缺血性卒中发病率及复发率明显增高，发病机制复杂，除传统的卒中发病机制外，以恶性肿瘤相关高凝状态、NBTE 为主，包括肿瘤栓塞、反常栓塞、治疗相关及局部肿瘤压迫等少见机制；临床上以 D - 二聚体水平增高及影像学上多个动脉供血区域的梗死灶为特点，缺血性脑卒中急性期首选低分子肝素抗凝治疗，溶栓治疗的安全性和有效性仍存在一定争议。临床上，应对恶性肿瘤合并缺血性卒中患者的发病机制重视起来。

参考文献

1. TSAI S J, HUANG Y S, TUNG C H, et al. Increased risk of ischemic stroke in cervical cancer patients: a nationwide population-based study[J]. Radiation Oncology, 2013, 8: 41.

2. KIM J M, JUNG K H, PARK K H, et al. Clinical manifestation of cancer related stroke: retrospective case–control study[J]. Journal of Neuro-oncology, 2013, 111（3）: 295-301.

3. AARNIO K, JOENSUU H, HAAPANIEMI E, et al. Cancer in young adults with ischemic stroke[J]. Stroke, 2015, 46（6）: 1601-1606.

4. KATO M, SHUKUYA T, MORI K, et al. Cerebral infarction in advanced non-small cell lung cancer: a case control study[J]. Bmc Cancer, 2016, 16: 203.

5. LEE M J, CHUNG J W, AHN M J, et al. Hypercoagulability and mortality of patients with stroke and active cancer: the OASIS-CANCER study[J]. Journal of Stroke, 2017, 19（1）: 77-87.

6. 陆中华, 韩一平, 周瑛, 等 . 恶性肿瘤相关性脑梗死研究进展 [J]. 中国脑血管病杂志, 2018, 15（4）: 206-211.

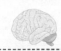
7. NEILSON L E, ROGERS L R, SUNDARARAJAN S. Evaluation and treatment of a patient with recurrent stroke in the setting of active malignancy[J]. Stroke, 2019, 50（1）: e9-e11.

8. GOGGIN C, POWER S, O'REILLY S. Superior sagittal sinus thrombosis secondary to Tamoxifen treatment[J]. Breast Journal, 2019, 25（3）: 510-511.

9. CHATTERJEE A, MERKLER A E, MURTHY S B, et al. Temporal trends in the use of acute recanalization therapies for ischemic stroke in patients with cancer[J]. Journal of Stroke and Cerebrovascular Diseases, 2019, 28（8）: 2255- 2261.

10. RASKOB G E, VAN E N, VERHAMME P, et al. Edoxaban for the treatment of cancer-associated venous thromboembolism[J]. New England Journal of Medicine, 2018, 378（7）: 615-624.

（刘鑫鑫　孟霞）

第5章

脑小血管病与情感障碍研究进展

脑小血管病（cerebral small vessel disease，CSVD）主要影像表现包括腔隙性脑梗死、脑白质高信号（white matter hyperintensities，WMHs）、脑微出血（cerebral microbleeds，CMBs）、血管周围间隙扩大（enlarged perivascular spaces，EPVS）、脑萎缩等，临床特征多样化，其主要临床特征包括卒中及其复发、认知功能损害和痴呆、步态异常、运动障碍及平衡受损、情感障碍及抑郁症状、人格和行为障碍、小便失禁等，严重增加了社会和经济负担，增加了老年人的跌倒风险和致残性，最终可导致 CSVD 患者全面日常生活能力下降和死亡的发生。情感障碍是 CSVD 患者重要的临床特征之一，下面将从 CSVD 患者存在明显的情感障碍、CSVD 患者情感障碍评价体系的建立、CSVD 与血管性抑郁的关系、CSVD 患者情感障碍的治疗等几个层面进行详细的介绍，以期加强大家对 CSVD 患者情感障碍的重视，这对提高 CSVD 患者的生活质量具有重大的临床指导意义。

一、脑小血管病患者存在明显的情感障碍及其危害

CSVD 患者存在明显的情感障碍尤其是抑郁症状，这在最新的一项 Meta 分析中得到证实。2015 年来自冰岛的一项研究（the AGES-Reykjavik Study）共纳入 1949 例社区人群，平均年龄74.6 岁，无痴呆和抑郁症状，平均随访 5.2 年。其中 10.1% 出现抑

郁症状，结果显示白质损伤加重、新发腔隙性脑梗死、新发血管周围间隙、脑体积减小与抑郁的发生有关，进一步支持了血管性抑郁的假说（vascular depression hypothesis，VDH），推测 CSVD 通过破坏涉及情绪调节的脑结构进而导致抑郁症状。此外，CSVD 患者还存在睡眠障碍，发现日间功能受损可能是 CSVD 患者睡眠功能受损的原因，在 CSVD 患者中睡眠情况可能是注意执行功能的独立相关因素。目前认为，CSVD 与睡眠障碍相互联系，互为因果。

目前最一致的脑卒中后抑郁（post-stroke despression，PSD）预测因素是身体残疾、卒中严重程度、抑郁史和认知障碍。PSD 与卒中后更差的功能预后相关。几项研究显示，PSD 会对生活质量造成负面影响。一些研究表明，医疗保健的应用与 PSD 之间存在关联。卒中患者发生 PSD，与卒中后更高的死亡率相关。

1. 脑白质高信号

研究发现 WMHs 与抑郁症存在一定的关系，脑白质病变越严重，抑郁症病程越长，使用抗抑郁药的效果越差，预后越差。著名的脑白质疏松症和残疾研究（Leukoaraiosis and Disability Study，LADIS）指出，在 PSD 的形成过程中，WMHs 起主要作用，而腔隙性脑梗死与其无明显关系。与对照组相比，PSD 组患者更可能存在严重的深部白质高信号（deep WHMs，DWMHs）而不是脑室周白质高信号（periventricular WMHs，PVWMHs），提示严重的 DWHMs 可能与 PSD 密切相关。还有研究发现 DWHMs 可能与缺血性 CSVD 有关，而 PVWMHs 则与血流动力学改变或非缺血性因素有关，这表明 DWHMs 和 PVWMHs 存在不同的病理生理机制。结合以上研究，我们可以假设相较于 DWMHs，可能脑白质的缺血性病变对 PSD 的影响更加重要。2016 年在 Int Geriatr Psychiatry 上的一项研究结果显示，脑白质损伤的严重程度、基线期功能状态和认知功能下降可独立预测 CSVD 患者晚发性抑郁的发生。

2. 腔隙性脑梗死

目前较多的研究是将腔隙性脑梗死后抑郁归类于 PSD。研究发现由于长期血管负荷积累在丘脑、基底节区形成的腔隙性脑梗死为 PSD 发生的先兆，和单一腔隙性脑梗死相比，腔隙性脑梗死病灶越多，PSD 发生的可能性越大。国内学者：缺血性卒中发病 1 个月后出现的 PSD 与病灶部位具有显著相关性，其中左侧额叶病灶和左侧基底节区病灶是其独立预测因素。进而有研究认为腔隙性脑梗死产生的抑郁可归类于 PSD，认为腔隙性脑梗死可能通过以下三条途径直接或间接地破坏了皮质 – 纹状体 – 苍白球 – 丘脑 – 皮质环路（cortico-striato-pallido-thalamo-cortical，CSPTC）从而产生了抑郁的症状：直接损害眶额叶、前额叶背外侧和前扣带回通路；损伤脑干上行到 CSPTC 的单胺类神经递质纤维；基底神经节损害导致眶额通路和前额叶的 5- 羟色胺功能紊乱。

3. 脑微出血

一项入组 774 例中国急性缺血性卒中患者，把 CMBs 作为预后的预测指标的研究发现脑叶 CMBs 是卒中 1 年后 PSD 的独立预测因子。LEEUWIS 等发现阿尔茨海默病（Alzheimer's disease，AD）17% 存在抑郁症状，轻度认知功能障碍（mild cognitive impairment，MCI）患者 25% 存在抑郁症状，主观认知下降（subjective cognitive decline，SCD）患者 23% 存在抑郁症状；与无 CMBs 患者相比，存在 CMBs 患者更易出现抑郁症状。脑叶有 CMBs 组较无 CMBs 组在 15 项老年抑郁量表评分中分数更高。近来有学者发现 CMBs 和 PVWMHs 是 CSVD 患者注意、执行功能的独立预测因素。2017 年 *J Neurol Neurosurg Psychiatry* 上的一项研究，共纳入 802 例新加坡社区人群，均完成了 12 项神经精神问卷调查，结果显示 CMBs 与全脑神经功能障碍，尤其是抑郁和去抑郁密切相关。这可能表示微出血不仅是局部含铁血黄素的沉积，还能引起出血灶周围纤维坏死，从而影响情绪和认知功能环路之间的联系。

4. 血管周围间隙扩大

2018 年一项来自香港的研究入组了 725 例急性缺血性脑卒中患者，有 21.1% 的患者在卒中后 3 个月诊断为 PSD，多因素校正了人口学、临床和影像学特征后，半卵圆中心的 EPVS 是 PSD 的独立预测因素（OR=1.27）。国内学者曹志永等探讨入组 249 例急性缺血性卒中患者 EPVS 与 PSD 的相关性，发现卵圆中心 EPVS 与 PSD 独立相关，而侧脑室旁 EPVS 与 PSD 则无相关性。

5. 脑萎缩

2010 年在 *Int Geriatr Psychiatry* 上的一项研究，共纳入 45 例腔隙性脑梗死合并弥漫脑白质损害的患者，采用医院焦虑抑郁量表（hospital anxiety and depression scale，HADS）评估抑郁症状，研究分析了 99 个脑区体积与抑郁症状的相关性。结果显示，在矫正其他的临床变量以后，只有左侧额下回萎缩可预测重度 CSVD 患者的抑郁 HADS 评分（β= –0.354）。该研究同样提示皮层萎缩参与了小血管病性抑郁的发生、发展。2012 年 *Psychol Med* 上的一项纵向研究，共纳入 578 例有血管病的患者，基线期和 2 年末随访 9 项患者健康问卷（patient health questionnaire，PHQ-9）和 MRI。结果显示，DWMHs 与快感缺乏、注意力不集中、精神运动迟缓和食欲障碍有关；深部白质腔隙性梗死与较高的动机性和情绪总分相关，并伴有精神运动迟缓、能量丧失和抑郁症状；丘脑腔隙性梗死仅与精神运动迟缓有关；皮层及皮层下萎缩和快感消失、食欲减退有关，提示皮层萎缩参与了小血管病抑郁的发生、发展。本研究进一步证实了小血管病变破坏额叶 – 皮层下通路会导致一种主要以动机问题为特征的症状，在没有严重抑郁的情况下也是如此。

6. 脑小血管病总负担

2017 年 *JAMA Psychiatry* 上的一篇荟萃分析，共纳入 48 个研究，

43 600 例研究对象，平均随访 3.7 年，其中 9203 例患有抑郁。结果显示血浆内皮生物标志物（可溶性细胞间黏附分子 1）、脑白质损伤（OR=1.29，95% CI：1.19 ～ 1.39）、微出血（OR=1.18，95% CI：1.03 ～ 1.34）、小梗死灶（OR=1.30，95% CI：1.21 ～ 1.39）和抑郁相关，本研究提示脑微血管病变与晚发性抑郁密切相关，提示微血管功能障碍可能是未来治疗抑郁的关键靶点。随访研究表明 WMHs 与抑郁的发生密切相关（OR=1.19，95% CI：1.09 ～ 1.30）。然而，单一 CSVD 的影像学特征不能代表整体的 CSVD 的严重程度。近年来研究发现 CSVD 总体负担与 PSD 相关。国内学者 Zhang 等入组 374 例急性腔隙性脑梗死患者，完善颅脑 MRI 并行 CSVD 总体负担评分后分析显示，PSD 组患者更易存在 WMHs（OR=3.167）及无症状性腔隙性脑梗死（OR=2.284），PSD 的风险度值随 CSVD 总体负担评分的增加而增加（OR=4.577），CSVD 总体负担可以预测急性腔隙性脑梗死患者 PSD 的发生。Liang 等研究发现女性、吸烟史、急性梗死灶数目、抑郁评估时间、社会支持水平及神经功能受损情况是 PSD 发生的独立预测因素，基线状态的 CSVD 总体负担与 PSD 密切相关。该课题组还通过构建潜在变量模型进一步验证了 CSVD 总体评分，发现 CSVD 总体负担与早期 PSD 直接相关，而晚期 PSD 则是间接通过早期 PSD 的发生、机体功能障碍和认知功能障碍等导致的。2018 年 *J Neurol Neurosurg Psychiatry* 的一项研究，共纳入 245 例卒中患者，随访 3 个月、6 个月和 1 年。结果显示 WML 体积、陈旧性梗死、CSVD 总体负担及左侧半球病变与血管性认知及抑郁共病相关；提示脑小血管病是血管性认知及抑郁共同发病的基础。

二、CSVD 患者情感障碍的神经机制

目前认为，炎症、遗传、表观遗传变化、脑白质病变、脑血管

失调、神经可塑性改变、谷氨酸神经递质改变均参与了 PSD 的病因和发病机制，然而，PSD 的病理生理十分复杂，并且可能是由生物和心理社会因素共同导致的。

1. 与情绪调节相关的神经环路受损

研究发现皮质－纹状体－苍白球－丘脑皮质环路功能障碍可能在抑郁的发生中起着重要的作用。WMHs、CMBs、腔隙性脑梗死均是由微血管病变所致，微血管病变可导致区域脑组织脱髓鞘、白质损伤、纤维束传导障碍，影响大脑皮质间的联系，干扰与情绪调节有关的神经环路，增加抑郁症发生的风险。2015 年荷兰 RUN DMC 研究和英国 SCANS 研究等著名的小血管病研究都提示额叶－皮层下环路及其与边缘叶联系（杏仁核、海马）的受损是血管性认知功能障碍与抑郁的结构基础。著名的动脉疾病的第二种表现（The Second Manifestations of ARTerial Disease，SMART）研究表明小血管病变破坏额叶－皮层下环路会导致一种主要以动机问题为特征的症状，在没有严重抑郁的情况下也是如此。

2. 与情绪调节相关的神经递质含量减少

脑卒中患者常合并不同程度的 CSVD。脑卒中可致脑内与单胺能神经递质传递的通路受损，使得参与情绪调节的 5- 羟色胺、去甲肾上腺素和多巴胺合成释放减少，从而引起抑郁发生。实验动物模型研究显示，机体氧化应激可导致外周血白细胞渗透至脑组织，加重脑组织缺血状态，引起脑组织炎症反应。脑组织炎症反应可影响下丘脑神经元的功能，导致单胺类神经递质减少，从而诱导 PSD 发生。

3. 与情绪调节相关的脑组织结构网络功能障碍

CSVD 通过破坏全脑或区域脑组织的解剖结构，继而影响脑组织的网络结构。使用静息状态功能 MRI 来评估网络结构之间的功能连接，发现后扣带回 / 眶后皮质至顶叶下回（默认模式网络）、背外侧前额叶皮质至角回（认知控制网络）和前扣带回至眶部额下回（情感网络）功能连接的改变与 PSD 的发生相关。

三、脑小血管病患者情感障碍的治疗

2017 年美国心脏协会（American Heart Association，AHA）/美国卒中协会（American Stroke Association，ASA）在 *Stroke* 上发表了一篇关于卒中后抑郁的共识声明，指出 PSD 比较常见，大约有 1/3 的卒中患者会在疾病后的某个时间点发展为 PSD。这一频率在疾病后第 1 年最高，接近 1/3，随后会逐渐下降。

1. PSD 的管理：治疗证据严重缺乏

PSD 的抗抑郁治疗 RCT 研究很少，且具有循证医学证据的研究不多，仍需进一步的研究，以更好地理解 PSD 的病理生理，此外，需要进一步研究评估 PSD 对结果的影响，并制订最佳策略以抵消这些影响。

（1）药物治疗：12 项研究（*n*=1121）显示，仅能得出抗抑郁药对改善卒中后抑郁心境有效的结论。一项仅纳入 21 人的 RCT 显示呱甲酯能改善严重的卒中后抑郁。一项纳入 8 项研究的荟萃分析（*n*=776）显示预防性给予选择性 5- 羟色胺再摄取抑制药 1 年可以减少卒中后抑郁的概率，且在不良反应方面与安慰剂组无差。一项随机对照试验显示，使用氟西汀治疗与较低的 PSD 发生率和较好的运动功能改善有关。此外，小血管病导致的血管性抑郁治疗的证据更少，目前认为改善血管危险因素是有必要的，但是血管危险因素越重，执行功能障碍和抑郁改善越困难。β 受体阻滞剂可能会导致抑郁程度更加严重。也有研究显示血管活性药物联合抗抑郁药有助于改善情绪。

（2）神经调节：没有 RCT 表明电休克治疗对卒中后抑郁有效；小型研究提示要从极小刺激开始；目前仍需进一步的研究来确定神

经调节治疗 PSD 的功效。

（3）心理社会干预：7 项研究（$n=775$）表明，短暂的心理社会干预对于治疗 PSD 可能有用和有效。由于缺乏安慰剂对照试验，目前尚不能通过这些研究确定抗抑郁药在心理社会干预中是否是必需或有益的辅助。

（4）卒中患者联络人：15 项研究（2743 例患者）没有显示出卒中患者联络人对 PSD 的益处，然而这些研究也包括了未被诊断为 PSD 的患者。需要进一步研究来确定卒中患者联络工作者对已确诊的 PSD 患者的影响。

（5）信息提供：7 项研究（720 例患者）提示，主动为患者提供信息对抑郁症状得分有较小的益处，然而这种改善的临床意义尚不明确。

（6）自我管理：很少有研究针对自我管理策略对 PSD 的效果而展开，尚需进一步的研究来确定这些策略是否有益。

2. 卒中后抑郁的预防

（1）药物治疗：8 项研究（776 例患者）表明药物治疗可有效预防 PSD，然而，需要进一步研究更具代表性的卒中幸存者样本，以及确定治疗的最佳时机和持续时间。

（2）心理干预：5 项研究（1078 例患者）表明心理社会治疗可能阻止 PSD 的发展，然而，由于研究的纳入和排除标准有限，因而不能推广到所有卒中幸存者，需要使用更严格的方法进行进一步研究，以评估心理治疗对 PSD 预防的影响。

四、小结及展望

综上所述，CSVD 患者存在抑郁症状常见，CSVD 与抑郁关系非常密切，目前认为血管性抑郁是老年性抑郁的亚型。关于 PSD 的发病机制目前还未明确，主要为血管性抑郁假说，即小血管病变对

CSPTC 的破坏，也有学者认为皮层萎缩及环路受损也参与脑小血管病性抑郁的发生、发展。相对于小血管病与认知关联的研究，小血管病与抑郁的研究仍非常少。大部分小血管病影像的研究集中在脑白质损害，WMHs 会增加抑郁的发生率，且病变越严重，抑郁发生率越高，预后越差，但仍需进一步的研究明确脑白质病变是否是老年抑郁的直接病因。腔隙性脑梗死方面，目前直接对腔隙性脑梗死与抑郁关系的研究较少，且结果不一致。对于 CMBs 与抑郁关系的研究虽少，但是目前的研究结果一致表明微出血与抑郁的发生相关。血管性抑郁的药物治疗 RCT 研究极少，积极控制危险因素及血管活性药物联合抗抑郁药对血管性抑郁可能有效。小血管病其他影像与抑郁的联系仍需进一步阐明，以及小血管病与抑郁症状各种成分之间的联系仍需进一步阐明，小血管病导致的抑郁和认知功能障碍的联系和区别需进一步研究。随着神经影像学技术的发展，如弥散张量成像、磁敏感加权成像等，脑小血管病变并发抑郁的机制将会更加明确。我们需早期干预 CSVD 的高危因素，降低 CSVD 的发生率，减低抑郁症的发病率。

接下来仍需进一步的研究，以更好地了解 PSD 的病理生理机制，包括生物和心理社会因素在 PSD 发展中的相对作用，确定早期 PSD 的病理生理机制与晚期 PSD 是否不同，旨在开发针对性的预防和治疗措施。需要进一步研究评估 PSD 对结果的影响，并制定最佳策略以抵消这些影响。需要进一步研究评价 PSD 治疗对随后医疗保健应用的影响。需要进一步研究评估 PSD 常规筛查的风险和益处，并确定筛选的最佳时机、频率和具体流程及方法。需要开展大型、多中心的国际随机对照试验，确定 PSD 的筛查与合作护理相结合，确保及时干预、治疗和随访，明确是否可以改善不同卒中幸存者人群的预后。需要开展大型、多中心的国际随机对照试验，以确定安全有效的 PSD 治疗方案和治疗的最佳时机及阈值，并确定 PSD 的有效治疗是否会改善卒中后的生存情况和其他结局。需要进一步研究，以确定防止 PSD 发生的最佳策略。

参考文献

1. WARDLAW J M, SMITH E E, BIESSELS G J, et al. Neuroimaging standards for research into small vessel disease and its contribution to ageing and neurodegeneration[J]. Lancet Neurol, 2013, 12（8）: 822-838.

2. ROMERO J R, PREIS S R, BEISER A, et al. Risk factors, stroke prevention treatments, and prevalence of cerebral microbleeds in the Framingham Heart Study[J]. Stroke, 2014, 45（5）: 1492-1494.

3. PASI M, POGGESI A, SALVADORI E, et al. White matter microstructural damage and depressive symptoms in patients with mild cognitive impairment and cerebral small vessel disease: the VMCI-Tuscany Study[J]. International Journal of Geriatric Psychiatry, 2016, 31（6）: 611-618.

4. RENSMA S P, VAN SLOTEN T T, LAUNER L J, et al. Cerebral small vessel disease and risk of incident stroke, dementia and depression, and all-cause mortality: a systematic review and meta-analysis[J]. Neuroscience and Biobehavioral Reviews, 2018, 90: 164-173.

5. VAN SLOTEN T T, SIGURDSSON S, VAN BUCHEM M A, et al. Cerebral small vessel disease and association with higher incidence of depressive symptoms in a general elderly population: the AGES-Reykjavik Study[J]. The American Journal of Psychiatry, 2015, 172（6）: 570-578.

6. 曹珊珊, 张骏, 王之琪, 等. 脑小血管病患者睡眠与认知功能相关性研究 [J]. 临床神经病学杂志, 2019, 32（3）: 190-195.

7. 张苗怡, 唐杰, 付建辉. 小动脉硬化性脑小血管病与睡眠障碍 [J]. 国际脑血管病杂志, 2017, 25（2）: 165-169.

8. O'BRIEN J T, FIRBANK M J, KRISHNAN M S, et al. White matter hyperintensities rather than lacunar infarcts are associated with depressive symptoms in older people：the LADIS study[J]. The American Journal of Geriatric Psychiatry ：Official Journal of the American Association for Geriatric Psychiatry，2006，14（10）：834-841.

9. TANG W K, CHEN Y K, LU J Y, et al. White matter hyperintensities in poststroke depression：a case control study[J]. Journal of Neurology，Neurosurgery，and Psychiatry，2010，81（12）：1312-1315.

10. KIM K W, MACFALL J R, PAYNE M E. Classification of white matter lesions on magnetic resonance imaging in elderly persons[J]. Biological Psychiatry，2008，64（4）：273-280.

11. PAVLOVIC A M, PEKMEZOVIC T, ZIDVERC TRAJKOVIC J, et al. Baseline characteristic of patients presenting with lacunar stroke and cerebral small vessel disease may predict future development of depression[J]. International Journal of Geriatric Psychiatry，2016，31（1）：58-65.

12. FANG J, CHENG Q. Etiological mechanisms of post-stroke depression：a review[J]. Neurological Research，2009，31（9）：904-909.

13. SANTOS M, GOLD G, KÖVARI E, et al. Differential impact of lacunes and microvascular lesions on poststroke depression[J]. Stroke，2009，40（11）：3557-3562.

14. 胡佳，周志明，杨倩，等. 缺血性卒中患者病变部位与卒中后抑郁的相关性 [J]. 国际脑血管病杂志，2018，26（11）：813-818.

15. ALEXOPOULOS G S, MEYERS B S, YOUNG R C, et al. 'Vascular depression' hypothesis[J]. Archives of General Psychiatry，1997，54（10）：915-922.

16. TANG W K, CHEN Y, LIANG H, et al. Cerebral microbleeds as a predictor of 1-year outcome of poststroke depression[J]. Stroke，2014，45（1）：77-81.

17. LEEUWIS A E, PRINS N D, HOOGHIEMSTRA A M, et al. Microbleeds are associated with depressive symptoms in Alzheimer's disease[J]. Alzheimer's & dementia

（Amsterdam, Netherlands）, 2017, 10: 112-120.

18. TANG W K, CHEN Y K, LU J Y, et al. Cerebral microbleeds and symptom severity of post-stroke depression: a magnetic resonance imaging study[J]. Journal of Affective Disorders, 2011, 129（1/3）: 354-358.

19. CAO W W, WANG Y, DONG Q, et al. Deep microbleeds and periventricular white matter disintegrity are independent predictors of attention/executive dysfunction in nondementia patients with small vessel disease[J]. International Psychogeriatrics, 2017, 29（5）: 793-803.

20. XU X, CHAN Q L, HILA L S, et al. Cerebral microbleeds and neuropsychiatric symptoms in an elderly Asian cohort[J]. Journal of neurology, Neurosurgery, and Psychiatry, 2017, 88（1）: 7-11.

21. DOUVEN E, SCHIEVINK S H, VERHEY F R, et al. The Cognition and Affect after Stroke - a Prospective Evaluation of Risks（CASPER）study: rationale and design[J]. BMC Neurology, 2016, 16: 65.

22. LIANG Y, CHAN Y L, DENG M, et al. Enlarged perivascular spaces in the centrum semiovale are associated with poststroke depression: a 3-month prospective study[J]. Journal of Affective Disorders, 2018, 228: 166-172.

23. 曹志永, 刘至阳, 汪莉, 等 . 缺血性卒中患者血管周围间隙扩大与卒中后抑郁的相关性 [J]. 国际脑血管病杂志, 2015, 23（3）: 180-183.

24. FU J H, WONG K, MOK V, et al. Neuroimaging predictors for depressive symptoms in cerebral small vessel disease[J]. International Journal of Geriatric Psychiatry, 2010, 25（10）: 1039-1043.

25. GROOL A M, VAN DER GRAAF Y, MALI WPTM, et al. Location and progression of cerebral small-vessel disease and atrophy, and depressive symptom profiles: the Second Manifestations of ARTerial disease（SMART）-Medea study[J]. Psychological Medicine, 2012, 42（2）: 359-370.

26. VAN AGTMAAL M, HOUBEN A, POUWER F, et al. Association of microvascular

dysfunction with late-life depression: a systematic review and metaanalysis[J]. JAMA Psychiatry, 2017, 74 (7): 729-739.

27. ZHANG X, TANG Y, XIE Y, et al. Total magnetic resonance imaging burden of cerebral small-vessel disease is associated with post-stroke depression in patients with acute lacunar stroke[J]. European Journal of Neurology, 2017, 24 (2): 374-380.

28. LIANG Y, CHEN Y K, MOK V C, et al. Cerebral small vessel disease burden is associated with poststroke depressive symptoms: a 15-month prospective study[J]. Frontiers in Aging Neuroscience, 2018, 10: 46.

29. LIANG Y, CHEN Y K, LIU Y L, et al. Exploring causal pathways linking cerebral small vessel diseasesburden to poststroke depressive symptoms with structural equation model analysis[J]. Journal of Affective Disorders, 2019, 253: 218-223.

30. DOUVEN E, AALTEN P, STAALS J, et al. Cooccurrence of depressive symptoms and executive dysfunction after stroke: associations with brain pathology and prognosis[J]. Journal of Neurology, Neurosurgery, and Psychiatry, 2018, 89 (8): 859-865.

31. ROBINSON R G, JORGE R E. Post-stroke depression: a review[J]. The American Journal of Psychiatry, 2016, 173 (3): 221-231.

32. TOWFIGHI A, OVBIAGELE B, EL HUSSEINI N, et al. Poststroke depression: a scientific statement for Healthcare Professionals From the American Heart Association/ American Stroke Association[J]. Stroke, 2017, 48 (2): e30-e43.

33. WU R H, LI Q, TAN Y, et al. Depression in silent lacunar infarction: a crosssectional study of its association with location of silent lacunar infarction and vascular risk factors[J]. Neurological Sciences, 2014, 35 (10): 1553-1559.

34. WANG R, LIU K, YE X, et al. Association between cerebral microbleeds and depression in the general elderly population: a meta-analysis[J]. Frontiers in Psychiatry, 2018, 9: 94-94.

35. VAN UDEN I W M, TULADHAR A M, DE LAAT K F, et al. White matter integrity

and depressive symptoms in cerebral small vessel disease: the RUN DMC study[J]. The American Journal of Geriatric Psychiatry, 2015, 23（5）: 525-535.

36. LOUBINOUX I, KRONENBERG G, ENDRES M, et al. Post-stroke depression: mechanisms, translation and therapy[J]. Journal of Cellular and Molecular Medicine, 2012, 16（9）: 1961-1969.

37. WEN H, WEYMANN K B, WOOD L, et al. Inflammatory signaling in post-stroke fatigue and depression[J]. European neurology, 2018, 80（3/4）: 138-148.

38. XIE X, SHI Y, ZHANG J. Structural network connectivity impairment and depressive symptoms in cerebral small vessel disease[J]. Journal of Affective Disorders, 2017, 220: 8-14.

39. ZHANG P, WANG J, XU Q, et al. Altered functional connectivity in post-ischemic stroke depression: a resting-state functional magnetic resonance imaging study[J]. European Journal of Radiology, 2018, 100: 156-165.

（袁俊亮）

第6章

理想心血管健康状态对缺血性脑卒中的预防作用

一、概述

心血管疾病和卒中在中国乃至全球都产生了巨大的健康和经济负担。为实现到 2020 年将心血管疾病和卒中死亡人数减少 20% 的目标，美国心脏协会于 2010 年推出了理想心血管健康指南 "My Life Check-Life's Simple 7"，并确立了理想心血管健康的概念。理想心血管健康由七个核心健康行为和健康因素组成，即吸烟状况、体力活动、体重指数、健康饮食评分、血压、总胆固醇及空腹血糖水平。随着理想心血管健康概念的确立，越来越多的证据表明，理想心血管健康指标与卒中风险呈负相关。

二、理想心血管健康状态的定义

心血管疾病已成为全球发病率和死亡率的主要原因之一，心血管风险评估与管理是当前国际上心血管疾病预防研究的热点。2010 年，美国心脏协会提出了"理想心血管健康"的概念，并制定了到 2020 年及以后促进理想心血管健康和减少心脑血管疾病的国家目标。理想心血管健康的概念基于七项健康指标。理想心血管健康可进一步分为三组：理想（七项健康指标均处于理想水平）、

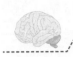

中等（至少有一项健康指标处于中等水平，但没有不良健康指标）和较差（至少有一项健康指标处于不良水平）。根据美国心脏协会公布的定义，吸烟状况可分为理想（从不吸烟或戒烟＞12个月）、中等（戒烟＜12个月）和较差（目前吸烟者）；体力活动可分为理想（每周超过80分钟的中等或剧烈的体力活动）、中等（每周少于80分钟的体力活动）和较差（无体力活动）；体重指数可分为理想（＜25 kg/m²）、中等（25～29.9 kg/m²）和较差（≥30 kg/m²）；健康饮食评分根据盐摄入量进行分类，可分为理想（＜6 g/d）、中等（6～10 g/d）和较差（≥10 g/d）；血压可分为理想（收缩压＜120 mmHg和舒张压＜80 mmHg，未治疗）、中等（收缩压120～139 mmHg或舒张压80～89 mmHg，或药物治疗达到目标）和较差（收缩压≥140 mmHg或舒张压≥90 mmHg）；总胆固醇可分为理想（＜200 mg/dL，未治疗）、中等（200～239 mg/dL，或药物治疗达到目标）和较差（≥240 mg/dL）；空腹血糖水平可分为理想（＜100 mg/dL，未治疗）、中等（100～125 mg/dL，或药物治疗达到目标）和较差（≥126 mg/dL）。

三、理想心血管健康状态对缺血性脑卒中的预防作用

卒中是全球伤残调整生命年的主要原因之一，也是导致死亡的第二大原因。我国是脑卒中大国，据世界卫生组织调查显示，我国脑卒中的发病率居世界第一，每年有超过700万人罹患卒中，每年新诊断的卒中患者超过200万人。

研究证实，体重指数、血压、总胆固醇及空腹血糖水平与缺血性脑卒中的发生关系密切。因此，及时识别卒中的危险因素，明确这些量化的心血管健康行为和因素对缺血性脑卒中的影响并采取相应的措施控制卒中是非常重要的。

理想心血管健康行为和因素同心脑血管事件及全因死亡率具有

密切相关性，吸烟状况、体力活动、血压和空腹血糖水平为独立诱导心脑血管事件及全因死亡的因素。理想心血管健康行为和因素率越高，心脑血管事件率及全因死亡率越低，且心血管健康指标所呈现出的等级越好，死亡风险越低。根据美国心脏协会定义的理想心血管健康分类，具有理想心血管健康的人群卒中的患病率为 1.3%，具有中等心血管健康的人群卒中的患病率为 4.2%，具有较差心血管健康的人群卒中的患病率为 10.2%。与具有理想心血管健康的人群相比，具有较差心血管健康的人群罹患卒中的风险高 4.40 倍。

研究发现，具备 0 ～ 1、2、3、4、5 ～ 7 项理想心血管健康行为和因素的人群缺血性脑卒中的累积发病率逐渐降低。与非卒中组相比，卒中组具有较低的吸烟率和饮酒率，在日常饮食中摄入的盐分较多，且收缩压、舒张压、总胆固醇、甘油三酯、低密度脂蛋白胆固醇和空腹血糖显著升高，而高密度脂蛋白胆固醇、体重指数则呈下降趋势。此外，卒中组的体重指数高于非卒中组。另一项研究表明，与正常组相比，心脑血管事件及全因死亡病例组在吸烟、体力活动、健康饮食评分、血压及空腹血糖水平上均存在统计学差异，说明这些因素可作为独立诱导心脑血管事件及全因死亡的因素。

理想的心血管健康参数对于许多临床和亚临床状况都有着显著的保护作用，其中就包括卒中。理想心血管健康行为和因素对脑血管具有保护作用，当理想心血管健康行为和因素情况理想时，可有效防范心脑血管事件，降低全因死亡率。随着理想心血管健康行为和因素的个数增多，体重指数、血压、总胆固醇及空腹血糖水平下降的共同作用使缺血性脑卒中的风险下降。

1. 戒烟

目前，烟草的使用仍然是中国及全球可预防性死亡的主要原因之一。吸烟本身是卒中的危险因素之一。除此以外，吸烟也被证明与高血压、糖尿病及静息心率升高有关，这些也都是卒中的危险因素。因此，控制吸烟甚至戒烟对预防缺血性脑卒中的发生有益。

2. 加强锻炼

研究证实，在学校、工作场所和建筑工地实施的社区体育活动干预策略能够有效减少医疗支出，即便是将 10 分钟的案头时间替换为 10 分钟的轻体力活动，也能够降低 9% 的死亡率。研究表明，理想的体力活动状态可使缺血性脑卒中的风险降低 24%。体育锻炼可使心脑血管的血流量增加，起到稳定血压及血糖的作用，进而对缺血性脑卒中的发生起到一定的预防作用。

3. 减轻体重

一项 2016 年的荟萃分析表明，肥胖但无代谢综合征的人群罹患心脑血管疾病的风险比体重正常且代谢健康的人群高（相对危险度为 1.45），提示即使在没有高血压、高胆固醇血症和糖尿病的情况下，肥胖仍然是心脑血管疾病的危险因素之一。研究发现，体重指数每升高 1 kg/m^2，发生缺血性脑卒中的风险会增加 1.1 倍，故减轻体重可有效降低缺血性脑卒中发生的风险。

4. 少盐饮食

一项关于全球疾病负担的研究声明，2015 年约有 22.4% 的男性死亡和 20.6% 的女性死亡与不良饮食习惯有关，其中最为相关的不良饮食习惯包括高钠摄入、低坚果及籽类摄入、高加工肉类摄入、低海产品中的 ω3 脂肪酸摄入、低蔬菜摄入、低水果摄入，以及过多饮用含糖饮料。在 2002 年至 2012 年间，膳食相关的心血管代谢性死亡率随着坚果及籽类、多不饱和脂肪酸的摄入增多而下降（下降率分别为 20.8% 和 18.0%），但随着钠和加工肉类的摄入增多而上升（上升率分别为 5.8% 和 14.4%）。

在我国，食盐摄入量超标是一个非常严峻的问题。高盐饮食是高血压的重要危险因素，而高血压是心血管疾病及卒中的主要病因之一，高钠摄入量通过和高血压的直接联系而与心脑血管疾病独立相关。研究发现，盐摄入量与缺血性脑卒中的风险相关，高钠摄入量的人群罹患卒中的风险比低钠摄入量的人群高 1.23 倍。因此，在全面倡导健康行为的同时，应重点改变国人高盐饮食的习惯，这有助于预防缺血性脑卒中的发生。

5. 管理血压

高血压是发生心脑血管疾病重要的独立危险因素。在 2005 年至 2015 年间，高血压导致的死亡率上升了 10.5%，由高血压导致的死亡人数增加了 37.5%。一项基于 135 个人口调查研究的数据显示，2010 年全球约有 31.1% 的成年人患有高血压。研究发现，收缩压每升高 10 mmHg，发生缺血性脑卒中的风险会增加 1.4 倍，故管理血压有助于降低缺血性脑卒中发生的风险。

6. 控制血脂

颅内动脉狭窄是缺血性脑卒中最常见的原因之一，而总胆固醇水平是无症状颅内动脉狭窄的独立危险因素，在短期内对无症状颅内动脉狭窄的进展起着重要的作用，故总胆固醇水平与缺血性脑卒中的发生呈正相关。研究发现，高脂血症患者缺血性脑卒中的早期复发风险显著高于非高脂血症患者。除此以外，通过降脂治疗，非致残性缺血性脑卒中患者的 90 天血管事件风险可降低约 35% ～ 40%。因此，控制血脂有助于减少无症状颅内动脉狭窄的发生和发展，进而降低缺血性脑卒中发生的风险。

7. 降低血糖

研究发现，空腹血糖 > 7.84 mmol/L（> 140 mg/dL）的人群发生缺血性脑卒中的风险是空腹血糖为 5.04 ～ 5.54 mmol/L（90 ～ 99 mg/dL）人群的 2.82 倍。具有 0、1、2、3、4、5 个理想心血管健康因素人群的糖尿病每千人年发病率分别为 21.8%、18.6%、

13.0%、11.2%、4.7% 和 3.6%，呈递减趋势，故降低血糖有助于降低缺血性脑卒中发生的风险。

四、小结

理想心血管健康行为和因素同心脑血管事件及全因死亡率具有密切相关性，理想心血管健康行为和因素率越高，心脑血管事件率及全因死亡率越低，且心血管健康指标所呈现出的等级越好，死亡风险越低。除此以外，卒中的患病率与理想心血管健康指标的数量呈现强烈的反比关系和分级相关性，即卒中的患病率随着理想心血管健康指标数量的增加而降低。

理想心血管健康行为和因素对缺血性脑卒中具有预防作用，戒烟、加强锻炼、减轻体重、少盐饮食、管理血压、控制血脂、降低血糖等措施及其综合作用可促进心血管健康，防范心脑血管事件，降低缺血性卒中发生的风险。这种原始预防与一级预防明显不同，它侧重于在疾病发生之前采取更健康的行为方式而不是针对特定疾病的发展来预防疾病的发生，具有一定的超前性。因此，应针对缺血性脑卒中的危险因素，将制定相应的卫生政策，加强社会卫生保健和健康教育，提倡有利于心脑血管健康的行为，引导国人保持健康的生活方式，最大限度地增加理想心血管健康指标的数量作为预防缺血性脑卒中的重要策略，进而降低我国脑卒中的发病率及脑卒中相关的死亡率和致残率。

参考文献

1. 戴逸君 . 美国心脏学会（AHA）2018 年心脏病和卒中统计报告 [J]. 福建医药杂志，2018，40（3）：5.

2. 张立杰，王晓玲，宋巧凤，等 . 健康行为和因素评分对心脑血管事件及全因死亡的

影响及研究 [J]. 中国循证心血管医学杂志，2018，10（6）：3.

3. 王艳秀，金成，吴寿岭，等 . 理想心血管健康行为和因素对新发缺血性脑卒中的影响 [J]. 中华高血压杂志，2012，20（4）：5.

4. WANG A，TIAN X，ZUO Y，et al. Mediation effect of arterial stiffness on ideal cardiovascular health and stroke[J]. Nutr Metab Cardiovasc Dis，2021，31（8）：2382-2390.

5. GUO L，GUO X，CHANG Y，et al. Modified Ideal Cardiovascular Health Status is Associated with Lower Prevalence of Stroke in Rural Northeast China[J]. Int J Environ Res Public Health，2016，13（2）：207.

6. ZHANG Q，ZHOU Y，GAO X，et al. Ideal cardiovascular health metrics and the risks of ischemic and intracerebral hemorrhagic stroke[J]. Stroke，2013，44（9）：2451-2456.

7. XANTHAKIS V，ENSERRO D M，MURABITO J M，et al. Ideal cardiovascular health：associations with biomarkers and subclinical disease and impact on incidence of cardiovascular disease in the Framingham Offspring Study[J]. Circulation，2014，130（19）：1676-1683.

8. 李宏建 . 膳食钠摄入量与卒中风险 [J]. 国际脑血管病杂志，2012，20（6）：1.

9. GUO L，ZHANG S. Association between ideal cardiovascular health metrics and risk of cardiovascular events or mortality：A meta-analysis of prospective studies[J]. Clin Cardiol，2017，40（12）：1339-1346.

10. 刘赞，曾颖 . 衡阳市城区老年人群心血管事件风险预测及评估管理 [J]. 中南医学科学杂志，2014（3）：258-261.

11. FAN C，ZHANG Q，ZHANG S，et al. Association of Newly Found Asymptomatic Intracranial Artery Stenosis and Ideal Cardiovascular Health Metrics in Chinese Community Population[J]. Sci Rep，2020，10（1）：7200.

12. 刘清香，陈胜云，刘艳芳，等 . 理想心血管健康指标与颈动脉粥样硬化的关系研究 [J]. 中国卒中杂志，2018，13（7）：5.

13. COLLINS P，WEBB C M，DE VILLIERS T J，et al. Cardiovascular risk assessment in women - an update[J]. Climacteric，2016，19（4）：329-336.

14. 韩全乐，刘晓堃，张琦，等 . 早发冠心病患者理想心血管健康行为和因素研究 [J]. 中国动脉硬化杂志，2014，22（12）：1268-1272.

15. 张彩凤，施继红，黄喆，等 . 理想心血管健康行为和因素对新发高血压的影响 [J]. 中华流行病学杂志，2014，35（5）：6.

16. XANTHAKIS V，ENSERRO D M，MURABITO J M，et al. Ideal cardiovascular health：associations with biomarkers and subclinical disease and impact on incidence of cardiovascular disease in the Framingham Offspring Study[J].Circulation，2014，130（19）：1676-1683.

17. FOLSOM A R，YATSUYA H，NETTLETON J A，et al. Community prevalence of ideal cardiovascular health，by the American Heart Association definition，and relationship with cardiovascular disease incidence[J]. J Am Coll Cardiol，2011，57（16）：1690-1696.

18. OZA R，RUNDELL K，GARCELLANO M. Recurrent Ischemic Stroke：Strategies for Prevention[J]. Am Fam Physician，2017，96（7）：436-440.

19. 张润华，刘改芬，潘岳松，等 . 世界卒中流行趋势概况 [J]. 中国卒中杂志，2014，9（9）：7.

20. 霍勇，秦献辉，张岩，等 . 中国脑卒中一级预防研究的意义与进展 [J]. 中国医学前沿杂志：电子版，2013（2）：5.

21. FORAKER R E，SHOBEN A B，KELLEY M M，et al. Electronic health record-based assessment of cardiovascular health：The stroke prevention in healthcare delivery environments（SPHERE）study[J]. Prev Med Rep，2016，4：303-308.

（刘洋）

第7章

卒中后营养管理

一、引言

脑卒中是我国成年人致死、致残的首位病因，具有发病率高、致残率高、死亡率高和复发率高的特点。卒中患者常出现吞咽障碍、意识障碍、认知障碍、情感障碍等功能障碍，这些脑功能障碍可以引起患者进食困难、营养摄入不足和（或）营养消耗增加（如发热等），从而引起卒中后营养不良或营养风险增加。卒中后营养不良的发生率在 6.1% ～ 62% 不等，发生率异质性如此之大是因为存在评估时间不同、患者病例特点不同、营养评估方法不同等差异。卒中后营养不良能显著增加卒中相关肺炎、消化道出血等卒中并发症的风险，延长卒中患者住院时间，增加卒中后致残率和致死率。有实验数据表明，急性脑卒中患者住院期间出现的营养不良能够独立预测 3 个月预后不良。因此，对卒中后患者进行营养管理十分重要。

二、危险因素

卒中后患者发生营养不良的危险因素包括入院时营养不良、吞咽困难、既往卒中、糖尿病、管饲、意识水平降低等。入院时营养不良是肺炎、感染、消化道出血发生率增加的基础，这些都增加了患者的营养需求，从而导致患者出现营养不良。吞咽困难影响正常的饮食和液体摄入，从而导致营养不良。既往有脑卒中病史的患者卒中发作次数越多，神经功能缺陷越多，尤其是自主进食功能障碍，也可导致营养不良。糖尿病与吞咽困难有关，吞咽困难也可导致营养不良，而且糖尿病也会直接影响患者的营养摄入。管饲既不能补充高分解代谢状态下大量的总蛋白消耗，也不能降低昏迷急性脑卒中患者腹泻发生率，与简单的葡萄糖溶液相比，主动管饲还可能在第 4 ~ 14 天的急性期扰乱氮平衡，此外，管饲间接表明患者存在吞咽困难，口服摄取量差，以及对他人较高的经济和社会依赖。意识水平的降低会减少患者的食物摄入量并导致营养不良。

不仅如此，年龄、营养支持和过去一周的食物摄入量是营养不良的独立危险因素。卒中的类型和严重程度也是营养不良的主要危险因素，特别是蛛网膜下腔出血可在体内产生高分解代谢状态。除此之外，饮酒、高血压、感染、慢性疾病史、使用多种药物史和护理不当、面部或手臂无力和口腔卫生不良等也会影响患者的营养状态。

最近文献提示，还有以下因素与患者出现营养不良有关：恶性肿瘤史、呼吸系统疾病、卒中后抑郁或焦虑情绪、抗抑郁药的使用、食欲减退、运动障碍（尤其是依靠轮椅出行）、失业等。有趣的是吸烟很可能与卒中后营养不良无关。

三、卒中营养标准化管理 SAPIM 模式

2020 年 6 月我国发表了《中国卒中营养标准化管理专家共识》，其中提出了卒中营养标准化管理 SAPIM 模式，如图 7-1 所示。根据该模式我们可以对卒中患者进行规范化的营养管理。

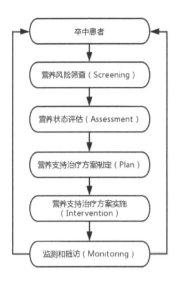

图 7-1 SAPIM 模式

1. 营养风险筛查

首先我们要对有营养风险的卒中患者进行筛查。营养风险是指现存或潜在的与营养因素相关的导致患者出现不良临床结局（如感染等并发症、住院时间和住院费用增加等）的风险。营养风险筛查就是指临床医护人员用经过验证的营养风险筛查工具，来判断患者是否需要营养支持治疗的快速、简便的方法和流程。营养风险筛查通常在患者入院时及入院后定期进行，欧洲肠外肠内营养学会（European Society for Parenteral and Enteral Nutrition，ESPEN）建议在入院后 48 小时内完成。有研究表明，急性卒中患者营养不良的患病率和营养不良的风险在入院的前 10 天显著增加。因此，对这一时期患者的营养状况进行筛查尤为重要，以便及时对这些患者进行营养干预和营养管理。

目前临床上有多个营养风险筛查工具，包括营养风险筛查 2002（nutritional risk screening 2002，NRS2002）、营养不良通用筛查工具（malnutrition universal screening tool，MUST）、微型营养评价（mini

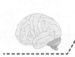

nutritional assessment, MNA)、微型营养评定简表（short-form mini nutritional assessment, MNA-SF)、主观全面评估（subjective global assessment, SGA)、患者主观全面评估（patient-generated subjective global assessment, PG-SGA）等。

国际上尚缺乏一个专门针对卒中患者营养风险筛查的工具。目前较为权威的工具是 NRS2002，该工具是迄今为止唯一以 128 项随机对照研究作为循证基础的营养筛查工具，信度和效度在欧洲已得到验证。NRS2002 总评分包括三个部分的总和，即疾病严重程度评分 + 营养状态低减评分 + 年龄评分（若 70 岁以上加 1 分）。如果总分 ≥ 3 分，则患者有营养不良的风险，需要营养支持治疗；如果总分 < 3 分，则患者无营养风险；但若患者将接受重大手术则需每周重新评估其营养状况。NRS2002 调查方法容易掌握，但要想得到准确的结果仍然需要专业的卫生保健人员进行评估，对营养治疗方面的指导意义很大。除此以外，ESPEN 还推荐使用 MUST，它包括三方面内容：BMI、体质量减轻、急性疾病导致的进食量减少，通过三方面评分得出总分，分为低度风险（0 分）、中度风险（1 分）、高度风险（≥ 2 分）。MUST 筛查简单快速，一般 3 ~ 5 分钟即可完成，不同专业人员使用仍有较高的一致性。但评分标准中两项都与体质量有关，对于因各种原因无法获得准确体质量的患者，应用此量表进行评估可能存在偏差。

近年来有文献提出危重症患者的营养风险评估（nutrition risk in the critically ill, NUTRIC)、控制营养状况评分（controlling nutritional status, CONUT)、老年营养风险指数（Geriatric nutritional risk index, GNRI）等也可用于营养风险筛查。

除此之外，值得注意的是应尽早对所有卒中患者进行吞咽困难的正式筛查，并在口服之前进行。因为至少 50% 的缺血性或出血性卒中患者有吞咽困难的症状。吸入性肺炎是脑卒中急性期吞咽困难最重要的并发症。肺炎则与死亡率增加、住院时间延长、出院时的依赖性和住院治疗有关，任何吞咽困难筛查和综合吞咽困难评估的延迟都将导致卒中相关性肺炎发病率的增加，且呈强烈的时间依赖性，因此，应尽早进行吞咽困难的筛查和必要的评估。正式的吞咽困难筛查和评估能够降低肺炎的发病率。诊断方法可以是吞水试验或者一致性试验。所有未通过吞咽困难筛查、出现吞咽困难症状或危险因素的脑卒中患者，应尽早对吞咽功能进行更全面的评估。

2. 营养状态评估

对患者进行营养风险筛查以后，我们要对患者卒中后的营养状况进行评定，营养评定是指由临床营养专业人员通过膳食调查、人体组成测定、人体测量、生化检验、临床检查等方法，对患者的营养代谢、机体功能等进行全面检查和评估，以确定营养不良的类型、程度、影响等，结合适应证和可能的不良反应，制定针对性营养治疗计划，并监测营养支持治疗疗效的过程。

营养评定的方式具体如下。①膳食调查：如称重法、回顾法、食物频率法和记账法；②人体测量学指标：BMI、腰围、三头肌皮褶厚度、上臂肌围；③生化实验室指标：血常规、总蛋白、白蛋白、前白蛋白、转铁蛋白、视黄醇结合蛋白、血浆氨基酸谱、血脂、糖化血红蛋白、C- 反应蛋白、免疫功能、维生素、微量元素等；④辅助参考指标：人体成分分析仪。以上指标低于正常参考范围，通常认为存在营养不良。

3. 营养支持治疗方案制定

对卒中后患者进行筛查和评估后，若发现患者存在营养不良，要立即启动营养支持治疗方案的制定和实施。科学合理有效的营养支持治疗方案的制定和实施有助于患者脱离营养不良状态，改善预后。营养支持治疗方案制定需要考虑以下几个方面。

（1）热量、蛋白质的需求估计：目前，国际上有三种估算热量需求的方法，分别为间接测热法、基于体重的计算公式和文献发表的预测公式。其中，间接测热法最准确，但需要特殊设备和专人管理，临床普及受限。目前，临床上基于体重的计算公式最为常用。

1）轻症（GCS > 12 分或 APACHE II ≤ 16 分）非卧床患者能量供给 25 ～ 35 kcal/（kg·d），糖脂比 =7 ∶ 3 ～ 6 ∶ 4，热氮比 =100 ∶ 1 ～ 150 ∶ 1。

2）轻症卧床患者能量供给 20 ～ 25 kcal/（kg·d），糖脂比 =7 ∶ 3 ～ 6 ∶ 4，热氮比 =100 ∶ 1 ～ 150 ∶ 1。

3）重症急性应激期患者能量供给 20 ～ 25 kcal/（kg·d），糖脂比 =5 ∶ 5，热氮比 =100 ∶ 1。

其次我们要对患者的蛋白质需求进行估计。以往研究显示，1.2 ～ 1.5 g/（kg·d）蛋白含量可以满足机体代谢需求，但最近的研究显示蛋白质需要 1.5 ～ 2.0 g/（kg·d）。患者每日蛋白质的需求也可以通过 24 小时尿液尿素氮（urine urea nitrogen，UUN）的测定进行估计：每日蛋白的需求量（g/d）=[（UUN + 4）× 6.25]。

（2）营养支持治疗途径选择：目前临床上营养支持治疗途径主要包括经口营养、肠内营养和肠外营养。

1）经口营养：ESPEN 建议对于没有吞咽困难且入院时已得到充分营养的急性卒中患者，不进行常规经口营养治疗，因为对于他们来说常规经口营养并不能改善生存和功能结果。对于那些能够进食的被确定为营养不良或有营养不良风险的卒中患者，推荐使用经口营养。

2）肠内营养：若患者由于吞咽障碍、意识障碍、认知障碍、情感障碍及其他原因等不能经口进食则选择肠内营养或肠外营养。肠内营养具有刺激胃肠道蠕动、刺激胃肠激素分泌、改善肠道血液灌注、预防急性胃黏膜病变、保护胃肠黏膜屏障、减少致病菌定植和细菌移位等优势，且肠内营养较肠外营养可以降低感染风险，减少总并发症和住院时间。因此，对于无肠内营养禁忌，能够耐受肠内营养的患者应首先考虑肠内营养。临床上目前常用的肠内营养方式为胃内喂养和空肠内喂养。经鼻胃管肠内营养的优点为其更符合胃肠道生理特性、对操作者经验要求不高，且能避免肠内营养支持治疗的延迟，缺点为长期放置鼻胃管可能发生鼻孔溃疡、食管溃疡、食管狭窄、吸入性肺炎等并发症。因此，对于放置鼻胃管大于28天的患者，可考虑在临床稳定阶段进行胃造瘘（14～28天后）。如果鼻胃管多次被患者意外拔除，并且肠内营养可能超过14天的，则可以使用鼻环/鼻箍来固定鼻胃管。如果经过多次尝试患者仍拒绝或不耐受鼻胃管且医学营养可能超过14天，并且应用鼻箍不可行或不耐受，则应该开始早期进行胃造瘘。对于机械通气性脑卒中患者，其人工营养时间可能延长（＞14天），早期胃造瘘喂养（通常在1周内）应优于鼻胃管喂养。与鼻胃管喂养相比，鼻肠管肠内营养可以明显降低呼吸肌相关肺炎的发生风险。但鼻肠管的放置对操作者要求较高，而且可能延迟胃肠营养支持治疗的实施。

3）肠外营养：肠外营养是指经静脉提供包括氨基酸、脂肪、碳水化合物、维生素及矿物质在内的营养素的营养支持治疗方式，适用于无法经胃肠道摄取或摄取营养物质不足的患者。

（3）营养支持治疗制剂的选择：目前国际上关于特定营养配方选择的相关数据相对较少。临床上主要根据患者胃肠功能、合并症、并发症等因素综合考虑，选择不同特点的肠内营养制剂。对于胃肠道功能正常的患者，首选整蛋白标准配方，有条件时选用含有膳食纤维的整蛋白标准配方；对于消化或吸收功能障碍患者，可选用短肽型或氨基酸型等预消化配方；对于腹泻或便秘患者，可选择富含膳食纤维配方；对于糖尿病或血糖增高患者，可选用低糖配方；对于高脂血症或血脂增高患者，可选用高蛋白低脂配方；对于限制液体入量患者，可选用高能量密度配方。

近期文献提示质地改良的饮食和增稠的液体可以减少卒中吞咽困难患者吸入性肺炎的发生率。但关于改良饮食和增稠液体对卒中患者死亡率的影响的数据是不够的。而且只有在吞咽功能评估后，包括根据标准化方案误吸风险评估，并由在评估和治疗吞咽困难方面受过培训和经验丰富的专业人员进行评估后，才可以订购质地改良的饮食和增稠液体。并且这种评估应该定期重复，直到吞咽功能恢复正常。同时每个接受质地改良饮食或增稠液体治疗的患者都应由专业人员监测液体平衡和营养摄入。与稠化液体相比，碳酸液体可以减少咽部残渣。对于诊断出有咽部残留的脑卒中患者，使用碳酸液体也是一种选择。

（4）营养支持治疗启动时间：虽然急性卒中事件后开始进食的确切日期仍有争议，但最好在患者临床稳定后开始进食，以减少并发症的发生率，提高整体恢复。卒中伴吞咽障碍患者早期肠内喂养可减少病死率。一项 Meta 分析显示，与延迟的肠内营养相比，入院 24 ～ 48 小时（平均 36 小时）给予肠内营养可以明显降低感染和死亡的风险。但又有一项研究显示过早开始肠内营养并不能获益，建议对患者进行静脉营养，输入 20% 的葡萄糖进行合理营养，但静脉营养的使用最好不要超过 10 天，因为之后改用肠内营养比继续应用静脉营养更有助于营养恢复。

（5）研究进展：有数据表明氨基酸可以通过抑制肌纤维蛋白和骨骼肌退化来防止脑卒中后患者的肌肉高分解代谢，卒中患者补充氨基酸可改善功能和身体表现。早餐或运动计划后摄入支链氨基酸（branched chain amino acids，BCAAs）可以提高体能和减少体脂，对促进脑卒中后患者的康复有效。补充蛋白质的同时配合有氧运动训练可改善慢性卒中患者的身体组成、心肺功能和其他功能。补充石榴多酚可以增强卒中后的认知和功能恢复，减少住院时间。虽然低维生素 D_3 与脑卒中预后不良有相关性，但口服补充维生素 D_3 并不能改善急性卒中后的康复效果。这都为卒中患者的康复提供了新的思路与方法。

现有证据表明，通过针对患者具体需要的个性化营养治疗计划给予的医疗营养治疗，有助于满足能量需求，防止体重和脂肪减少，也有助于改善功能状态和生活质量。

四、营养支持治疗方案的实施

最后是方案的实施，对于接受肠内营养支持治疗的患者，建议床头持续抬高≥30°。输注容量从少到多，即首日 500 mL，逐渐（2～5 天内）达到全量；输注速度从慢到快，即首日肠内营养输注 20～50 mL/h，次日起逐渐加至 80～100 mL/h，12～24 小时内输注完毕。建议使用营养输注泵控制输注速度。输注管道要每 4 小时用 20～30 mL 温水冲洗管道 1 次，每次中断输注或给药前后也要用 20～30 mL 温水冲洗管道。

五、营养支持治疗监测

同时也不能忘记对患者营养支持治疗进行动态监测，临床医师对于接受肠内营养支持治疗的患者，每天都要通过体格检查监测肠鸣音、排气排便情况、腹部形态和液体容量等情况。给予肠内营养时，应密切监测恶心、呕吐、腹泻、腹胀、呕血、黑便等消化道症状，以及误吸的临床表现如进食时呛咳、咳嗽、咳痰；进食时或进食后出现喘息、胸闷、呼吸困难或呼吸困难加重；进食时感到不适或稍停止后继续进食（即有噎、卡、梗的感觉）。恐惧进食或厌食；进食量较平常突然或逐渐减少；无其他原因的进行性消瘦；经口或经鼻气管插管者，痰量较平时明显增多且量稳定；肺炎、肺脓肿等肺部感染患者在有效治疗后痰量未减少；不明原因引起的进行性加重的贫血。护士应定时检测管饲深度和胃残余液量、颜色和性状等。还应对患者每周进行一次营养风险筛查和评估，并时刻关注患者病情变化。

六、并发症

1. 再进食综合征

再进食综合征是一种对于长期饥饿、严重营养不良或营养应激患者实施营养支持治疗时出现的一种体液和电解质代谢紊乱的临床综合征。对于 BMI < 20 kg/m²、入院前大量体重减轻、长时间禁食的患者，营养支持治疗开始后，应密切监测电解质异常（如低钾血症、低磷血症、低镁血症等）和体液容量。

2. 反流与误吸

胃食管反流经常出现在管饲的患者中，无论之后是否改为经口进食。降低反流和误吸风险的措施包括抬高床头（30° ～ 45°）、改为连续给药、给予促动力药物或麻醉性拮抗剂以促进胃肠蠕动及改为鼻肠管通路等。

3. 腹泻

腹泻是胃肠营养支持治疗常见的并发症。长期腹泻会导致营养吸收不足、营养不良和死亡率增加。此外，腹泻可能导致循环血容量减少、代谢性酸中毒、电解质异常及压疮等。患者出现腹泻后首先需确定腹泻是否与肠内营养有关，需排除其他引起腹泻的感染或非感染因素。改善腹泻的方法有转换为持续输注、转换为胃喂养、调整改善胃肠蠕动或通便的药物、使用止泻药物、改变肠内营养配方的类型及配方半隔离等。

4. 血糖升高

血糖增高的患者应根据血糖的变化，调整营养制剂的输注速度和胰岛素输注剂量。在胰岛素输注时，应密切监测血糖。

5. 血脂异常

血脂异常的患者应每周检测血脂。患者应每天监测液体出入量。电解质和生化指标根据实际情况调整监测频率。

七、小结

卒中后的患者应在入院时进行营养风险筛查，尤其是那些有发生营养不良危险因素的患者，并进行营养状态评估，从而确定患者是否有营养不良或者营养风险增加的危险。针对这些患者，我们需要科学地制定营养支持治疗方案，包括热量、蛋白质的需求估计，营养支持的治疗途径选择，营养支持治疗制剂的选择，营养支持治疗方案的实施及营养支持治疗的监测。

同时也不能忘记对患者的定期随访。对于患者在营养支持治疗的途中发生的并发症要提前预估、密切观察并及时处理。

参考文献

1. CHEN N, LI Y, FANG J, et al. Risk factors for malnutrition in stroke patients: a meta-analysis[J]. Clinical Nutrition, 2019, 38（1）: 127-135.

2. ZHENG H, HUANG Y, SHI Y, et al. Nutrition Status, nutrition support therapy, and food intake are related to prolonged hospital stays in China: results from the nutritionday 2015 survey[J]. Annals of Nutrition and Metabolism, 2016, 69（3/4）: 215-225.

3. 中国卒中营养标准化管理专家委员会. 中国卒中营养标准化管理专家共识 [J]. 中国卒中杂志, 2020, 15（6）: 681-689.

4. MOSSELMAN M J, KRUITWAGEN C L, SCHUURMANS M J, et al. Malnutrition and risk of malnutrition in patients with stroke: prevalence during hospital stay[J]. Journal of Neuroscience Nursing, 2013, 45（4）: 194-204.

5. LOPEZ E F, RONCERO M R, ZAMORANO J D P, et al. Controlling nutritional

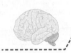

status（CONUT）score as a predictor of all cause mortality at 3 months in stroke patients[J]. Biol Res Nurs，2019，21（5）：564-570.

6. KANG M K，KIM T J，KIM Y，et al. Geriatric nutritional risk index predicts poor outcomes in patients with acute ischemic stroke - automated undernutrition screen tool[J]. PLoS One，2020，15（2）：e0228738.

7. YAMADA S M. Too early initiation of enteral nutrition is not nutritionally advantageous for comatose acute stroke patients[J]. J Nippon Med Sch，2015，82（4）：186-192.

8. FRIEDLI N，STANGA Z，SOBOTKA L，et al. Revisiting the refeeding syndrome：Results of a systematic review[J]. Nutrition，2017，35：151-160.

9. KANG S，LEE S J，PARK M K，et al. The therapeutic effect and complications of oro-esophageal tube training in stroke patients[J]. Clinical Interventions in Aging，2019，14：1255-1264.

10. TATSUMI H. Enteral tolerance in critically ill patients[J]. Journal of Intensive Care，2019，7（1）：30.

11.《中国脑卒中防治报告 2018》编写组 . 我国脑卒中防治仍面临巨大挑战——《中国脑卒中防治报告 2018》概要 [J]. 中国循环杂志，2019，34（2）：105-119 .

12. SABBOUH T，Torbey M T. Malnutrition in stroke patients：risk factors，assessment，and management[J]. Neurocritical Care，2018，29（3）：374-384.

13. WONG H J，HARITH S，LUA P L，et al. Prevalence and predictors of malnutrition risk among post-stroke patients in outpatient setting：a cross-sectional study[J]. Malays J Med Sci，2020，27（4）：72-84.

14. BURGOS R，BRETÓN I，CEREDA E，et al. ESPEN guideline clinical nutrition in neurology[J]. Clin Nutr，2018，37（1）：354-396.

15. 赵小芳，姜春燕 . 老年人常用营养风险筛查工具的研究进展 [J]. 中国全科医学，2018，21（22）：2768-2772.

16. IKEDA T，MOROTOMI N，KAMONO A，et al. The effects of timing of a leucine-enriched amino acid supplement on body composition and physical function in stroke patients：a randomized controlled trial[J]. Nutrients，2020，12（7）：1928.

17. MOMOSAKI R，ABO M，URASHIMA M. Vitamin D supplementation and post stroke rehabilitation: a randomized, double-blind, placebo-controlled trial[J]. Nutrients. 2019, 11（6）: 1295.

18. RAMASAMY D K，DUTTA T，KANNAN V，et al. Amino acids in post-stroke rehabilitation[J]. Nutr Neurosci，2021，24（6）: 426-431.

（李欣育　张玮艺）

第8章

卒中后认知障碍方面的研究进展

一、卒中后认知障碍概述

脑卒中具有高发病率、高死亡率、高致残率等特点，不仅易导致认知障碍，并且会加速认知障碍的发展，最终进展为痴呆。而卒中后认知障碍（post-stroke cognitive impairment，PSCI）作为脑卒中后重要并发症之一，不仅严重影响患者的日常生活能力和社会功能，也影响患者对规范治疗的判断力和依从性，还是影响患者生存时间的重要因素。因此，PSCI已成为当前国际卒中研究和干预的热点，2015年世界卒中日宣言明确提出"卒中后痴呆是卒中医疗不可或缺的一部分"；2016年国际卒中会议也提出了"需将认知障碍和卒中干预策略进行整合"的理念。

二、卒中后认知障碍的定义

2017年及2019年的《卒中后认知障碍管理专家共识》，均将PSCI定义为"在卒中这一临床事件后6个月内出现达到认知障碍诊断标准的一系列综合征，强调了卒中与认知障碍之间潜在的因果关系及两者之间临床管理的相关性，包括了多发性梗死、关键部位梗死、皮质下缺血性梗死和脑出血等卒中事件引起的认知障碍，同时也包括了脑退行性病变如阿尔茨海默病（Alzheimer disease，AD）在卒中后6个月内进展引起认知障碍"。PSCI按照认知受损的严重程度，可分为卒中后认知障碍非痴呆（post-stroke cognitive impairment no dementia，PSCIND）和卒中后痴呆（post-stroke dementia，PSD）。二者均有至少一个认知域受损，区别在于 PSD 患者生活、工作能力严重受损，而 PSCIND 患者生活和工作能力可完全正常或轻度受损。

目前国际上尚无对 PSCI 的明确定义，仅强调了卒中事件后发生的或加重的认知功能障碍。2017 年 *Nature Reviews Neurology* 杂志发表的一篇关于 PSD 的文章按照卒中后认知障碍出现的时间分为早发型 PSCI（early-onset PSCI）（卒中事件后 3 ～ 6 个月）和迟发型 PSCI（delayed-onset PSCI）（卒中事件后 6 个月后）。

三、卒中后认知障碍与血管性认知障碍的关系

PSCI 是血管性认知障碍（vascular cognitive impairment，VCI）的一种重要亚型。VCI 是指由血管危险因素（血管病变如动脉粥样硬化、脑淀粉样血管病、免疫等血管炎病变，既往卒中事件，卒中危险因素如高血压、糖尿病、高脂血症等）导致和（或）与血管因素相关的认知功能损害，包括从轻度认知功能损害到痴呆的整个过程。VCI 诊断标准中要求有明确的脑血管病（cerebral vascular disease，CVD）证据，但不一定要求有卒中病史；而 PSCI 特指卒中事件后 6 个月内出现的认知障碍，其病因可以是血管性、退行性或两者的混合型。

四、卒中后认知障碍的流行病学现状

研究报道的 PSCI 发生率因患者所处区域、人种、诊断标准等不同存在较大的差异，国际上研究报道的 PSCI 发病率为 19.3% ～ 96%。我国 2015 年发表的一篇以社区人群为基础的研究结果显示 PSCI 的总体发病率高达 80.97%。导致世界各国 PSCI 发病率差异的主要原因包括采用的 PSCI 诊断标准不同、脑卒中分类方

法（根据脑卒中发生时间、发病类型和发作次数等分类）不同、人口学因素（性别、年龄和受教育程度等）不同及脑卒中的发生与认知功能评估之间的时间间隔不同。

五、卒中后认知障碍的临床表现、特点及分型

PSCI 的主要临床表现包括注意力、执行力、记忆力、视觉空间能力和语言能力的减退。PSCI 与神经系统退行性疾病相比具有自身特点：① PSCI 主要累及卒中病灶区域相关的认知功能，一般不引起全面性的认知障碍，甚至可以没有记忆力的下降；② PSCI 可累及皮层和皮层下的认知功能障碍；③ PSCI 患者因卒中导致的运动、语言和视觉功能障碍，可显著影响认知功能的评估；④ PSCI 可以是暂时性的状态。其中可预防和可治疗性是 PSCI 的一个重要特点。

PSCI 实际上包含了从 PSCIND 至 PSD 的不同程度的认知功能障碍。

根据影像表现，大致可以分为以下 5 种类型。

1. 多发梗死型

皮质和皮质下多发大小不一的梗死灶，主要是由大中等管径的动脉粥样硬化导致的血栓 – 栓塞或心源性栓塞造成的，是 PSCI 最经典的一种类型，以突然起病、波动或阶梯样病程、局灶神经功能缺失（运动、感觉、视觉缺损和皮质高级功能损害）为主，认知障碍常表现为斑片状（某一功能明显受累而另一功能相对保留）。

2. 关键部位梗死型

以重要功能脑区的单发或多发梗死为特点，如丘脑、额叶皮质、基底前脑、内侧颞叶和海马、尾状核和角回的梗死，临床表现与损伤的功能区有关，大小血管均可受累。

3. 脑小动脉闭塞型（脑小血管病）

卒中以急性腔隙综合征为表现，有穿支动脉供血区域近期梗死神经影像证据，常伴有多发的陈旧性梗死灶和不同程度白质病变，认知表现以注意执行功能的突出受损为特点。

4. 脑出血

认知障碍与脑实质出血的部位和血肿大小相关，也与发病年龄有关；此外，脑小血管病变导致的多发微出血灶也可能与认知障碍相关。

5. 混合型

以上几种血管病变的混合。

六、卒中后认知障碍的筛查评估和诊断

1. 筛查流程

2017 年《卒中后认知障碍管理专家共识》推荐对 PSCI 的高危人群进行标准化的筛查和评估（详见该指南），指出卒中事件后，在病史和体检过程中关注与认知相关的主诉，及时识别 PSCI 高危人群——即那些在采集病史（患者或家属报告）或临床检查过程中（有经验的医生）发现存在显著的认知、感知或日常生活能力下降的卒中患者（Ⅰ级推荐，B 级证据）。

2. 认知评估量表的选择

根据《卒中后认知障碍管理专家共识》（2017、2019 年）推荐，可用于 PSCI 总体认知评估的量表包括记忆障碍自评量表（Alzheimer's disease-8，AD-8）、简易认知评估量表（Mini-Cog）、简易精神状态检查表（Mini-Mental State Examination，MMSE）、蒙特利尔认知评估量表（Montreal Cognitive Assessment，MoCA）及记忆神经病协会和加拿大卒中网（NINCDS-CSN）关于 VCI 标准化神经心理测验的建议（1 h 版），后者包括动物流畅性测验、受控口

语词语联想测验（音韵流畅性）、数字符号转化测验、简单与复杂反应时测验、连线测验、Hopkins 听觉词语学习测验修订版（Hopkins Verbal Learning Test-Revised，HVLT-R）、Rey-Osterrieth 复杂图形测验、波士顿命名测验（Boston Naming Test，BNT）、神经精神问卷（Neuropsychiatric nventory-questionnaire，NPI-Q）、流调中心抑郁量表（Center for Epidemiologic Studies Depression Scale，CES-D）、MMSE。其他相关评估包括日常生活能力量表（Activity of Daily Living，ADL）、神经精神症状问卷（Neuropsychiatric Inventory，NPI）、汉密顿抑郁量表（Hamilton Depression Scale，HAMD）。其中，MoCA 的应用日益广泛，可对多个认知领域进行评估，在评估 PSCI 方面显示出良好的敏感度和特异度。

目前对于脑卒中后认知功能评估的最佳时间，尚未达成共识。不同的研究采用不同的评估时间，包括脑卒中急性期、脑卒中后 3 个月或脑卒中后 6 个月～ 1 年。2020 年《中国卒中后认知障碍防治研究专家共识》推荐卒中发生后每 3 个月进行认知评估随访，以明确 PSCI 的发生及演变。

3. 卒中后认知障碍的诊断

（1）PSD 的诊断：痴呆的诊断必须基于基线的认知功能减退，≥ 1 个认知域受损，严重程度影响到日常生活能力。痴呆诊断必须依据认知测验，至少评估 4 项认知域——执行功能 / 注意力、记忆、语言能力、视空间能力。日常生活能力受损应独立于继发血管事件的运动、感觉功能缺损。

（2）PSCIND 的诊断：PSCIND 的分类必须依据认知测验，至少应评估 4 个认知域——执行功能 / 注意力、记忆、语言能力、视空间能力。诊断必须依据基于基线的认知功能减退的假设和至少 1 个认知域受损。工具性日常生活能力可正常或轻度受损，但应独立于运动 / 感觉症状。

七、卒中后认知障碍病因及发生机制的研究进展

脑梗死部位和范围与痴呆发生有密切关系，但并不能解释所有 PSCI 病例。卒中事件通过缺血缺氧导致脑结构的损伤及导致脑网络功能障碍，如脑白质纤维物理连接的断裂或者脑功能网络连接的异常等，从而造成认知功能障碍。

卒中导致认知功能障碍的发生依赖于两个关键因素：卒中病变特征和脑顺应性。

1. 卒中病变

易患痴呆的卒中病变包括广泛梗死（即大面积梗死和多发性梗死）和关键部位梗死（可破坏认知相关脑区或环路）。认知相关的关键脑区包括优势大脑半球（通常为左侧大脑半球）幕上梗死及大脑前、后动脉供血区（优势侧角回、额中回、颞中回、丘脑、优势侧基底节区）。卒中发生后血管是否再通、脑灌注是否充足也是决定认知障碍发生的关键因素。此外，脑小血管病（cerebral small vessel disease，CSVD）与脑卒中的预后及认知功能下降密切相关，大量研究证实 CSVD 相关病变（包括脑白质高信号、腔隙性脑梗死、脑微出血和脑萎缩等）在 PSCI 的发病机制中具有重要作用。

2. 大脑顺应性

大脑顺应性指大脑抵抗损伤或从损伤中恢复以维持大脑正常功能的总体能力。而大脑顺应性又依赖于以下两方面因素。

（1）认知储备（cognitive reserve）：指大脑通过调动尚存的神经网络或重新搭建可替代的神经网络，以抵御病理损害，从而维持最佳认知功能的能力。认知储备与年龄、教育水平、职业及生活方式（如参加智力活动和规律的体育锻炼）有关。研究显示，教育和职业对脑卒中患者认知功能损害有缓冲作用，能促进脑卒中后早期认知功能快速恢复，高等教育可将中风后的长期认知能力降至最低，尤其是老年患者；巴西一项前瞻性卒中队列研究显示，卒中后

认知障碍与低教育和老龄化有关；Ihle 等研究表明通过休闲活动积累更多认知储备可以减轻卒中后执行功能的下降。

（2）大脑储备（brain reserve）：指可抵抗损伤和病理改变（如淀粉样斑块和脑白质病变）以维持足够大脑功能的能力。

3. 其他病因机制

研究发现，脑卒中后激活的 B 淋巴细胞可以产生针对中枢神经系统的自身抗体，而 B 淋巴细胞的激活及自身抗体的产生可能与 PSCI 的发病机制有关；血浆纤维蛋白原水平升高与 PSCI 独立相关，高血浆纤维蛋白原水平与 PSCI 的存在及严重程度有关；一项 7 年的随访研究结果显示没有证据表明淀粉样蛋白病理是脑卒中后神经退行性变的关键因素。

八、卒中后认知障碍预防治疗研究进展

由于 PSCI 患者既患有卒中，又患有认知障碍，所以对 PSCI 的防治应同时包括针对卒中和认知障的防治。《卒中后认知障碍管理专家共识》指出，对于 PSCI 提倡及早筛查发现、及时综合干预的原则。综合干预包括了对已知危险因素的干预、药物治疗和康复治疗。

1. 危险因素干预

控制卒中的危险因素，减少卒中的发生，延缓卒中的进展，是卒中后认知障碍预防的根本。目前 PSCI 相关研究发现的危险因素主要包括以下几个方面：卒中危险因素（高血压、糖尿病、高脂血症、高同型半胱氨酸等）、卒中本身（脑梗死部位、脑梗死面积、低灌注、卒中史、卒中发生时临床缺损症状的严重程度）、人口特征（年龄、教育水平）、卒中前认知状态、心血管危险因素（糖尿病、心房颤动、心律失常）、慢性脑病理改变（脑白质病变、脑萎缩、无症状梗死、脑淀粉样血管病）、风险基因（如载脂蛋白 Eε4）、其

他因素（癫痫发作、败血症）。其中，在所有的危险因素中，年龄和受教育水平是不可控的危险因素，而其他的血管危险因素可以在脑卒中后的管理中得到干预。目前研究已经表明，对于高血压、糖尿病、高脂血症的控制对预防 PSCI 有一定益处，这主要是基于对这些危险因素的控制可以降低卒中的发生。此外，还应积极改善生活方式，如合理膳食、适当运动、戒烟、戒酒等。

2. 药物治疗

现有证据表明对 PSCI 有治疗作用的药物包括胆碱酯酶抑制剂（多奈哌齐、卡巴拉汀、加兰他敏）、非竞争性 N- 甲基 -D- 天冬氨酸（N-methyl-D-aspartic acid，NMDA）受体拮抗剂（美金刚）、尼麦角林、尼莫地平、双氢麦角毒碱、胞磷胆碱、丁苯酞、脑活素及某些中成药等。《卒中后认知障碍管理专家共识》（2017、2019 年）推荐胆碱酯酶抑制剂多奈哌齐、加兰他敏可用于卒中后认知障碍的治疗，改善患者的认知功能和日常生活能力（Ⅰ级推荐，A 级证据）；美金刚的安全性和耐受性好，但认知及总体改善不显著（Ⅱa级推荐，B 级证据）；卡巴拉汀作用尚需进一步证实（Ⅱb级推荐，B 级证据）；尼麦角林、尼莫地平、丁苯酞对改善卒中后认知障碍可能有效（Ⅱb级推荐，B 级证据）；双氢麦角毒碱、胞磷胆碱、脑活素及某些中成药对卒中后认知障碍的疗效不确切（Ⅲ级推荐，C 级证据）。

3. 康复治疗

卒中后认知障碍的康复训练十分重要。2015 年 AHA 联合 ASA 发布了首部《成人卒中康复指南》，ⅠA 级推荐卒中患者应进行认知功能训练。卒中后认知功能的恢复有赖于受损神经细胞的修复和皮质重建，而强化功能训练可加速皮质重建过程。主要的康复训练分为补偿训练策略和直接修复认知训练。

（1）补偿训练策略应重点关注如何教育患者针对特定的活动能力损害，去管理自身的认知障碍，促进其恢复独立的生活，包括生活环境的改变或改变做某件事情的方式。如记忆障碍可以通过某些外在方法（如一些辅助电子或非电子设备）和内在方法（如编码和检索策略、自我记忆训练）进行补偿。

（2）直接修复认知训练应重点关注如何通过某种训练方法直接改善患者损害的认知域，包括实践练习、记忆训练（如缩略词、歌曲）或者基于计算机的针对特定认知域的训练方法等。

4. 多模式干预

芬兰的一项为期 2 年的老年人预防认知障碍和残疾的干预研究结果显示，多模式干预（均衡营养、运动、认知训练、控制血管危险因素）可以改善或维持一般人群中高危老年人的认知功能。由于该项研究针对的是一般人群中高危老年人，未涉及卒中患者，且随访时间不够长，因此尚不能说明多模式干预对 PSCI 的预防和改善作用。

参考文献

1. 中国卒中学会，卒中后认知障碍管理专家委员会.卒中后认知障碍管理专家共识 [J]. 中国卒中杂志，2017，12（6）：519-531.

2. MOK V C, LAM B Y, WONG A, et al. Early-onset and delayed-onset poststroke dementia - revisiting the mechanisms[J]. Nat Rev Neurol，2017，13（3）：148-159.

3. ANKOLEKAR S, GEEGANAGE C, ANDERTON P, et al. Clinical trials for preventing post stroke cognitiveimpairment[J]. J Neurol Sci，2010，299（1/2）：168-174.

4. LEVINE D A, LANGA K M. Vascular cognitive impairment：disease mechanisms and therapeutic implications[J]. Neurotherapeutics，2011，8（3）：361-373.

5. QU Y J, ZHUO L, LI N, et al. Prevalence of post-stroke cognitive impairment in China：a community-based, cross-sectional study[J]. PLoS One，2015，10（4）：

e0122864.

6. 中国卒中学会卒中后认知障碍研究圆桌会议专家组 . 中国卒中后认知障碍防治研究专家共识 [J]. 中国卒中杂志，2020，15（2）：158-166.

7. RODRÍGUEZ G P L，RODRÍGUEZ G D. Diagnosis of vascular cognitive impairment and its main categories[J]. Neurologia，2015，30（4）：223-239.

8. SHEN Y J，WANG W A，HUANG F D，et al. The use of MMSE and MoCA in patients with acute ischemic stroke in clinical[J]. Int J Neurosci，2016，126（5）：442-447.

9. DICHGANS M，WARDLAW J，SMITH E，et al. METACOHORTS for the study of vascular disease and its contribution to cognitive decline and neurodegeneration：an initiative of the joint programme for neurodegenerative disease research[J]. Alzheimers Dement，2016，12（12）：1235- 1249.

10. SHIN M，SOHN M K，LEE J，et al. effect of cognitive reserve on risk of cognitive impairment and recovery after stroke：the kosco study[J]. Stroke，2020，51（1）：99-107.

11. BACCARO A，WANG Y P，CANDIDO M，et al. Post-stroke depression and cognitive impairment：study design and preliminary findings in a Brazilian prospective stroke cohort（EMMA study）[J]. J Affect Disord，2019，245：72-81.

12. IHLE A，GOUVEIA É R，GOUVEIA B R，et al. Cognitive reserve attenuates 6-year decline in executive functioning after stroke[J]. Dement Geriatr Cogn Disord，2019，48（5/6）：349-353.

13. DOYLE K P，QUACH L N，SOLÉ M，et al. B-lymphocyte-mediated delayed cognitive impairment following stroke[J]. J Neurosci，2015，35（5）：2133-2145.

14. LIU Y，CHEN H，ZHAO K，et al. High levels of plasma fibrinogen are related to post-stroke cognitive impairment[J]. Brain Behav，2019，9（10）：e01391.

15. HAGBERG G，IHLE-HANSEN H，FURE B，et al. No evidence for amyloid pathology as a key mediator of neurodegeneration post-stroke - a seven-year follow-up study[J]. BMC Neurol，2020，20（1）：174.

16. CHERIAN L, WANG Y, FAKUDA K, et al. Mediterranean-dash intervention for neurodegenerative delay (mind) diet slows cognitive decline after stroke[J]. J Prev Alzheimers Dis, 2019, 6 (4): 267-273.

17. IHLE-HANSEN H, LANGHAMMER B, LYDERSEN S, et al. A physical activity intervention to prevent cognitive decline after stroke: secondary results from the life after stroke study, an 18-month randomized controlled trial[J]. J Rehabil Med, 2019, 51 (9): 646-651.

18. KIM J O, LEE S J, PYO J S. Effect of acetylcholinesterase inhibitors on post stroke cognitive impairment and vascular dementia: a meta-analysis[J]. PLoS One, 2020, 15 (2): e0227820.

19. MOZAFFARIAN D, BENJAMIN E J, GO A S, et al. Heart disease and stroke statistics--2015 update: a report from the American Heart Association[J]. Circulation, 2015, 131 (4): e29-e322.

20. ESKES G A, LANCTÔT K L, HERRMANN N, et al. Canadian stroke best practice recommendations: mood, cognition and fatigue following stroke practice guidelines, update 2015[J]. Int J Stroke, 2015, 10 (7): 1130-1140.

21. NGANDU T, LEHTISALO J, SOLOMON A, et al. A 2 year multidomain intervention of diet, exercise, cognitive training, and vascular risk monitoring versus control to prevent cognitive decline in at risk elderly people (FINGER): a randomised controlled trial[J]. Lancet, 2015, 385 (9984): 2255-2263.

（艾伟平　程芳）

第9章

尿酸与卒中后认知功能障碍的研究进展

脑卒中是我国成年人致死、致残的首位病因，并具有发病率高、致残率高、死亡率高和复发率高的特点。卒中后认知功能障碍（post-stroke cognitive impairment，PSCI）指卒中后6个月内出现的认知功能障碍，可严重影响患者的生活质量及生存时间。2015年一项关于我国北京和上海社区人群的研究显示PSCI的总体患病率高达80.97%，提示早期诊断及治疗的必要。

已有众多生物标志物被证实与PSCI的发生显著相关。一项随访3年的研究纳入了487例缺血性脑卒中，并对发生PSCI的患者进行血浆化验，发现同型半胱氨酸、低密度脂蛋白和尿酸升高与PSCI高度相关，这些血浆生化指标与血管危险因素相结合，可提高PSCI早期发现的敏感性。其中尿酸（uric acid，UA）是人体内嘌呤代谢的最终产物，其水平可作为评价肾功能损伤的指标之一。UA是心脑血管疾病的危险因素，已有多项研究提示其在脑缺血后也可起到神经保护作用。目前UA对PSCI的作用尚未得出统一结论，本文对此领域的研究进展做一简要概述，并对其可能的发生机制进行探讨。

一、尿酸与卒中后认知功能障碍的相关性

一项中国研究纳入了274例缺血性脑卒中患者，进行基线生物学数据采集及认知心理学评分，利用多变量回归分析证实UA与

PSCI 存在显著相关性。

1. 尿酸水平升高是卒中后认知功能障碍发生的危险因素

有研究发现 UA 水平与血管性认知功能障碍呈正相关，且 ROC 曲线示当 UA 大于 353.96 μmol/L 时其预测脑血管病患者的认知障碍的特异性可达 91.2%。另一项研究在控制了年龄、性别、糖尿病、高血压、吸烟等混杂因素后，得出了相同的结论，且该研究还对各认知域进行评价发现，UA 轻度升高患者在执行功能如工作记忆等方面表现更差。与正常人群相比，UA 含量在血管性痴呆患者中显著升高，且血管性痴呆患者中高尿酸血症的患病率为 8%，提示 UA 升高可作为血管性痴呆的预测因子。

此外，研究发现 UA 水平升高会增加脑小血管病（cerebrovascular disease，CVSD）的发生率，如脑白质高信号、脑萎缩、血管周围间隙扩大等，且血清 UA 浓度与 CVSD 的严重程度呈正相关，而 CVSD 与认知密切相关，提示 UA 可能通过 CVSD 介导认知功能的下降。

UA 对认知功能的影响也显现出性别差异。健康中年男性的 UA 水平与执行功能呈负相关，而这一结论未在女性患者中得出。在慢性心功能不全的患者中也得到了类似结论。一项针对健康老年女性的随访研究也证实了血清 UA 水平与认知功能下降间无相关性。利用静息态功能磁共振成像发现，与女性比较，高尿酸血症的男性患者更容易产生自发大脑活动的变化和较低的神经心理学评估分数，提示脑网络显现出的性别差异性可能为该现象的发病机制。遗憾的是目前尚未有研究对 UA 与 PSCI 发生率进行性别亚组分析。

2. 尿酸水平降低也可增加血管性痴呆的风险

急性缺血性脑卒中患者中，UA 每增加 1 毫克，临床转归良好的概率会增加 12%，提示 UA 也可起到神经保护作用。近期一项纳入 197 例卒中患者的研究对 UA 与 PSCI 进行分析发现高 UA 水平

（> 406 μmol/L）的卒中患者存在更好的认知功能。一些研究发现低尿酸水平与血管性痴呆患者的认知功能障碍相关。此外，对痛风患者研究发现，痛风患者发生血管性痴呆的风险低于正常对照组。

北京人群基线的横断面研究进一步提示高水平的 UA 与认知障碍风险的降低相关。在一组大样本量的病例对照研究中，无论高尿酸血症治疗与否，高尿酸血症患者的痴呆风险均略有降低。有研究对 1462 例中年女性进行了长达 40 年的随访，发现较高的 UA 与较低的痴呆风险相关。此外，另一项研究还发现，简易智力状况检查的总分与尿酸水平呈显著正相关，提示尿酸是轻度认知障碍的保护因素。

二、尿酸引起卒中后认知功能障碍的病理生理机制

上述研究提示 UA 对认知功能的影响具有双重性，学者猜测引起这一现象的原因可能是由于 UA 同时具有促氧化及抗氧化作用。氧化应激水平升高可导致血清 UA 水平升高，当血清 UA 水平上升至 ≥ 4 mg/dL 时，UA 的抗氧化作用转化为促氧化作用。除此之外，UA 还可能通过其他机制对认知功能产生影响。

1. 尿酸的抗氧化作用

UA 是人体内最重要的抗氧化剂和自由基清除剂。UA 是嘌呤代谢中 DNA、RNA 和三磷酸腺苷分解的终末代谢产物。嘌呤被代谢为黄嘌呤，其通过黄嘌呤氧化还原酶转化为 UA。有研究显示，暴露于缺血缺氧环境的细胞和组织会加快黄嘌呤脱氧酶转换为黄嘌呤氧化酶，从而产生更多的 UA。此时作为可再生的抗氧化剂，UA 具有清除自由基、减少氧化应激反应、保护缺血半暗带细胞减少缺血损伤、缩小梗死灶的作用。因此，通过黄嘌呤氧化酶作用产生的 UA 可能是人类局部缺血有效的急性抗氧化机制。利用大脑中动脉闭塞（middle cerebral artery occlusion，MCAO）大鼠模型进行研究

发现，在闭塞大脑中动脉后给予 UA 可降低缺血体积，且改善了缺血再灌注后反应性充血的症状。

此外，较高水平 UA 已被证实为 Tau 蛋白相关疾病（如额颞叶痴呆、阿尔茨海默病）的独立保护因子。UA 疗法有利于认知障碍的恢复，这进一步提示 UA 具有抗氧化作用。

2. 尿酸的促氧化作用

然而，研究还证实 UA 本身也是人体血浆中重要的促氧化剂。同时它还可以结合铁或其他金属，加重氧化应激反应，对机体产生损害。此外，高 UA 还能刺激炎性介质的生成（如单核细胞趋化蛋白 -1、超敏 C- 反应蛋白、白细胞介素 -1β、白细胞介素 -6 和肿瘤坏死因子 - α 等），产生超过其本身氧化作用的氧化应激反应，引起认知功能损害。

3. 尿酸对血管内皮结构的影响

在缺血条件下，黄嘌呤氧化酶活性增加和 UA 合成增加，血 UA 可损害血管内皮结构及功能，影响脑白质血供，引起认知损害。一氧化氮（nitric oxide，NO）是一种有效的血管扩张剂，介导内皮中的血管紧张度，在有脑血管病危险因素的患者中尿酸升高对其有抑制作用，大脑中 NO 的可用性降低，从而引起内皮功能障碍和内皮损伤，增加脑白质缺血程度。而上述表现最初常发生在小血管上，证实了前文所述 UA 对脑小血管病的认知障碍的影响。

此外，高血清 UA 水平促进内皮细胞和血小板的活化，增加了血小板的黏附力。它还可增加凝血级联反应的频率，促进血栓的形成，这加剧了颅内动脉粥样硬化斑块的形成，导致颅内血管阻塞的发生率升高。UA 还可穿过功能失调的内皮细胞，在动脉粥样硬化斑块内以晶体形式积聚，导致局部炎症和斑块进展。上述病理生理机制均可加速认知功能的减退。

有学者提出 UA 的保护性或有害性可能取决于它在体内停留时

间的长短。长期升高的 UA 会加重心血管事件的发生率。UA 急性
升高的抗氧化作用已在动物模型中被证实：在 MCAO 大鼠模型中，
静脉注射 UA 可通过上调神经营养因子和保护线粒体功能抑制氧化
应激，以降低卒中并发症的发生率。

　　UA 是一把双刃剑，不同 UA 水平对心脑血管疾病的发生有着
截然不同的影响。有研究在首发卒中患者中发现血清 UA 水平与神
经功能缺损程度呈非线性相关，当 UA < 372 μmol/L 时，与美国
国立卫生研究院卒中量表（National Institute of Health stroke scale，
NIHSS）评分呈负相关，当 UA ≥ 372 μmol/L 时，UA 的保护作用
消失。那么，对于 PSCI 的发生是否也存在一个拐点呢？这对于卒
中后患者 UA 的管理至关重要。

　　目前相关研究结论不一，且由于缺乏随访并不能准确及全面地
解释 UA 对 PSCI 的作用，因此亟待一个多中心大型的随访研究进
行更深入的探讨。

参考文献

1. QU Y，ZHUO L，LI N，et al. Prevalence of post-stroke cognitive impairment in China：a community-based，cross-sectional study[J]. PLoS One. 2015，10（4）：e0122864.

2. ZHANG X X，BI X. Post-stroke cognitive impairment：a review focusing on molecular biomarkers[J]. Journal of Molecular Neuroscience，2020，70（8）：1244-1254.

3. WU J X，XUE J，ZHUANG L，et al. Plasma parameters and risk factors of patients with post-stroke cognitive impairment[J]. Ann Palliat Med，2020，9（1）：45-52.

4. WARING W S. Uric acid：an important antioxidant in acute ischaemic stroke[J]. QJM，2002，95（10）：691-693.

5. SUN J，LV X H，GAO X X，et al. The association between serum uric acid level and

the risk of cognitive impairment after ischemic stroke[J]. Neuroscience Letters, 2020, 734: 135098.

6. WANG T, SUN Z W, SHAO L Q, et al. Diagnostic values of serum levels of homocysteine and uric acid for predicting vascular mild cognitive impairment in patients with cerebral small vessel disease[J]. Medical Science Monitor, 2017, 23: 2217-2225.

7. SCHRETLEN D, INSCORE A, JINNAH H, et al. Serum uric acid and cognitive function in community-dwelling older adults[J]. Neuropsychology, 2007, 21（1）: 136-140.

8. SERDAREVIC N, STANCIU A E, BEGIC L, et al. Serum uric acid concentration in patients with cerebrovascular disease（ischemic stroke and vascular dementia）[J]. Med Arch, 2020, 74（2）: 95-99.

9. SCHRETLEN D J, INSCORE A B, VANNORSDALL T D, et al. Serum uric acid and brain ischemia in normal elderly adults[J]. Neurology, 2007, 69（14）: 1418-1423.

10. VANNORSDALL T D, JINNAH H A, GORDON B, et al. Cerebral ischemia mediates the effect of serum uric acid on cognitive function[J]. Stroke, 2008, 39（12）: 3418-3420.

11. VERHAAREN B F, VERNOOIJ M W, DEHGHAN A, et al. The relation of uric acid to brain atrophy and cognition: the Rotterdam Scan Study[J]. Neuroepidemiology, 2013, 41（1）: 29-34.

12. YANG S N, ZHANG X Y, YUAN J L, et al. Serum uric acid is independently associated with enlarged perivascular spaces[J]. Sci Rep, 2017, 7（1）: 16435.

13. BAENA C P, SUEMOTO C K, BARRETO S M, et al. Serum uric acid is associated with better executive function in men but not in women: baseline assessment of the ELSA-Brasil study[J]. Experimental Gerontology, 2017, 92: 82-86.

14. NIU W H, YANG H F, LU C Z. The relationship between serum uric acid and cognitive function in patients with chronic heart failure[J]. BMC Cardiovascular Disorders, 2020, 20（1）: 381.

15. VANNORSDALL T D, KUEIDER A M, CARLSON M C, et al. Higher baseline serum uric acid is associated with poorer cognition but not rates of cognitive decline in women[J]. Experimental Gerontology, 2014, 60: 136-139.

16. LIN L, ZHENG L J, JOSEPH SCHOEPF U, et al. Uric acid has different effects on spontaneous brain activities of males and females: a cross-sectional resting-state functional mr imaging study[J]. Front Neurosci, 2019, 13: 763.

17. CHAMORRO A, OBACH V, CERVERA A, et al. Prognostic significance of uric acid serum concentration in patients with acute ischemic stroke[J]. Stroke, 2002, 33（4）: 1048-1052.

18. JIN M, YANG F, YANG I, et al. Uric acid, hyperuricemia and vascular diseases[J]. Frontiers in Bioscience: a Journal and Virtual Library, 2012, 17: 656-669.

19. RAN F, LIU F, ZHANG Y, et al. Serum uric acid and high-sensitivity c-reactive protein as predictors of cognitive impairment in patients with cerebral infarction[J]. Dement Geriatr Cogn Disord, 2020, 49（3）: 235-242.

20. POLIDORI M C, MATTIOLI P, ALDRED S, et al. Plasma antioxidant status, immunoglobulin g oxidation and lipid peroxidation in demented patients: relevance to alzheimer disease and vascular dementia[J]. Dementia & Geriatric Cognitive Disorders, 2004, 18（3/4）: 265-270.

21. XU Y Z, WANG Q, CUI R T, et al. Uric acid is associated with vascular dementia in Chinese population[J]. Brain and Behavior, 2016, 7（2）: e00617.

22. HONG J Y, LAN T Y, TANG G J, et al. Gout and the risk of dementia: a nationwide population-based cohort study[J]. Arthritis Research & Therapy, 2015, 17（1）: 139.

23. XIU S, ZHENG Z, GUAN S, et al. Serum uric acid and impaired cognitive function in community-dwelling elderly in Beijing[J]. Neurosci Lett, 2017, 637: 182-187.

24. ENGEL B, GOMM W, BROICH K, et al. Hyperuricemia and dementia - a case-control study[J]. BMC Neurol, 2018, 18（1）: 131.

25. SCHEEPERS L E J M, JACOBSSON L T H, KERN S, et al. Urate and risk of

Alzheimer's disease and vascular dementia：a population-based study[J]. Alzheimers Dement, 2019, 15（6）：754-763.

26. XUE L L, LIU Y B, XUE H P, et al. Low uric acid is a risk factor in mild cognitive impairment[J]. Neuropsychiatr Dis Treat, 2017, 13：2363-2367.

27. ZHU A, ZOU T, XIONG G, et al. Association of uric acid with traditional inflammatory factors in stroke[J]. International Journal of Neuroscience, 2016, 126（4）：335-341.

28. KANBAY M, SÁNCHEZ-LOZADA L G, FRANCO M, et al. Microvascular disease and its role in the brain and cardiovascular system：a potential role for uric acid as a cardiorenal toxin[J]. Nephrol Dial Transplant, 2011, 26（2）：430-437.

29. AMES B, CATHCART R, SCHWIERS E, et al. Uric acid provides an antioxidant defense in humans against oxidant- and radical-caused aging and cancer：a hypothesis[J]. Proceedings of the National Academy of Sciences, 1981, 78（11）：6858-6862.

30. SEET R C, KASIMAN K, GRUBER J, et al. Is uric acid protective or deleterious in acute ischemic stroke? [J]. A Prospective Cohort Study Atherosclerosis, 2010, 209（1）：215-219.

31. AMARO S, SOY D, OBACH V, et al. A pilot study of dual treatment with recombinant tissue plasminogen activator and uric acid in acute ischemic stroke[J]. Stroke, 2007, 38（7）：2173-2175.

32. WARING W S, WEBB D J, MAXWELL S R. Systemic uric acid administration increases serum antioxidant capacity in healthy volunteers[J]. Journal of Cardiovascular Pharmacology, 2001, 38（3）：365-371.

33. WANG L, JIA J, WU L. The relationship between cognitive impairment and cerebral blood flow changes after transient ischaemic attack[J]. Neurological Research，2013, 35（6）：580-585.

34. HIGGINS P, FERGUSON L D, WALTERS M R. Xanthine oxidase inhibition for the treatment of stroke disease：a novel therapeutic approach[J]. Expert Review of

Cardiovascular Therapy, 2011, 9（4）: 399-401.

35. GEORGE J, STRUTHERS A D. Role of urate, xanthine oxidase and the effects of allopurinol in vascular oxidative stress[J]. Vascular Health and Risk Management, 2009, 5（1）: 265-272.

36. ONETTI Y, DANTAS A P, PÉREZ B, et al. Middle cerebral artery remodeling following transient brain ischemia is linked to early postischemic hyperemia: a target of uric acid treatment[J]. American Journal of Physiology. Heart and Circulatory Physiology, 2015, 308（8）: H862-H874.

37. PERNA L, MONS U, SCHÖTTKER B, et al. Association of cognitive function and serum uric acid: are cardiovascular diseases a mediator among women?[J]. Experimental Gerontology, 2016, 81: 37-41.

38. LLULL L, LAREDO C, RENÚ A, et al. Uric acid therapy improves clinical outcome in women with acute ischemic stroke[J]. Stroke, 2015, 46（8）: 2162-2167.

39. DAWSON J, WALTERS M. Uric acid and xanthine oxidase: future therapeutic targets in the prevention of cardiovascular disease?[J]. British Journal of Clinical Pharmacology, 2006, 62（6）: 633- 644.

40. SARFO F S, AKASSI J, ANTWI N K, et al. Highly prevalent hyperuricaemia is associated with adverse clinical outcomes among ghanaian stroke patients: an observational prospective study[J]. Ghana Medical Journal, 2015, 49（3）: 165-172.

41. KAMEI K, KONTA T, HIRAYAMA A, et al. Associations between serum uric acid levels and the incidence of nonfatal stroke: a nationwide community-based cohort study[J]. Clinical & Experimental Nephrology, 2017, 21（3）: 497-503.

42. ZHU X, SMITH M, HONDA K, et al. Vascular oxidative stress in Alzheimer disease[J]. J Neurol Sci, 2007, 257（1/2）: 240-246.

43. ARÉVALO-LORIDO J, CARRETERO-GÓMEZ J, ROBLES PÉREZ-MONTEOLIVA N R. Association between serum uric acid and carotid disease in patients with atherosclerotic acute ischemic stroke[J]. Vascular, 2019, 27（1）: 19-26.

44. WARING W S, WEBB D J, MAXWELL S R. Uric acid as a risk factor for cardiovascular disease[J]. QJM, 2000, 93（11）：707-713.

45. PATETSIOS P, RODINO W, WISSELINK W, et al. Identification of uric acid in aortic aneurysms and atherosclerotic artery[J]. Annals of the New York Academy of Sciences, 1996, 800：243-245.

46. WANG R, ZHONG Y, ZHOU Q, et al. Relationship between uric acid level and severity of acute primary cerebral infarction：a cross-sectional study[J]. Biomed Res Int, 2020, 2020：2310307.

47. LIU H, REYNOLDS G P, WANG W, et al. Lower uric acid is associated with poor short-term outcome and a higher frequency of posterior arterial involvement in ischemic stroke[J]. Neurological sciences, 2018, 39（6）：1117- 1119.

（刘琪　刘长彬）

第10章

卒中后失语症康复新理论及新进展

一、卒中后失语症的定义及危害

卒中后失语症（post-stroke aphasia，PSA）是一种常见的获得性语言障碍，发生率为 21% ～ 42%。患者主要表现为对交流符号的认识和运用障碍，即语言的表达和理解能力受损或丧失，包括自发言语、理解、复述、命名、阅读和（或）书写障碍。

PSA 与卒中患者预后不良密切相关。研究表明，PSA 不仅可以延长患者的住院及康复时间、提高患者整体致残率及死亡率，还可以显著增加卒中照护相关的经济负担及精神心理负担。因此，对 PSA 进行合理准确的评估及康复，对改善患者生活质量、降低家庭经济负担、提高家庭生活幸福指数都至关重要。

二、卒中后失语症的恢复特征及可能的恢复机制

临床实践表明，PSA 的恢复具有明显的异质性，失语症的类型和严重程度都可随时间而改变。大多数 PSA 患者的语言功能存在一定程度的自发恢复能力。Wilson 等发现，在卒中发生 2 周内，PSA 患者的整体语言功能即会出现显著且稳定的改善，但不同语言域的恢复模式不尽相同，特别是表达性语言域（如找词、语法结构、复述及阅读）的改善明显优于理解性语言域（如单词、句子理解）。然而在卒中发生 2 周后，失语症的恢复速度明显放缓，不同语言成

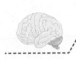

分达到稳定改善的时间也不同（持续 6 周～ 6 个月不等）。

然而，仍有约一半患者的语言障碍持续存在并致残。Kiran 及 Thompson 等认为，除受内在的生物学因素（如年龄、病变位置及体积、白质完整性、语言损伤模式、认知状态等）的影响外，环境因素（康复治疗）也对 PSA 的恢复具有重要作用。先前的研究表明，PSA 语言损伤的初始严重程度及病变部位是影响语言功能恢复的最重要因素。但是，Forkel 等进行的分层回归分析发现，年龄、性别及病变大小并不能预测 PSA 的恢复情况，右侧半球白质结构的完整性虽具有明显的预测价值，但也仅可以解释 30% 的恢复差异。近年来，多项国内外研究均表明，言语 – 语言治疗及神经调控技术等多种康复治疗手段可以明显改善 PSA 患者的语言功能，提示康复治疗对 PSA 的恢复具有积极影响。因此，深入理解 PSA 的语言恢复机制，能够降低对 PSA 预后及治疗干预疗效判定的不确定性。

失语症的自发恢复机制仍不明确，对 PSA 治疗相关的神经可塑性机制仍有争议，如何将治疗相关的语言恢复机制同 PSA 的自发恢复机制区分开来，也有待进一步探讨。目前，对失语症的恢复机制的认识大多集中于对卒中后神经可塑性改变的探索。有学者用"三阶段理论"对 PSA 的神经可塑性机制进行了概括：①在急性期（数小时～数天），缺血半暗带再灌注及组织功能的修复是决定语言功能恢复程度的关键因素。②在亚急性期（数周～数月），脑结构功能的关系重组（特别是完整神经元间神经联系失能的修复），包括脑水肿的减轻、突触及突触连接再生、代偿神经网络的建立等，促进了语言功能的自发恢复。③在慢性期（数月～数年）：以代偿性认知重组为主要特征，虽然上述生理变化通常已经消退，但新代偿通路的建立（如轴突发芽等）及发展决定了语言功能的长期改善情况。

功能影像技术，特别是功能磁共振成像（functional magnetic

resonance imaging，fMRI）技术的应用，为了解 PSA 的恢复机制提供了良好途径。先前的研究多集中于观察某些语言任务所引起的局部脑区的激活增强或减弱，以进一步反映皮层代偿性或不良适应性重组。越来越多的证据显示，PSA 亚急性和慢性期的恢复涉及左侧半球未受损区域和右侧半球脑区之间复杂而动态的相互作用。在恢复早期，由于受损左侧半球的抑制作用减弱，右侧半球的激活增加；而在慢性期，左侧大脑半球内的神经重组可能发挥更大的作用。涉及的脑区主要包括左侧额中回、额下回、顶上小叶、顶下小叶、缘上回，以及双侧辅助运动区、中央前回、角回、颞上回、颞中回和颞下回。为明确上述区域之间的相互作用，就需进一步探讨不同区域之间的结构和功能连通性，因此，有学者强调，在未来的研究中解决这些问题的最好方法是从神经网络的角度出发，探讨语言恢复的潜在神经基础，而不是分别着眼于语言网络中的各个区域。

利用弥散张量成像（diffusion tensor imaging，DTI）技术，已有研究证实白质完整性（即结构连通性）的破坏对失语症的产生及恢复具有重要影响。Bonilha 等发现，全局脑网络结构，特别是左颞皮层的保留与否是影响命名功能恢复的重要决定因素，可以解释75% 与治疗相关的命名改善的变异性，这表明保留的结构网络的完整性与神经可塑性有关，进而驱动治疗相关的命名改善。静息态功能磁共振成像（resting-state functional magnetic resonance imaging，rs-fMRI）可用于检测语言恢复相关的功能网络变化情况。目前已有多项研究证实，PSA 患者合并静息态脑网络的功能连接改变，治疗后功能连通性的增加与语言恢复密切相关。Sebastian 等研究发现，从 PSA 的急性期到慢性期，命名准确性的提高反映了大脑半球内及半球间不同语言功能区的功能连通性增加。还有学者应用rs-fMRI 评估了卒中后静息态脑网络的动态变化，结果发现，在卒中后早期，特别是亚急性期，大多数脑网络的功能连通性降低，但

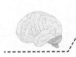

随着时间的流逝，网络内和网络间的整合程度有所改善，并且与语言功能的恢复有关。还有研究发现，对失语症患者进行命名治疗可以显著提高患者即刻及 3 个月命名的准确性并缩短反应时间。此外，命名训练的提示类型不同（如不同音素、部分 / 完整单词），所引起的命名任务表现及激活的脑区也不同。这一方面对优化失语症治疗方法具有一定的意义，另一方面也提示，不同的治疗方式所引起的神经重组模式可能存在差异。总之，当前根据治疗前后的功能影像研究尚不能得出失语症神经重组模式的确切结论，但随着未来研究的进一步深入，结合不同的干预方法及相应的治疗反应，也许可以对 PSA 的治疗性神经重组模式进行全面系统地阐述。

三、卒中后失语症康复的启动时间、持续时间及方案选择

目前，国际上许多临床指南均建议"早期康复"，这是基于神经可塑性时间窗来提出的。来自啮齿类动物的研究表明，缺血性损伤后可以触发一系列遗传、分子、细胞及电生理事件，以促进神经系统的恢复，一般在卒中后数小时开始，7 ～ 14 天到达峰值，30 天时接近完成，但尚缺乏明确的人类学证据。Coleman 和他的同事回顾了 PSA 早期康复（卒中后 2 周内）的现有证据，结果发现对 PSA 患者进行早期语言治疗仍然存在很大争议，这主要是鉴于鹿特丹失语症治疗研究 -3（Rotterdam Aphasia Therapy Study-3，RATS-3）的结论得出的。RATS-3 评价了在卒中后 2 周内开始进行为期 4 周的强化认知语言疗法的有效性，结果发现强化认知语言疗法（平均治疗时间 24.5 小时）并未使 PSA 患者的语言功能得到明显改善。因此，尚不能明确对 PSA 患者进行早期语言治疗干预是否有益。但同时该研究还发现，接受强化语言治疗时间超过 28 小时的患者，其语言功能得到明显改善，这提示语言治疗强度可能是早期失语症康复成功的关键。

目前普遍接受的观点是采用多种康复方法均可使 PSA 患者的语言功能得到进一步改善，但在最佳个体化治疗方案的选择上仍缺乏足够的科学依据。此外，对于康复治疗的启动时机、康复治疗的强度及持续时间等也缺乏足够的循证医学证据。因此，Doogan 等认为，PSA 康复需进行长时间的个体化干预，需综合考虑人口统计学资料、语言和认知特征及治疗剂量等对失语症恢复的影响。我国《汉语失语症康复治疗专家共识》对康复介入时限及强度的建议是，在患者原发疾病不再进展、生命体征平稳后，尽早介入失语症评估及治疗；治疗强度为每日 2 次至每周 2 次；同时需要对患者持续治疗的长期计划和周期性进行再评估；对慢性失语症患者，高强度、长时间训练（1 周不少于 3 次，每次治疗时间不少于 40 分钟）能带来更大改善。

四、卒中后失语症的康复方法

目前，临床上常用的改善患者语言功能的训练方法包括言语 – 语言治疗（speech-language therapy，SLT）、基于神经心理学的认知训练、旋律语调疗法（melodic intonation therapy，MIT）、强制性诱导失语症治疗（constraint-induced aphasia therapy，CIAT）、重复经颅磁刺激（repetitive transcranial magnetic stimulation，rTMS）、经颅直流电刺激（transcranial direct current stimulation，tDCS）、镜像神经元系统（mirror-neuron system，MNS）疗法等。

1. 言语 – 语言治疗

SLT 主要的训练方式包括个人训练（一对一训练）、自主训练、小组训练及家庭训练。康复医师及语言治疗师需根据语言评估特点为患者制定合理的训练目标。其中，最常见的是以个体化需求为导向的训练目标，以使失语症患者能够最大限度地进行实用性日常交流。此外，以策略为导向的训练目标主要针对受损的语言功能，采用多种交流形式进行训练，以帮助恢复患者的语言能力。

SLT 主要的训练方法包括 Schuell 刺激法、阻断去除法、Luria 功能重组法及补偿技术等。其中，Schuell 刺激法是最常用的训练方法，也是多种失语症治疗技术的基础。其基本观念是失语症并非语言的丢失，而是某单一语言模块受损所致的语义难以通顺表达。因此，通过对受损语言功能进行反复的刺激，能够促进语言的组织、储存和提取，最终改善患者的语言功能。其主要原则包括适当的刺激；集中的、强有力的多途径刺激（特别是听觉刺激）；反复刺激；强化正确反应。阻断去除法的基本观念是把语言视为多个模块，失语症是由一个或者多个模块受损导致的某种语言功能的"阻断"。该方法利用未受阻断模块的语言材料作为"前刺激"，来引出对受阻断模块的语言材料的正确反应，从而去除阻断，修复受损的语言模块。在内容设计上要求两种语言材料在语言功能上存在某种关联。Luria 功能重组法的观点认为，当脑组织受损时，它的功能无法恢复之前的组织模式，但用其他组织方式也可能实现相同功能，这分为系统内重组和系统间重组。具体而言，就是通过重新组织受损语言模块中的残存成分或调动未受损功能模块协助受损的功能模块，进而改善语言能力。一项荟萃分析综合评估了 SLT 在 27 项随机对照试验（randomized controlled trial，RCT）研究中的 1620 例失语症患者的治疗作用，结果发现接受语言治疗的患者在功能沟通、阅读理解、写作及整体语言表达等方面得到显著改善，但是何种单一的训练方法最具优势尚未被证实。Stephens 认为，目前 SLT 研究仍面临一些挑战，需要提高 SLT 研究的质量并开展大样本研究，进一步优化训练方法、训练频率及训练时间等，并研究特定类型失语症患者的特定 SLT 训练模式。

2. 基于神经心理学的认知训练

Schuell 刺激法主要针对失语症患者的功能障碍点进行训练，内容较为单一，并未对语言受损的具体机制进行针对性治疗。基于认知心理学理论，近年来有学者不断尝试从语义和语音的角度出发来探讨失语症的治疗。

语义治疗的代表性方法是语义特征分析（semantic feature analysis，SFA）疗法及词联导航训练法（word association navigation training，WANT）。两种方法以语义特征分析、语义启动效应及扩散激活模型为理论基础，分析包含各项语义特征的特定图片，应用复杂网络分析技术提取有语义关联顺序的词汇作为训练素材，帮助失语症患者重建语义记忆。扩散激活模型认为，当目标词汇相关的语义网络中一个概念（节点）被激活，通过概念与概念之间的语义联系，与该节点相连的其他概念也可能得到激活，进而有目的地修复受损的语义网络。对于各类失语症患者，语义特征激活语言网络结构，可以直接改善患者的接受与理解能力，同时语义知识的保留或重塑对语音、文字、语句产出的恢复也有指导作用。目前研究已经证实了SFA 疗法在词汇命名和泛化方面的有益价值。与 Schuell 刺激法等传统言语训练相比，SFA 疗法及 WANT 可显著改善失语症患者自发言语和命名能力。

语音治疗的理论基础是同音词的两个句法语义词共同投射到一个语音词条。由于同音词共享同一语音表征，因此高频同音词的命名成功，可能令低频同音词的语音词条水平的阈值降低，从而令低频同音词的语音提取成功率上升。根据语义特征分析的原则进行语音成分分析（phonological components analysis，PCA），加入功能分析图表的使用，将目标图片遵循语音通路进行头音及其联想、尾音及其联想和音节数的分析，从而命名目标图片并生成目标单词的语音成分。研究表明，PCA 也可以改善失语症患者的命名能力，并产生泛化效应，特别适用于语音检索障碍的患者。

3. 旋律语调疗法

MIT 是一种使用语言的音乐成分（韵律与音调）改善患者语言表达能力的治疗方法。目前多被用于治疗语言产出缺陷、语言灵活性降低、复述及理解相对保留的非流利型失语症患者。开始训练时，治疗师根据患者语言功能的受损情况，利用夸张的语调和旋律，有节奏的哼唱不同难度的日常用语，并让患者跟唱；然后，患者与治疗师一起，根据手部节拍对这些日常用语进行复述；随后，治疗师逐渐停止哼唱，患者根据节拍和语调独立哼唱剩余的词汇或短语。Merrett 等认为，MIT 的治疗机制可能包括语言相关脑区的结构及功能重组、镜像神经元系统的激活和多模式整合、音乐和语言的共享特征及情绪激励。目前，虽有多项研究表明，MIT 对以语言产出缺陷、语言灵活性降低、复述及理解相对保留的非流利型失语症患者的改善作用更加明显，但未来仍需开展大样本随机对照研究进一步验证其有效性。

4. 强制性诱导失语症疗法

强制性诱导语言疗法（constraint-induced language therapy，CILT）又称为 CIAT，是约束诱导疗法在语言康复中的具体应用。该方法不仅强调患者的交流方式仅限于口头语言，避免非语言性表达的使用（即"限制"），还强调了与日常生活内容相关的短期高强度训练，并根据患者的训练情况逐渐增加任务难度。现有证据表明，CIAT 可能是失语症，特别是慢性失语症患者的有效康复策略。但是，荟萃分析显示，与传统康复训练相比，CIAT 在语言功能恢复上发挥的优势并不明显。对此结论的争议性主要围绕在"限制"及"强度"的有效性上。一项研究比较了接受 CIAT 治疗（限制 + 低强度）和常规治疗（无限制 + 低强度）两组患者的失语商（aphasia quotient，AQ）、卒中及失语症生活质量量表（Stroke and Aphasia Quality of Life Scale，SAQOL）得分，结果发现两组均无显著差异，而部分研究认为采取限制策略的患者其语言表现更好。治疗强度是慢性失语症神经可塑性及康复成功的关键因素，CIAT 最初设计的治疗强度为每天 3 小时，为期 10 天。

5. 镜像神经元系统疗法

儿童语言能力的发展与其操作能力的发展是平行的。有学者认为，语言与手部及上肢之间存在着躯体功能关系，这种手－臂－语言的相互作用为失语症的康复带来了新的希望。镜像神经元是观察者执行特定动作或看到他人实施相同或相似动作并模仿时所激活的一组视觉运动神经元，主要位于 Broca 区、颞上沟皮质（Wernicke 区）、顶下小叶（角回及缘上回）、前运动皮质、感觉运动皮质及视觉皮层，与语言功能区高度重叠，参与动作执行、模仿和运动技能的学习。近年来，MNS 理论越来越多地应用于失语症康复过程。在训练过程中，患者需要仔细观察治疗师或卡片所呈现的动作并聆听动作名称，随后尽力模仿并大声复述所观察到的动作。Edmonds 等认为，动作词的训练更有可能促进失语症患者自发言语的产生，因为单个动词可能是多种语义关系的根本所在；动作词可以调动语言和动作之间的连接网络。结合手动作观察，还能更好地改善失语症患者的词汇检索、自发言语、听觉理解、复述及命名能力，且这种改善与 MNS 的激活有关。

6. 神经调控技术

rTMS 通过在头颅附近放置导电线圈，利用数毫秒内快速变化的电流产生可以穿透头皮及头骨的变化的磁场，后者可以使线圈下方的局部大脑皮质产生持续数百微秒的电流并激活相应区域皮质及皮质下神经元轴突，以调节大脑皮质的兴奋性及神经元网络内的连接性，进而影响语言功能网络重组。理论上，rTMS 可以抑制康复过程中的"适应不良性可塑性"，强化"适应性可塑性"。常规的 rTMS 模式包括高频（＞1 Hz）和低频（≤1 Hz）刺激。高频

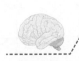

刺激通常会增加刺激区域的运动皮层兴奋性，而低频刺激通常导致刺激区域的兴奋性降低。此外，θ节律爆发刺激模式（theta burst stimulation，TBS）是一种较新的rTMS模式，具有更加持久且稳定的神经反应性。在PSA恢复期，rTMS的治疗作用主要是通过语言网络重塑来实现的，即抑制非优势半球语言镜像区兴奋性和（或）提高优势半球语言功能区兴奋性。研究表明，低频刺激右侧额下回对改善非流利型失语患者的命名能力是安全有效的，并且随着时间流逝，这种积极作用在慢性期依然十分显著，但这一模式对复述及理解能力的作用仍存在争议。而在PSA早期，rTMS是通过提高优势半球残存语言区的兴奋性来发挥作用的，过早的抑制右侧语言中枢的语言代偿作用不利于PSA语言功能恢复。总之，目前尚无批准用于失语症的rTMS治疗规范化建议，仍需进一步开展相关研究。

tDCS由放置于颅骨外的阴极和阳极两个表面电极片构成，以微弱直流电（1～2 mA）作用于大脑皮质，降低（阳极）或提高（阴极）神经元静息膜电位的阈值，进而激发或抑制神经元电活动。研究表明，tDCS对失语症的康复具有积极作用。对PSA患者进行tDCS研究，刺激靶点多位于患侧大脑半球，通过阳极tDCS患侧残余语言网络来实现语言功能的长期恢复。此外，还有研究采用阴极tDCS放置于右侧语言镜像区，以降低右侧半球的活动，也可见语言功能明显改善。近期，Elsner等回顾了涉及421例受试者的21项临床试验，结果发现，目前尚无证据表明tDCS在改善PSA患者沟通方面功能的有效性，造成这一现象的原因，可能是各研究对刺激靶点、刺激时间、刺激强度及疗程设定尚未形成统一认识。因此，tDCS对失语症康复的确切疗效仍需进一步研究。但他们同时也发现，tDCS在一定程度上对名词命名的改善情况明显优于动词命名。

除上述康复方法外，传统针灸、高压氧及药物（如多巴胺类、胆碱类、脑保护性药物）治疗近年来也越来越受到重视。总之，目前已有多种康复方法可用于改善 PSA 患者的语言功能。未来仍需进一步探索 PSA 的恢复机制、不同康复方法的作用机制，并制定相应的规范化训练方案。

参考文献

1. LAZAR R M, BOEHME A K. Aphasia as a predictor of stroke outcome[J]. Curr Neurol Neurosci Rep, 2017, 17（11）：83.

2. KIRAN S, THOMPSON C K. Neuroplasticity of language networks in aphasia：advances, updates, and future challenges[J]. Front Neurol, 2019, 10：295.

3. WILSON S M, ERIKSSON D K, BRANDT T H, et al. Patterns of recovery from aphasia in the first 2 weeks after stroke[J]. J Speech Lang Hear Res, 2019, 62（3）：723-732.

4. FORKEL S J, CATANI M. Lesion mapping in acute stroke aphasia and its implications for recovery[J]. Neuropsychologia, 2018, 115：88-100.

5. BRADY M C, KELLY H, GODWIN J, et al. Speech and language therapy for aphasia following stroke[J]. Cochrane Database Syst Rev, 2016, 2016（6）：CD000425.

6. SEBASTIANELLI L, VERSACE V, MARTIGNAGO S, et al. Low-frequency rTMS of the unaffected hemisphere in stroke patients：a systematic review[J]. Acta Neurol Scand, 2017, 136（6）：585-605.

7. MARANGOLO P, FIORI V, GELFO F, et al. Bihemispheric tDCS enhances language recovery but does not alter BDNF levels in chronic aphasic patients[J]. Restor Neurol Neurosci, 2014, 32（2）：367-379.

8. KIRAN S, MEIER E L, JOHNSON J P. Neuroplasticity in aphasia：a proposed framework of language recovery[J]. J Speech Lang Hear Res, 2019, 62（11）：3973-3985.

9. BONILHA L, GLEICHGERRCHT E, NESLAND T, et al. Success of anomia

treatment in aphasia is associated with preserved architecture of global and left temporal lobe structural networks[J]. Neurorehabil Neural Repair，2016，30（3）：266-279.

10. IVANOVA M V，ISAEV D Y，DRAGOY O V，et al. Diffusion-tensor imaging of major white matter tracts and their role in language processing in aphasia[J]. Cortex，2016，85：165-181.

11. SEBASTIAN R，LONG C，PURCELL J J，et al. Imaging network level language recovery after left PCA stroke[J]. Restor Neurol Neurosci，2016，34（4）：473-489.

12. NARDO D，HOLLAND R，LEFF A P，et al. Less is more：neural mechanisms underlying anomia treatment in chronic aphasic patients[J]. Brain，2017，140（11）：3039-3054.

13. COLEMAN E R，MOUDGAL R，LANG K，et al. Early rehabilitation after stroke：a narrative review[J]. Curr Atheroscler Rep，2017，19（12）：59.

14. NOUWENS F，DELAU L M，VISCH-BRINK E G，et al. Efficacy of early cognitive-linguistic treatment for aphasia due to stroke：a randomised controlled trial（Rotterdam Aphasia Therapy Study-3）[J]. Eur Stroke J，2017，2（2）：126-136.

15. DOOGAN C，DIGNAM J，COPLAND D，et al. Aphasia recovery：when，how and who to treat?[J]. Curr Neurol Neurosci Rep，2018，18（12）：90.

16. 汉语失语症康复治疗专家共识组. 汉语失语症康复治疗专家共识 [J]. 中华物理医学与康复杂志，2019，41（3）：161-169.

17. STEPHENS M. The effectiveness of speech and language therapy for poststroke aphasia[J]. Am J Nurs，2017，117（11）：19.

18. 梁俊杰, 陈卓铭, 陈玉美, 等. 基于认知神经心理学研究的失语症评定及治疗进展 [J]. 广东医学，2017，38（19）：3049-3051.

19. 蒋玉尔, 林枫, 江钟立. 语义特征分析的临床应用进展 [J]. 中国康复，2020，35（8）：428-432.

20. QUIQUE Y M，EVANS W S，DICKEY M W. Acquisition and generalization responses in aphasia naming treatment：a meta-analysis of semantic feature analysis outcomes[J].

Am J Speech Lang Pathol，2019，28（1S）：230-246.

21. MERRETT D L，PERETZ I，WILSON S J. Neurobiological，cognitive，and emotional mechanisms in melodic intonation therapy[J]. Front Hum Neurosci，2014，8：401.

22. WORTMAN-JUTT S，EDWARDS D. Poststroke aphasia rehabilitation：why all talk and no action?[J]. Neurorehabil Neural Repair，2019，33（4）：235-244.

23. 翁瑛丽，王秋晨，刘智慧，等. 强制诱导言语治疗对脑卒中后失语症康复效果的 meta 分析 [J]. 中国康复医学杂志，2019，34（11）：1346-1350.

24. CICCONE N，WEST D，CREAM A, et al. Constraint-induced aphasia therapy（CIAT）：a randomised controlled trial in very early stroke rehabilitation[J]. Aphasiology，2016，30（5）：566-584.

25. CHEN W L，YE Q，ZHANG S C，et al. Aphasia rehabilitation based on mirror neuron theory：a randomized-block-design study of neuropsychology and functional magnetic resonance imaging[J]. Neural Regen Res，2019，14（6）：1004-1012.

26. EDMONDS L A，MAMMINO K，OJEDA J. Effect of verb network strengthening treatment（VNeST）in persons with aphasia：extension and replication of previous findings[J]. Am J Speech Lang Pathol，2014，23（2）：S312-S329.

27. 曹湾，陈卓铭. 经颅磁刺激对脑卒中后失语患者语言恢复影响的研究概况 [J]. 中国临床新医学，2019，12（2）：232-236.

28. ELSNER B，KUGLER J，POHL M，et al. Transcranial direct current stimulation（tDCS）for improving aphasia in adults with aphasia after stroke[J]. The Cochrane Database Syst Rev，2019，5：CD009760.

（姚婧璠　刚宝芝）

第 11 章

卒中后失语症的影像学研究进展

一、失语症概述

急性脑卒中后，约有 30% 的患者会出现持续性语言障碍，即失语症。卒中后失语症（post-stroke aphasia,PSA）是指因急性脑血管疾病引起的语言功能障碍，表现为语音、词汇、语义、韵律、句法等不同的语言域损伤，进而导致不同程度的理解能力受损和口语表达障碍，并缺乏自我认知。在卒中发生后 3 个月内，约有 70% 的轻度至中度失语症患者可实现最快和最大可能的恢复，随后恢复速度降低，在发病后 1 年时逐渐进入平台期。然而，仍然有许多卒中后失语症患者遗留下一些慢性缺陷。即使在有社会支持和控制身体能力的情况下，PSA 患者的生活质量也比没有失语表现的患者差。然而，临床工作者也并不总是能够准确预测哪些患者可能受益最大，或者继续遭受最严重和持续时间最长的损伤。因此，PSA 研究的一个重要目标是确定哪些脑损伤标志物最能预测患者的预后，从而潜在地告知治疗效果。而神经影像学依靠其直观、准确地显影技术，显示出了得天独厚的优势。

在 PSA 的研究中，影像学的辅助是必不可少的。失语患者的发病机制复杂多样，其临床特点与病变部位往往不是一一对应的关系。因此，影像学对于失语症的诊断不能仅仅单纯依靠解剖面上的定位，还应结合结构连接及功能成像综合判断不同语言功能区的纤维连接程度及自发电活动情况。其中，DTI 技术可以通过测量脑组织水分子扩散运动的各向异性特征，探测神经纤维束的走向，可用于描述人脑结构网络连接的分布状况；fMRI 技术可以使大脑的活动可视化，更好地理解大脑的功能结构和生理功能。此外，由于患者通常存在大脑结构的缺损，在脑功能成像的技术层面上尚难以解释脑区缺损是否对应着语义功能的完全或部分丢失，其残余部分、相邻脑区或对侧同源区是否会因代偿作用发生脑区功能或激活强度的改变。因此，借助神经影像学技术，对于明确语义网络的损伤机制、了解失语症的恢复和预后，以及监测失语症治疗效果都具有重要的指导意义。

二、卒中后失语症发病机制的影像学研究

失语症的发生机制非常复杂，至今尚无明确统一的观点。过去认为参与语言任务加工的大脑结构主要位于大脑皮层语言功能区，如经典的 Broca–Wernicke 模型则认为语言中枢位于优势侧半球的外侧裂皮质区，且额叶和颞叶之间有严格的分工，左侧颞叶皮层的 Wernicke 区与言语理解相关，而左额叶下部的 Broca 区支持语言表达。该模型最早提出额颞叶语言功能区的损伤是失语症的发病机制，为后来的神经影像学发展奠定了理论基础。随着研究进展，人们发现部分 PSA 患者的脑区损伤并不一定严格限定于传统的 Broca 区和 Wernicke 区，认为人类语言的产生和理解涉及更为复杂的脑语义网络。而 Hickok 和 Poeppel 提出的双流模型则证明了语言的产生是不同语言功能区之间相互联系的结果。该模型将语义网络划分为运动 – 语音方面的背侧流和词汇 – 语义方面的腹侧流，其中语言表达障碍主要涉及背侧流损伤，而语言理解障碍则与腹侧流更为相关。此外，诸如命名、复述等语言功能也都依赖于这两个流之间的交互作用。

借助影像学技术，则可以进一步了解不同语言功能区之间的纤维连接状况。弓状束作为连接额区与颞区两大语言域的重要纤维束，一直是语言相关研究的热点。有研究发现在传导性失语患者中，弓状纤维束存在左侧偏侧优势，其各向异性（fractional anisotropy，FA）值显著下降，提示其发病机制可能与弓状纤维束的减少和断裂有关。还有研究认为 FA 值与听理解分数具有显著相关性，提示 PSA 患者优势侧弓状纤维束的损伤可能是导致听理解功能障碍的原因之一。此外，有研究提出卒中后失语的严重程度取决于残留白质网络的碎裂比例，在控制卒中病变大小的前提下，卒中后左半球语言网络碎裂程度越大失语程度越严重，即使当左半球相对幸免于难时，结构混乱的 PSA 语言损伤也明显更严重，特别是当关键的颞叶区域被分裂成独立的模块区域时。这些结果表明，白质的完整性和脑语义网络的紊乱可能是失语症严重程度的重要决定因素。在探讨卒中后失语患者脑白质微结构改变的过程中，有研究发现 PSA 患者的 FA 明显低于对照组，而平均扩散率（mean diffusivity，MD）和轴向弥散系数（axial diffusivity，AD）明显高于对照组，且上述指标的改变在双侧额枕下束、双侧下纵束、左侧上纵束颞部最为显著，提示卒中后失语患者白质微结构受损可能是语言功能障碍的机制。

失语症既是语言网络中相互连接的偏远区域的功能障碍，也是皮层区域局灶性损伤的直接影响。而通过 rs-fMRI，我们发现正是这些语言网络中的连通性严重中断，导致语言功能出现不同程度的损伤。在对运动性失语患者进行功能磁共振检查时，研究发现患者左侧小脑前叶、梭状回、左侧后扣带回、左侧额内侧回的静息态低频波动振幅（amplitude of low frequency fluctuations，ALFF）值均显著降低，说明脑卒中引起语言神经网络损害，与梗死部位相关的部分语言功能区自发脑电活动下降，功能连接程度降低。在对命名性失语患者进行脑损伤定位时，有研究指出命名性失语症患者右侧尾状回、辅助运动区、背外侧额上回之间的纤维连接程度减弱，右侧尾状回和双侧丘脑激活体积减小，左侧枕中回与左侧眶中额回之间的连接强度与行为成绩呈正相关关系。此外，有研究认为卒中后由于脑区功能连通性中断而观察到的功能连接密度（functional connectivity desity，FCD）改变可能导致语言产生、语义加工等过程出现障碍，表现为左侧颞上回的长程 FCD 异常与自发言语评分呈正相关，因此，左侧颞上回区域间连通性的降低可能是词汇流畅性受损的原因。此外，研究还发现 PSA 受累于基底神经节、颞叶内侧回和部分额回的脑区 FCD 降低，而对侧基底节区、颞叶回、额下回和海马区域 FCD 增加，这为失语症的发病机制提供了新的证据，即局灶性损伤不仅能直接干扰部分语言功能，而且间接影响了导致卒中各方面复杂临床症状的其他功能脑网络。失语症的典型原因是左侧颞顶额周语言网络受损，包括额下回、额中回、角回、缘上回、颞上回、颞中回、颞下回和补充运动区。尽管脑卒中造成的结构性损伤通常是局灶性的，但额外的远程功能障碍可能发生在与病变部位相连的区域。上述语言网络对于失语症的研究是至关重要的。重视语义网络的研究，有助于从空间模式上预测失语症的类型。如运动性失语可以通过岛盖部、邻近白质束和苍白球的损伤来预测；感觉性失语可以通过颞上回、角回、颞横回、颞极和壳核的损伤预测；传导性失语症与颞顶叶交界处邻近区域的损伤、颞横回和邻近的白质束损伤有关；而完全性失语症是失语症中最严重的一种，长期以来一直与大脑皮层的广泛损害有关。此外，PSA 与病灶区的血流灌注也有关系。有研究在对语言任务评分与不同病灶部位脑灌注量（cerebral blood flow，CBF）进行相关性分析时，发现自发谈话仅与 Broca 区 CBF 相关，听理解力与 Wernicke 区 CBF 相关，复述及命名评分值均与颞叶 CBF 相关，且均呈现正相关关系。由此可见语言功能受损程度与局部脑灌注降低的程度呈正相关，且不同失语症类型的脑灌注降低区域各异。

三、卒中后失语症恢复机制的影像学研究

关于失语症的恢复机制，脑语义网络的神经可塑性和语言功能重组是目前普遍接受的观点。神经可塑性是失语症恢复的理论基础。语言功能重组的机制包括同侧脑损伤结构的填补和对侧大脑同源语言区的参与。也就是说，PSA 患者语言功能的恢复有赖于脑语义网络中幸免于难的脑语义域的功能重建（如优势侧半球病灶周围区域）和新语义域（如对侧镜像区域）的加入。此外，卒中后失语症患者经过传统的语言康复、经颅磁刺激等治疗后其纤维连接束会发生结构上的变化，而不同语言功能区的自发电活动也将改变，通过 DTI 和 fMRI 技术检测这种动态的演变将有助于探讨失语症的恢复机制。有研究提示，对于 PSA，从亚急性期到慢性期的语言恢复程度与双侧额下回活动有关。其中，左半球语言区域额下回的活动与命名和句子理解的改善相关，而右侧额下回活动可能反映了工作记忆、执行控制能力等非语言认知加工过程的上调。此外，在一项研究中，学者发现 PSA 患者左侧颞中回和颞上回预处理之间的连接性降低。然而，这种差异在治疗后不再显著，这可能代表了成功治疗后这一网络的正常化。相反，在对照组和失语症患者治疗前，左侧颞中回和额下回的连接性没有发现差异。然而，与对照组相比，失语症患者在治疗后显示出这些区域之间更强的连接性。这一变化可能反映了治疗后左半球额叶和颞叶语言区功能连接性的上调，而这种连通性的上调可能是 PSA 语言功能恢复的机制之一。该研究还发现病灶大小和大脑半球转移能否成功有关，较大甚至波及关键语言功能区的病灶可能导致更完整的功能转移到对侧大脑半球。相

反，在存在较小病变的情况下，受损半球的完整区域可能会抑制完全转移。换言之，对于失语程度较严重的患者，其语言功能的恢复主要依靠右侧大脑半球的代偿激活；而对于病灶较小、失语程度较轻的患者，其语言功能的重新建立则仍然以优势侧半球的激活为主。而另外一项研究也证实了这一点，认为决定语言功能恢复的最重要因素除了既往研究中被广泛接受的卒中病灶的位置和大小、失语症的类型和严重程度、早期血流动力学反应的性质及接受的治疗外，其恢复还取决于关键语言区的病变位置。也就是说，尽管关键语言区的病变范围较小，但相对于其他部位的大病灶，更有可能影响语言功能的损伤严重程度和恢复效果。此外，与皮质下病变相比，皮质病变往往引起严重的失语表现，因此，皮质下部位的失语症通常预后较好。其中保存完好的左颞上回是影响语言恢复程度的重要因素之一，而保留完整的基底节也有助于更好的恢复。在卒中后早期，持续的优势侧半球低灌注、邻近病变区域的正常脑血流量和脑代谢率的恢复延迟会导致较差的康复效果。

在研究卒中后失语恢复的潜在机制时，研究提出在健康人的语言形成条件下，神经网络内部或神经网络之间的闲置容量使用率可能被下调以节省能量消耗，但当性能需求增加时，如当健康的人正在执行困难任务时，或语言功能区受损的情况下，颅内闲置容量的使用可能上调。而这种有助于卒中后失语恢复的闲置能力包括受损神经网络的未受影响区域。此外，这种潜在机制还包括退化网络的激活，退化网络在病前状态下不参与语言任务，但可以在损伤后立即参与该任务。退化的网络可能包括右半球的静止区、未受损的腹侧或背侧语言通路，或者卒中前执行非语言任务的区域。尽管在语言形成上，汉字与英文具有不同的语义网络属性，但国内的一些研究同样提示语言的恢复与部分脑区的代偿激活相关，且不同语言功能区的激活程度各异，表现为与健康对照组相比，PSA 组左侧小脑半球、右侧颞上回、右侧颞中回、右侧丘脑、右侧海马旁回、右侧中央前回、左侧额中回 ALFF 值增高。在对 PSA 患者与健康对照组分别进行静息态功能磁共振检查时，研究系统对比了二者不同脑区激活程度，发现 PSA 组与对照组相比右侧脑岛、左侧扣带回、右额叶内侧回、右侧额中回、右侧扣带中回、右侧海马旁回的局部区域一致性（regional homogeneity，ReHo）值升高，提示 PSA 恢复过程中的代偿激活作用。在 PSA 慢性期，其语言神经网络功能连接系数增强。在运动性失语患者中，Broca 区与部分小脑、枕叶、颞中回、胼胝体的连接增强，这可能是运动性失语患者语言神经网络重塑的代偿机制。前文已述弓状束作为连接额颞区重要的白质纤维束，在 PSA 恢复过程中也扮演重要角色。有研究显示，PSA 在进行一段时间的康复治疗后，双侧弓状纤维束的完整性、致密性、数量增加，表现为左侧与额叶和后顶叶部的纤维联系增强，右侧上升部和水平部均有形态结构的改变，以水平部改变较明显。此外，还有研究发现在对 PSA 进行语言恢复治疗后 3 个月时，其优势侧弓状纤维束 FA 值较急性期增高，而 12 个月后语言功能仍有部分恢复，但 FA 值无明显变化。这通过影像学检查结果也进一步说明对于 PSA 患者，急性期的语言功能显著受损，并在 3 个月内达到最大程度的恢复，而后一年内逐渐进入平台期。对于 PSA 患者而言，在语言功能恢复的过程中，不同语言功能区的激活也呈现动态演变的表现。在急性期至亚急性期再到慢性期的过程中，双侧大脑半球语言功能区存在不同程度的激活趋势，其中对侧语言区域显示早期激活显著晚期降低的双相过程，而梗死灶附近语言区域则显示激活强度不断增加的单相过程。

因此，依靠神经影像学技术，可以更加准确地了解 PSA 的发病及恢复机制，及时预测卒中后失语对患者带来的影响，并指导康复治疗。

参考文献

1. ROSENBERG M D, SONG H, et al. Predicting post-stroke aphasia from brain imaging[J]. Nature human behaviour, 2020, 4（7）: 675-676.

2. HAGOORT P. The neurobiology of language beyond single-word processing[J]. Science, 2019, 366（6461）: 55-58.

3. FRIDRIKSSON J, DENOUDEN D B, HILLIS A E, et al. Anatomy of aphasia revisited[J]. Brain, 2018, 141（3）: 848-862.

4. 王红, 李淑青, 周志贤, 等. 非流利性失语听理解障碍与优势侧弓状纤维损伤的相关性研究 [J]. 中华物理医学与康复杂志, 2019, 41（9）: 657-661.

5. MAREBWA B K, FRIDRIKSSON J, YOURGANOV G, et al. Chronic post-stroke aphasia severity is determined by fragmentation of residual white matter networks[J]. Sci Rep, 2017, 15, 7（1）: 8188.

6. YAO J F, LIU X X, LU X, et al. Changes in white matter microstructure related to nonlinguistic cognitive impairment in post-stroke aphasia[J]. Neurological Research, 2020, 42（8）: 640-648.

7. KLINGBEIL J, WAWRZYNIAK M, STOCKERT A, et al. Resting-state functional connectivity: an emerging method for the study of language networks in post-stroke aphasia[J]. Brain Cogn, 2019, 131: 22-33.

8. 杨继颖, 毛善平. 静息态功能磁共振成像在缺血性脑卒中运动性失语症中的应用价值分析 [J]. 中国医学前沿杂志（电子版）, 2020, 12（3）: 78-82.

9. GUO J, YANG M, BISWAL B B, et al. Abnormal functional connectivity density in post-stroke aphasia[J]. Brain Topogr, 2019, 32（2）: 271-282.

10. YOURGANOV G, SMITH K G, FRIDRIKSSON J, et al. Predicting aphasia type from brain damage measured with structural MRI[J]. Cortex, 2015, 73: 203-215.

11. 李聪颖, 杨伟民, 黄文祥. 急性缺血性脑卒中后局部血流灌注与失语类型及预后的相关性分析 [J]. 中国实用神经疾病杂志, 2018, 21（20）: 2238-2243.

12. VAN HEES S, MCMAHON K, ANGWIN A, et al. A functional MRI study of the relationship between naming treatment outcomes and resting state functional connectivity in post-stroke aphasia[J]. Hum Brain Mapp, 2014, 35 (8): 3919-3931.

13. STEFANIAK J D, HALAI A D, LAMBON RALPH M A. The neural and neurocomputational bases of recovery from post-stroke aphasia[J]. Nat Rev Neurol, 2020, 16 (1): 43-55.

14. 吴建满, 李银官, 范秋玲, 等. 失语症患者静息态 fMRI 成像研究 [J]. 医学影像学杂志, 2019, 29 (5): 731-735, 743.

15. 史静, 董慧珠, 李伟荣, 等. 弥散张量成像在评价青年脑卒中后失语症预后中的作用 [J]. 中国药物与临床, 2019, 19 (13): 2185-2187.

（李思奇　胡安明）

第12章

卒中后构音障碍的研究进展

构音障碍是最常见的获得性语言功能障碍，是指由于神经肌肉的病变，与言语产生有关的肌肉麻痹、收缩力减弱或不协调所致的言语障碍。强调呼吸运动、共鸣、发音和韵律方面的变化，从大脑到肌肉本身的病变都可以引起言语症状。在一个对 1276 例构音障碍病例的病因审计系列中，22% 是与卒中相关的，因此卒中是构音障碍常见的病因。而 41% 的卒中患者遭受构音障碍的困扰，只有不到一半的人在 3 个月内言语相关的症状能得到完全缓解。有研究表明，对于语言障碍的患者来说，即使轻微的吐字不清也可能会对生活和心理造成相当大的困扰。因此，卒中后构音障碍对患者的日常生活造成了很大的精神行为负担，但它相对于卒中后出现的其他一些语言障碍如失语症，受到的关注要少很多。

一、卒中后构音障碍的临床表现

与失语症不同，构音障碍患者的理解感知能力及语法和音韵学特征是正常的，主要表现为与发音、发声、呼吸、鼻音、韵律等相关的言语损伤，影响言语沟通的清晰度、可听性、自然度和讲话效率。构音障碍的严重程度可重到完全无法讲话或说话完全无法理解，轻到与正常讲话只有细小差别，可能只有通过详细的语言评估才能发现。所有构音障碍共同的特点是发音清晰度下降及语速减慢。卒中后构音障碍的常见特征有：发音不准确，主要指辅音，元音影响较少见，也可影响发音的清晰度；讲话语速减慢；说话方式单调，主要表现在音量的变化有限，较少影响音调及重读；发出一些粗糙音，尤其是刺耳的声音。还有一些特征，如呼吸对发音支持的减少，影响每次呼吸时发音的时间长短；过度鼻音；气息声增多等。

二、构音障碍的分类及其发音特征

现在对于构音障碍的分类源于梅奥体系，起源于 Darley、Aronson 和 Brown（1969）的听觉 – 知觉研究，早于现代神经影像及语言成像。根据损伤部位将构音障碍主要分为 8 个类型，分别为弛缓型（下位运动神经元）、痉挛型（双侧上运动神经元）、共济失调型（小脑）、运动过弱型（基底节控制环路）、运动过强型（基底节控制环路）、单侧上运动神经元、混合型及未定的类型（表 12-1）。

一些常见的构音障碍特征，如发音不精确，在所有的梅奥构音障碍类别中都存在。但也有一些特征，如说话短促，是个别类型所特有的。根据 Duffy 等的临床数据分析，超过 90% 的单侧上位神经元型构音障碍病例为血管性的。运动过弱型则 98% 与帕金森病或帕金森综合征有关，运动过强型构音障碍主要是由异常的不自主运动导致的，主要分为两类，即快异常不自主运动型和慢异常不自主运动型，快型主要见于肌震挛、痉挛、舞蹈病、颤搐等，慢型主要见于手足徐动症、运动障碍、肌张力异常等。

表 12-1　构音障碍的分类

	弛缓型	痉挛型	共济失调型	运动过弱型	运动过强型	单侧上运动神经元
损伤部位	颅神经 /脊神经	双侧上运动神经元	小脑环路	基底节环路	基底节环路	单侧上运动神经元
血管性原因占比	9%	17%	11%	4%	1%	92%

续表

	弛缓型	痉挛型	共济失调型	运动过弱型	运动过强型	单侧上运动神经元
伴随体征	肌束震颤、萎缩，肌张力低下，反射减弱，弛缓性麻痹	病理反射，情绪不稳定，四肢痉挛	共济失调步态，意向性震颤，眼球震颤	静止性震颤，姿势异常	不自主的肢体/躯干运动	偏瘫、失语/失用、认知-沟通障碍
语言相关的神经肌肉特征	肌力弱，运动范围减小，讲话尽可能慢；韵律完整	肌力弱，运动范围减小，讲话慢；韵律完整	韵律失常，语速减慢，运动范围和肌力正常	重复运动时范围减小，速度增快；韵律完整	韵律失常，可能减慢	轻度肌力减弱
语言特点 呼吸	发元音时间短，无力音	发音时间短或短语	短语，讲话时气促	发元音时间短	显著的言语特征是由异常的不自主运动造成的，取决于不自主运动的类型。主要表现为不可预测的发音停顿和音量急剧变化	不清晰的发音（可能是仅有的特征）
语言特点 发声	气息声，声嘶、复音，失音，吸气声	费力音，粗糙音，低音调	音调、音量不定，粗糙音	气息声，费力音，音量显著降低，音调范围小		
语言特点 共鸣	鼻喷气声，鼻音化	鼻音化	可能出现鼻音化	通常是正常的		
语言特点 发音	准确性降低	发音准确性降低	不适宜的停顿，清晰度降低	语量减少，清晰度降低，流畅性降低		
语言特点 韵律	单一音调、单一音量	语速慢，短语，单一音调、单一音量，重音增强或失重音，说话费力	速度不定，单一音调、单一音量，重音增强或失重音	语速快，不适宜的停顿，单一音调和单一音量		
鉴别要点	梗死灶大部分在脑干	只会发生在多发的皮质/白质下梗死或脑干梗死	在非语言的协调动力学中寻找不协调的表现（如快速、持续的皱嘴笑）	卒中不是常见的病因，但有可能会有血管性帕金森	卒中不是常见的病因，但也有少数可能由卒中所致（如偏侧舞蹈病、腭肌阵挛）	典型的单侧中枢性面瘫，通常还有单侧舌肌无力

三、构音障碍的评定方法

　　构音障碍的治疗是在评价的基础上建立起来的，对构音障碍进行评价也可以更好的指导治疗。关于构音障碍的测评，不同的学者使用不同的量表和问卷，有些甚至使用自创的量表进行评估。Lee 等认为构音障碍的定量和客观评估需要使用计算机软件技术。因此，他们开发了评估构音障碍严重程度的系统，使用计算机设备

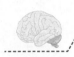

进行声学分析，但该系统没有被广泛使用，因为它烦琐、复杂且耗时。目前，国际上常用的评估量表是由 Darley 描述的 Frenchay 构音障碍评定法，我国河北省人民医院康复中心张清丽、汪洁等根据汉语特点，对 Frenchay 构音障碍评定法进行了修改，编制了符合汉语语言的评定量表，是目前国内应用较广泛的构音障碍评定量表。还有一种广泛应用的是中国康复研究中心编制的中国康复研究中心构音障碍检测法。各种评价方法均有其优势及不足，目前尚未有统一的构音障碍评价，故不同的评价方法对于疗效的评价存在一定差异性。

1. 改良的 Frenchay 构音障碍评定法

汉语版 Frenchay 构音障碍评定法是以构音器官功能性评价为主判断构音障碍严重程度的评价方法，分为 8 个部分，包括反射、呼吸、舌、唇、颌、软腭、喉、言语。每项又分 2 ～ 6 个细项，共 29 项，每个细项按照严重程度分为 a 至 e 级，a 级为正常，e 级为严重损伤（表 12-2）。其目的是通过构音器官的形态及粗大运动检查来确定构音器官是否存在器质性异常和运动障碍。

表 12-2　汉语版 Frenchay 构音障碍评定法

功能		损伤严重程度				
		a 正常			e 严重损伤	
		a	b	c	d	e
反射	咳嗽 吞咽 流涎					
呼吸	静止状态 言语时					
唇	静止状态 唇角外展 闭唇鼓腮 交替发音 言语时					
颌	静止状态 言语时					

续表

功能		损伤严重程度				
		a 正常		e 严重损伤		
		a	b	c	d	e
软腭	进流质食物 软腭抬高 言语时					
喉	发音时间 音调 音量 言语时					
舌	静止状态 伸舌 上下运动 两侧运动 交替发音 言语时					
言语	读字 读句子 会话 速度					

　　改良后的 Frenchary 构音障碍评价法通过解剖、生理和感觉检查达到多方面描述这一合并症的目的。此测验在构音器官功能检测方面分级较细，评分方便，有利于治疗前后定量化比较，能为临床动态观察病情变化、诊断分型和疗效判定提供客观依据，也可适用于科研统计；但对构音障碍的临床治疗的针对性指导不强。该评价方法无错音评价，无法了解错音的量与性质，使其更好地结合构音器官检查，分析造成辅音的原因，从而指导治疗。

　　2. 中国康复研究中心构音障碍评定法

　　中国康复中心结合汉语特点，参照日本构音障碍检查法，按照汉语普通话发音特点编制了中国康复研究中心构音障碍评定法，从1992 年开始用于临床。包括呼吸、喉、面部、口部肌肉、硬腭、腭咽机制、舌、下颌反射及反射活动的检查，了解言语器官的运动速度、力量及运动的准确性，但不进行运动分级。其特点是通过检查，能够对各类型构音障碍进行诊断，判断构音障碍的类型，找出错误的构音及错误构音的特点，对构音障碍的训练有明确的指导作用。

该检测方法对构音障碍的评定有利于揭示构音障碍的基础，便于从器官的结构功能基础上指导治疗；构音检查以普通话为标准音，结合构音类似运动对患者的各个言语水平及其异常运动进行系统评价，通过不同声韵结合的全面检测，易于发现患者的错误发音和错误发音方式，便于将患者构音障碍的特点进行归纳分析，确定构音障碍的类型，有针对性地制定训练计划。全套检查评价较为全面详细，不仅能够对构音障碍的严重程度进行定性诊断，对患者的错误构音进行甄别，还能够为康复治疗提供明确的指导。不足之处在于缺乏量化评分，不利于定量化统计分析；对构音的评定是以普通话为标准音，对于多使用方言交流的老年患者，在测评中易出现较大偏差。其与改良后的 Frenchary 评定法的相似之处在于二者都涉及发音器官的检查，不同之处在于 Frenchary 评价法可对其进行分级，更加适合需给予特殊针对性治疗的患者的研究，对治疗前后的比较有定量标准。

四、卒中后构音障碍的定位分析

构音障碍可能是神经系统疾病的首要表现，其病变的定位价值是很有意义的，尤其是在病变较小且常规神经影像学检查无法发现的情况下。Urban P.P 等通过对 68 例单发脑梗死所致构音障碍的患者进行神经影像学分析发现，小脑外梗死所致构音障碍的责任病灶均位于锥体束走行的通路中，这一发现与大部分患者（n=62）伴随出现锥体束征相一致；而孤立性小脑梗死导致构音障碍的患者，其责任病灶均位于小脑上动脉供血区域。幕上的责任病灶多位于初级运动皮质、放射冠、内囊膝部和后肢的前半段等，而幕下区域多集中在脑干（主要位于脑桥）和小脑半球，这些部位好发的原因可能与皮质脑干束的走行和纤维联系有关。

研究发现幕上和脑干梗死导致构音障碍的病例中，责任病灶多位于左侧，可能是由于左侧皮质脑干束对发音器官投射的纤维较右侧占主导。而小脑半球梗死所致构音障碍的分析中，并没有明确的左右侧主导之分，右侧和左侧小脑上动脉分布区域的梗死都可能导致构音障碍。

皮层、皮层下和脑干中特定的感觉和运动区对吞咽、语言、发音功能有影响。例如，额叶的运动皮层控制发声及语言输出，它也控制随意的肌肉运动，包括吞咽和语言交流的肌肉。在皮质下区域，基底神经节控制和协调运动功能并处理感觉信息。脑干内含有许多颅神经核在周围神经水平控制着面部、咽喉的肌肉。有学者统计卒中后吞咽困难和失语共同存在的概率为 17% ～ 35% 不等，吞咽困难和构音障碍共同出现的概率为 28% ～ 42% 不等，而这三者共存的概率则为 10%。

五、构音障碍的康复治疗

卒中急性期语言功能常发生快速变化，有时可完全恢复。大约有一半的卒中患者在急性期遭受构音障碍的困扰；在急性期之后的 6 个月中，构音障碍的患病率降至 27%，这说明早期语言功能是可以自发改善的。由于患者急性期住院时间很短，可能无法耐受强度较大的治疗，因此急性期的语言康复应该侧重于教育和以沟通为导向的心理及生理支持。对慢性卒中后构音障碍的康复治疗方法主要包括：①针对言语功能的改善措施；②通过减少语言沟通障碍患者和沟通伙伴之间的不良适应策略及采用积极策略（包括替代性和增强型沟通方式）来最大限度提高沟通效率；③对患者和看护人员进行教育和支持，促进患者适应当前的沟通方式，目标是减少构音障

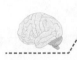
碍对生活带来的影响，增强交流信心并改善生活质量。

1. 基础治疗

基础治疗方法通常包括放松训练、呼吸训练、构音运动训练、发音训练、正音训练及环境补偿、节奏训练、替代交流方法的训练等。治疗主要按照呼吸、共鸣、发声、构音及音韵的线索进行逐步改善。还有一些其他的言语方面的治疗，如励－协夫曼言语治疗（Lee Silverman Voice Treatment，LSVT），通过增加发声运动的幅度、改进发声时的感觉及高强度训练来改善言语问题；口部运动治疗（oral motor therapy，OMT），利用触觉和本体感觉刺激技术，遵循运动技能发育原理，促进口部的感知觉正常化，抑制口部异常运动模式，并建立正常的口部运动模式。

2. 中医针灸治疗

目前针灸治疗卒中后遗症的方法得到越来越多的关注，构音障碍方面，针灸治疗也取得了较大的进展。主要的针灸治疗采用颈针、舌针和体针的方法，研究表明针刺风池、廉泉、哑门、丰隆、三阴交、玉液、金津、大迎穴等穴位后，治疗组较对照组效果显著。其中，针灸配合中药方剂刺激中枢神经系统，对卒中后构音障碍患者进行治疗，也取得了显著的疗效。

3. 应用仪器治疗

借助于仪器治疗构音障碍也是目前新出现的一种治疗方法，比较常用的如功能电刺激治疗。有学者研究发现在常规的基础上对发音肌肉如口轮匝肌、颊肌、舌肌、咀嚼肌及舌咽部肌肉进行 100 Hz 的脉冲电刺激，与对照组相比有显著的疗效。此外，经颅磁刺激（transcranial magnetic stimulation）、tDCS 治疗神经性言语－语言障碍也成为新的治疗趋势。

4. 其他疗法

如音乐疗法。利用音乐及其所具备的生理、心理、社会、审美及精神等方面的一切特征，帮助患者改善、恢复、维护健康；认知康复，包括定向能力训练、注意力训练、抽象思维能力训练等辅助语言功能的恢复。

实践表明，在常规的言语训练基础上配合其他一些康复治疗措施，如针灸、心理、认知康复等综合康复措施，可以更有效地改善患者语言功能。

参考文献

1. BAHIA M M, MOURÃO L F, CHUN R Y S. Dysarthria as a predictor of dysphagia following stroke[J]. Neuro Rehabilitation，2016，38（2）：155-162.

2. BALZAN P, VELLA A, TATTERSALL C. Assessment of intelligibility in dysarthria：development of a Maltese word and phrase list[J]. Clin Linguist Phon, 2019, 33(10/11)：965-977.

3. BERGLUND A，SCHENCK-GUSTAFSSON K，VON EULER M. Sex differences in the presentation of stroke[J]. Maturitas，2017，99：47-50.

4. CHIARAMONTE R, VECCHIO M. A systematic review of measures of dysarthria severity in stroke patients[J]. PM & R，2021，13（3）：314-324.

5. CHIARAMONTE R, VECCHIO M. Dysarthria and stroke. The effectiveness of speech rehabilitation. A systematic review and meta-analysis of the studies[J]. Eur J Phys Rehabil Med，2021，57（1）：24-43.

6. FLOWERS H L, SILVER F L, FANG J, et al. The incidence，co-occurrence，and predictors of dysphagia, dysarthria, and aphasia after first-ever acute ischemic stroke[J]. Journal of Communication Disorders，2013，46（3）：238-248.

7. KENT R D, VORPERIAN H K, KENT J F, et al. Voice dysfunction in dysarthria：application of the Multi-Dimensional voice program[J]. Journal of Communication Disorders，2003，36（4）：281-306.

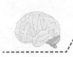

8. KIM G，MIN D，LEE E O，et al. Impact of co-occurring dysarthria and aphasia on functional recovery in post-stroke patients[J]. Annals of Rehabilitation Medicine，2016，40（6）：1010-1017.

9. KIM S J，JO U. Study of accent-based music speech protocol development for improving voice problems in stroke patients with mixed dysarthria[J]. Neuro Rehabilitation，2013，32（1）：185-190.

10. LEE S H，KIM M，SEO H G，et al. Assessment of dysarthria using one-word speech recognition with hidden markov models[J]. Journal of Korean Medical Science，2019，34（13）：e108.

11. LEÓN RUIZ M，RODRÍGUEZ SARASA M L，SANJUÁN RODRÍGUEZ L，et al. Current evidence on transcranial magnetic stimulation and its potential usefulness in post-stroke neurorehabilitation：opening new doors to the treatment of cerebrovascular disease[J]. Neurologia（Barcelona，Spain），2018，33（7）：459-472.

12. MACKENZIE C. Dysarthria in stroke：a narrative review of its description and the outcome of intervention[J]. International Journal of Speech-Language Pathology，2011，13（2）：125-136.

13. MAHLER L A，RAMIG L O. Intensive treatment of dysarthria secondary to stroke[J]. Clinical Linguistics & Phonetics，2012，26（8）：681-694.

14. MILLER N，BLOCH S. A survey of speech-language therapy provision for people with post-stroke dysarthria in the UK[J]. International Journal of Language & Communication Disorders，2017，52（6）：800-815.

15. MOU Z W，CHEN Z M，YANG J，et al. Acoustic properties of vowel production in mandarin-speaking patients with post-stroke dysarthria[J]. Scientific Reports，2018，8（1）：14188.

16. SPENCER K A，BROWN K A. Dysarthria following stroke[J]. Seminars in Speech and Language，2018，39（1）：15-24.

17. URBAN P P，WICHT S，VUKUREVIC G，et al. Dysarthria in acute ischemic stroke：

lesion topography，clinicoradiologic correlation，and etiology[J]. Neurology，2001，56（8）：1021-1027.

18. XIE Q W，CHEN X Y，XIAO J M，et al. Acupuncture combined with speech rehabilitation training for post-stroke dysarthria：a systematic review and meta-analysis of randomized controlled trials[J]. Integrative Medicine Research，2020，9（4）：100431.

19. 陈虹静，胡卡明 . 脑卒中后构音障碍各评定方法浅析 [J]. 湖南中医杂志，2012（6）：126-129.

20. 成昕毅，刘军 . 言语康复训练对脑卒中后不同构音障碍分型患者的影响 [J]. 中国听力语言康复科学杂志，2019，17（1）：58-61.

21. 段林茹，郑洁皎，陈秀恩，等 . 构音障碍治疗的研究进展 [J]. 中国康复，2015（3）：229-232.

22. 黎海兰，凌畅泉，车革方 . 脑卒中后构音障碍的康复治疗研究 [J]. 中国医药科学，2018，8（15）：159-162.

23. 王秀坤，黄旭明，石艺华，等 . 综合康复对脑卒中后构音障碍的影响 [J]. 按摩与康复医学，2018，9（21）：9-11.

24. 谢倩文，肖晶旻，刘少南，等 . 卒中后构音障碍随机对照试验结局指标的系统评价 [J]. 中国循证医学杂志，2020，20（6）：708-712.

（苑梓楠　李越秀）

第13章

卒中后脑心综合征

一、卒中与脑心综合征

卒中是一种严重的急性脑血管疾病，是全球第二常见的死亡原因，是导致成人残疾的主要原因。到2030年，卒中幸存者的数量将上升到7700万人，带来更多的社会和经济负担。脑卒中后并发症，特别是心脏并发症，经常影响患者的治疗和预后。脑心综合征（cerebral cardiac syndrome，CCS）是因为脑实质的损伤导致心脏在极短的时间里表现出的心室壁收缩舒张功能的显著减退，而且还可能会伴有心尖部的室壁异常运动等临床表现，而上述的这些异常症状可在疾病后期复原的一组临床综合征。主要表现为心电图改变、心律失常和心肌酶升高等，严重者可导致死亡。卒中后会出现不同类型的心脏并发症。因神经系统疾病影响而导致心血管系统的变化被定义为脑-心轴，心脏生物标志物可以反映心功能的这种变化。因此，心脏损伤和功能障碍的生物标志物对于发现卒中后心血管系统异常至关重要，可以更好地指导治疗。

1. 心脏生物标志物

心肌肌钙蛋白（cardiac troponin，cTn）、脑利钠肽（brain natriuretic peptide，BNP）和N端前脑利钠（N-terminal pro-brain natriuretic peptide，NT-proBNP）是心血管疾病所熟知的生物标志物，作为横纹肌收缩的调节蛋白，cTn是肌原纤维的复合体，由三种不同基因的亚基组成：心肌肌钙蛋白 T（cTnT）、心肌肌钙蛋白 I（cTnI）和肌钙蛋白 C（TnC），其中 cTnI 和 cTnT 是反映心脏损伤特异性的敏感度高的生物标志物。美国脑卒中协会推荐把 cTn 作为急性脑卒中患者的常规化验。在心室容量超负荷和心室壁张力升高的情况下，心室心肌细胞主要合成和分泌 cTn。BNP 和 NT-proBNP 对诊断心功能不全具有高敏感度，临床应用价值较高。

2. 卒中后心脏损伤

卒中包括缺血性卒中和出血性卒中。在美国大约 87% 的卒中是缺血性卒中，脑出血和蛛网膜下隙出血分别占所有卒中的 10% 和 3% 左右。Chengyang Xu 等进行了一项 Meta 分析显示脑出血的患者中 cTnI 浓度显著增加，急性缺血性脑卒中和脑出血患者 NT-proBNP 浓度明显升高。此项 Meta 分析表明，心肌损伤和心功能不全发生在卒中之后。因此，临床医生应注意心脏生物标志物水平，并重视脑卒中后神经源性的心脏并发症，以制定更好的治疗策略。

3. 脑 - 心轴

19 世纪中叶，巴罗强调了大脑和心脏之间的联系。然而，只有在过去的几十年里，我们才开始了解脑 - 心轴的基本病理生理学特点。Chengyang Xu 等认为，脑 - 心轴专注于神经系统变化对心功能的影响，不同于强调心脏变化和损伤引起神经功能紊乱的心 - 脑轴。在此，下面将分别讨论缺血性卒中和脑出血引起的心脏损伤，以及卒中后脑 - 心相互作用的潜在机制。

（1）缺血性卒中心脏损伤：缺血性脑卒中患者出现心脏并发症的风险与脑卒中和神经功能障碍的严重程度成正比。急性缺血性脑卒中后心功能受损可预测更糟糕的功能结局和并发症。据报道，19.0% 的患者在急性缺血性脑卒中后 3 个月内至少发生过一次严重的心脏不良事件，28.5% 的患者表现为左室功能障碍，左室射血分数低于 50%。最糟糕的是，在急性缺血性脑卒中后的前 3 个月，

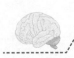

2% ～ 6% 的患者死于心脏相关原因。心电图结果显示，心肌缺血在缺血性脑卒中的急性期非常常见（30% ～ 40%）。一项研究强调了急性缺血性脑卒中患者 cTnI 的水平显著高于对照组 [（29±89）vs.（9±7 ng/mL）]。此外，5% ～ 8% 的急性缺血性脑卒中患者观察到 cTn 升高。左室射血分数（特别是 < 40%）和 cTn 水平（特别是 > 20 ng/mL）与缺血性脑卒中的严重程度有关，还有病变的位置，是急性缺血性脑卒中后死亡的独立危险因素。根据 Chengyang Xu 等的 Meta 分析表明，与对照组相比，急性缺血性脑卒中患者的 NT-proBNP 水平显著升高。多因素分析表明，NIHSS 是 NT-proBNP 升高的最强独立预测因子之一。此外，NT-proBNP（≥ 150 pg/mL）升高是患者长期不良临床结局的最强独立预测指标。NT-proBNP 水平为 1583.50 pg/mL，NIHSS 评分 > 12.5 是与急性缺血性脑卒中院内死亡相关的独立因素。因此，心肌损伤和（或）心功能不全可能是由急性缺血性脑卒中引起的，这表明临床医生在入院和治疗期间需要关注 cTn 及 NT-proBNP 水平。

（2）出血性卒中心脏损伤：出血性脑卒中主要包括脑出血和蛛网膜下腔出血（subarachnoid hemorrhage，SAH）。脑出血是最常见的卒中亚型，占所有卒中的 10% ～ 15% 全球年发病率为 16/10 万。大约 4% 的脑出血患者在发病两天内出现了一系列心脏并发症，如急性心肌梗死、心室颤动、急性心力衰竭和心脏死亡，急性心力衰竭是其中最常见的院内严重心血管事件。SAH 主要由动脉瘤破裂引起，全世界发病率约为 9/10 万，6 个月时死亡率约为 60%。除了继发性神经损伤外，SAH 总是与非神经并发症相关，如神经心源性损伤、神经源性肺水肿、高血糖、电解质失衡，其中心脏和肺部并发症是最常见的并发症。SAH 后的心脏损伤包括心电图异常、心律失常、心肌梗死、左心室功能障碍，甚至心脏骤停。在一项包括 580 例 SAH 患者的前瞻性研究中，40% ～ 100% 的患者出现了心电图异常，脑出血患者心律失常的发生率为 4.3%。据报道，80% 的患者在脑出血或 SAH 后 1 年内发生缺血性心电图改变，与更差的预后相关。脑出血的病变位置不同，心脏并发症的种类也不一样。例如，涉及岛叶的脑出血往往与心动过缓、心脏阻滞和房性或室性心动过速有关。在所有已知的生物标志物中，cTn 是脑出血后心肌损伤更敏感和特异的生物标志物。研究显示，脑出血组患者 cTnI 浓度明显高于对照组，提示脑卒中后存在心肌损伤。先前的研究表明，17% ~ 28% 的 SAH 患者血清 cTnI 水平升高。另一项研究发现，急性脑出血发病后 24 小时内 cTn 水平急剧升高，72 小时内保持在较高水平，然后逐渐下降。因此，血清 cTn 水平可作为预测院内死亡率和不良预后的指标，可用于脑出血危险分层。根据目前的研究，脑出血后 BNP 和 NT-proBNP 浓度也显著增加。Meaudre 等对 31 例 SAH 患者进行研究，发现 25 例（81%）SAH 患者中 BNP 水平升高，在第二天达到峰值（平均 126 ng/mL），并在第 7 天逐渐下降。BNP 水平升高可能与 SAH 后早期心肌坏死、肺水肿、左室收缩和舒张功能障碍有关。脑卒中开始时血浆 NT-proBNP 水平越高，神经功能缺损评分越高，6 个月后随访时的结局越差。

二、脑心综合征的发病机制

1. 神经 – 体液调节机制

神经与心血管系统关系密切，大脑可通过交感神经和副交感神经调节心血管功能，人体解剖学心脏区受脑岛叶控制。Laowanttana 研究而发现大脑岛叶皮质调节心脏副交感神经的正常节律。岛叶损伤可抑制心脏副交感神经节律，促进交感神经节律，并减少心室变异率。刺激中央灰质和延髓心抑制区可出现室性节律，刺激下丘脑外侧区和后区可诱发心律失常。下丘脑 – 垂体 – 肾上腺（hypothalamic-pituitary-adrenal，HPA）轴是神经内分泌系统的重要组成部分。HPA 受下丘脑室核控制，在脑卒中和脑岛叶损伤等应激条件下分泌促肾上腺皮质激素释放因子（corticotropin releasing factor，CRF）和肾上腺皮质激素（adreno cortical hormone，ACH），进而增加血清皮质醇水平，引发神经毒性，增加卒中死亡率。岛叶皮质是自主神经中枢的重要组成部分，其缺血性损害可引起下丘脑损伤、心血管中枢调节功能紊乱、交感 – 副交感作用失衡，进而导致血压异常、心肌缺血和心律失常等心血管功能障碍。缺血性病变的部位也会影响卒中后的心脏功能。研究表明右侧岛叶皮质主要控制交感神经活动，而副交感神经活动主要由左侧岛叶皮质控制。以上结果表明神经 – 体液调节机制参与脑心综合征的发病，通过对岛叶皮质和 HPA 轴等关键部位的调控有助于改善相关临床症状。颅脑疾病可直接或间接损伤下丘脑调节中枢，并引起交感神经兴奋，儿茶酚胺及肾上腺素分泌增加。研究发现，血液中儿茶酚胺与脑损伤严重程度成正比。儿茶酚胺激增会造成心肌细胞灶性溶解坏死，并损害心肌细胞毗邻神经，进而引起心肌炎症、水肿、纤维化等一系列症状。急性颅脑损伤时处于应激状态，应急类激素分泌增加，导致心肌自律性失调及异位搏动，在心电图常呈现一过性和可逆性心律失常改变。随着颅脑损伤的好转，心电图会逐渐恢复正常或遗留轻度异常。

2. 炎症机制

炎症反应被发现与卒中有关。脑卒中后，神经元和胶质细胞去极化和对脑细胞质膜的损伤导致细胞外 ATP 增加，可激活驻留的小胶质细胞，刺激炎性细胞因子的产生。自发性脑出血和缺血性脑卒中可激活全身炎症反应综合征（systemic inflammatory response syndrome，SIRS）。作为一种非感染性损伤，SAH 通过触发免疫系统的激活而诱导 SIRS。约 50% 的 SAH 患者在入院时发现有 SIRS，85% 的患者在入院 4 天内出现 SIRS。作为全身炎症的标志物和介质，炎症细胞因子的增加，如白细胞介素（interleukin，IL）-2、IL-6、髓过氧化物酶和整合素，在中性粒细胞中含量丰富，与脑卒中后的氧化应激有关。大量证据表明炎症细胞因子与心血管疾病之间存在关联，随着白细胞的激活，炎性细胞因子分泌增多。此外，炎性细胞因子的活性显著增加，它们在内皮细胞和内皮下间隙积累，破坏动脉粥样硬化斑块中的胶原层，削弱纤维包膜，最终导致急性冠状动脉事件的发生。因此，炎症可能在卒中后的脑损伤和心脏功能障碍中起重要作用。

3. 其他因素

心脑血管的病理基础相同，在脑血管发生病变时，脑部水肿、酸碱失衡、电解质紊乱等，都会加强人体的应激反应，引起心脏病变及冠状动脉的痉挛与收缩，造成心肌缺血，甚至发生心肌梗死。

三、脑心综合征的治疗

当下关于脑心综合征的治疗指南仍没有定论。在临床中应给予患者持续心电监护，监测患者心电活动，尽可能地做到脑心同时治疗，并且在防治血电解质紊乱的同时，酌情使用加强心脏功能的药物，尽可能减轻患者的心脏负荷。

1. 积极寻找原发病因

在对症治疗及使用改善脑循环、降低颅内压等药物后急性卒中患者的心电图改变也可随着原发病的好转而渐渐恢复正常。

2. 积极保护心脏功能

对心脏功能受损的患者应注意液体入量和液体输注速度，针对性的，调整脱水剂的用量，以达到降低心脏负荷的目的，进而避免发生心力衰竭。而针对病房中不明原因的血压升高也可以适量使用呋塞米等利尿剂，但一定注意使用频次，因为可能会导致低钾血症等血电解质的紊乱。

3. 药物的对症使用

β受体阻滞剂可以有效地改善心肌细胞活性，维持心脏正常收缩和舒张，从而达到降低脑心综合征发生概率的目的。例如，前列地尔可一定程度地修复心肌损伤，使脑心综合征的患者从中获益。

4. 心脏康复治疗

心脏康复治疗是近年来新兴的交叉学科，采用的是团队协作的工作模式。通过综合的康复医疗，包括采用主动积极的身体、心理、社会、职业和娱乐等方面的训练和再训练，改善心血管功能，在身体、精神、职业和社会活动等方面恢复正常和接近正常。同时强调积极干预心脏病危险因素，阻止或延缓疾病的发展，减轻残疾和减少复发风险。心脏康复的适应证包括稳定性心绞痛、无症状性心肌缺血、急性心肌梗死经皮冠状动脉介入治疗后、陈旧性心肌梗死、冠脉搭桥术后、心脏瓣膜置换术后、慢性稳定性心力衰竭、有冠心病危险因素者（血脂异常、高血压、肥胖、吸烟等）。急性脑卒中后可发生严重的心脏事件如心肌梗死、心力衰竭或者无症状的心肌缺血，此时需评估患者是否适宜做心脏康复治疗：第一，详细的病史采集、物理及诊断评估和量表（西雅图心绞痛量表、SF-36量表等）评估；第二，运动耐量评估，即评定患者的心肺功能、肌力、柔韧性及平衡功能；第三，心理、营养状态及戒烟评估。通过上述评估，为患者制定个体化的心脏康复处方，以循证药物为中心，同时涵盖运动、营养、戒烟及心理等方面的内容。

参考文献

1. LUNARDI BACCETTO S, LEHMANN C. Microcirculatory changes in models stroke and CNS-injury induced immunodepression[J]. Int J Mol Sci, 2019, 20（20）, 5184.

2. KAMEL H, HEALEY J S. Cardioembolic stroke[J]. Circ Res, 2017, 120（3）:

514-526.

3. ANDRABI S, PARVEZ S, TABASSUM H. Ischemia stroke and mitochondria: mechanisms and targets[J]. Protoplasma, 2020, 257（2）: 335-343.

4. GUPTA H V, FINLAY C W, JACOB S, et al. Can admission BNP level predict outcome after intravenous thrombolysis in acute ischemic stroke?[J]. Neurologist, 2019, 24（1）, 6-9.

5. FUJIKI Y, MATANO F, MIZUNARI T, et al. Serum glucose/potassium ratio as a clinical risk factor for aneurysmal subarachnoid hemorrhage[J]. J Neurosurg, 2018, 129（4）, 870-875.

6. CAO Z P, ZHAO M, XU C, et al. Diagnostic roles of postmortem cTnI and cTnT in cardiac death with special regard to myocardial infarction: a systematic literature review and meta-analysis[J]. Int J Mol Sci, 2019, 20（13）: 3351.

7. CHEN Z, VENKAT P, SEYFRIED D, et al. Brain-heart interaction: cardiac complications after stroke[J]. Circ Res, 2017, 121（4）: 451-468.

8. XU C, ZHENG A, HE T, et al. Brain-heart axis and biomarkers of cardiac damage and dysfunction after stroke: a systematic review and meta-analysis[J]. Int J Mol Sci, 2020, 21（7）: 2347.

9. TEMPLIN C, HÄNGGI J, KLEIN C, et al. Altered limbic and autonomic processing supports brain-heart axis in Takotsubo syndrome[J]. Eur Heart J, 2019, 40（15）: 1183-1187.

10. YILDIZ Z, KOCER A, AVSAR S, et al. Is troponin really a reliable marker in patients with acute ischemic stroke?[J]. Rom J Intern Med, 2018, 56（4）: 250-256.

11. KRAUSE T, WERNER K, FIEBACH J B, et al. Stroke in right dorsal anterior insular cortex is related to myocardial injury[J]. Ann Neurol, 2017, 81（4）: 502-511.

12. WILKINSON D A, PANDEY A S, THOMPSON B G, et al. Injury mechanisms in acute intracerebral hemorrhage[J]. Neuropharmacology, 2018, 134（Pt B）: 240-248.

13. BOBINGER T, BURKARDT P, HUTTNER B, et al. Programmed cell death after

intracerebralhemorrhage[J]. Curr Neuropharmacol, 2018, 16（9）: 1267-1281.

14. FERNANDO S M, PERRY J J. Subarachnoid hemorrhage[J]. CMAJ, 2017, 189: e1421.

15. LI W, LI L L, CHOPP M, et al. Intracerebral hemorrhage induces cardiac dysfunction in mice without primary cardiac disease[J]. Front Neurol, 2018, 9: 965.

16. MCATEER A, HRAVNAK M, CHANG Y F, et al. The relationships between BNP and neurocardiac injury severity, noninvasive cardiac output, and outcomes after aneurysmal subarachnoid hemorrhage[J]. Biol Res. Nurs, 2017, 19（5）: 531-537.

17. LAOWATTANA S, OPPENHEIMER S M. Protective effects of beta-blockers in cerebrovascular disease[J]. Neurolgy, 2007, 68（7）: 509-514.

18. GAO Y G, ZHOU J J, ZHU Y. Chronic unpredictable mild stress induces loss of GABA inhibition in corticotrophin-releasing hormone-expressing neurons through NKCC1 upregulation[J]. Neuroendocrinology, 2017, 104（2）: 194-208.

19. 王正芬 . 急性脑血管病并发心脏功能异常临床分析 [J]. 世界最新医学信息文摘（电子版）, 2019, 19（45）: 58, 67.

20. 杨正, 刘晓林 . 脑心综合征研究新进展 [J]. 中外医疗, 2020, 39（5）: 192-194.

21. 刘志学 . 改善临床结局是心脏康复的最大意义——访解放军总医院心内科主任陈韵岱教授 [J]. 中国医药导报, 2017, 16（14）: 1-3.

（徐浩明　杨印东）

第14章

卒中后肩痛的研究进展

脑卒中后肩痛是脑卒中后常见并发症，有报道其在接受康复治疗的患者中发病率在 54% ～ 55%，严重上肢瘫痪者肩痛的发生率高达 84%。肩痛可发生在偏瘫的各个时期，一般在卒中后 2 ～ 3 个月高发。疼痛常常发生在肩关节活动时，尤其当肩关节前屈、外展或者外旋时，严重者静息状态下即可出现自发性疼痛。肩痛是脑卒中后偏瘫患者全面康复的主要障碍，不仅影响患侧上肢运动功能恢复及日常生活能力的提高，妨碍整体的康复进程，延长住院时间，增加社会及家庭负担，同时也增加患者的焦虑、抑郁情绪，影响长期的生存质量。

国外一项最新综述显示，卒中后肩痛的预测因素包括年龄（小于 70 岁）、女性、深肤色、感觉障碍、左侧偏瘫、出血性卒中、视空间忽略、既往卒中史、高 NHISS 评分。另一项 2020 年发表的综述则显示，在卒中后 1 个月内，运动障碍、糖尿病、既往肩痛病史是预测卒中后 1 年内发生肩痛的重要危险因素。卒中后肩痛的原因很多，可源于骨骼、肌腱、韧带、中枢及周围神经的损伤，病因包括肩关节半脱位、肌痉挛、肩袖损伤、肌腱炎、冻结肩、肩手综合征、臂丛损伤、丘脑综合征等，这些病因常互为因果，相互叠加。目前研究认为，卒中后肩痛的发生机制主要分为神经机制、机械机制两大类。神经机制又分为上运动神经元神经性因素、下运动神经元神经性因素。

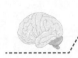

一、神经机制

1. 上神经元神经性因素

（1）肌松弛肩痛：脑卒中后软瘫期患者，肌张力低下，导致肩部肌群松弛，肩部失去了正常肩部肌肉对肩关节的保护作用，破坏肩关节稳定性，无法对抗重力作用；在患者转移过程中反复牵拉损伤肩关节周围软组织。以上因素导致肩痛发生。

（2）肌痉挛肩痛：卒中痉挛期，肩胛带肌痉挛尤其是肩胛下肌痉挛，使肱骨内旋、内收，肩部运动模式出现异常，肩胛带肌附着部位的骨膜受到持续牵拉而产生疼痛。当肌体及肌腱由于慢性过度活跃而短缩时，关节可能出现不可逆转的挛缩、畸形等，使患者的运动能力受损。

（3）脑卒中后中枢性疼痛及中枢敏化：卒中后中枢痛指卒中后中枢神经系统损伤导致的疼痛症状，是卒中后常见的并发症，但由于患者常合并其他疼痛综合征，所以诊断困难，常常需排除其他诊断后方可诊断。中枢性疼痛最常见于卒中后 1～3 个月，大部分患者在卒中后 6 个月内都出现疼痛症状。多年来，丘脑一直被认为是这种疼痛的唯一来源，然而，近些年研究表明，丘脑只是涉及此类疼痛的结构之一，神经感觉通路上包括延髓、丘脑和大脑皮层的各水平病变，如脊髓丘脑束、三叉丘脑通路、脑盖、岛叶皮层等，都可引起中枢性疼痛。目前被接受最广泛的解释为感觉通路上的损伤导致丘脑代偿性过度激活，从而导致自发性疼痛或异位性疼痛。有研究显示，中枢性疼痛最有可能发生在感觉通路部分损伤的患者中，即感觉束的某些部分必须保持完整。当卒中损伤感觉通路上的一部分，即会出现在极少或没有刺激周围疼痛感受器的情况下产生疼痛感觉。疼痛可以为持续性，也可以为阵发性，性质可为麻木感、钝痛、刺痛、烧灼痛等多种主观感受。中枢敏感化在肩痛的发生、发展中也具有重要的作用，在传入信号正常或低于最低疼痛阈值的基础上，疼痛神经的传入增加或前扣带皮层中枢神经元的兴奋性增高，下行疼痛抑制机制的功能失常，导致最轻微组织损伤或没有组织损伤的感觉输入，就足以触发痛觉，导致痛觉过敏。除此以外，近年来有部分研究显示，心理学因素，包括抑郁、焦虑、恐惧回避、过度警觉、疼痛灾难化等也参与了卒中后肩痛的发病机制。有证据表明，中枢敏化与不良行为 / 思想的适应之间存在关联，通常被称为认知 - 情感敏化。但相关研究较少，需进一步深入研究。

2. 下运动神经元神经性因素

（1）肩手综合征：又称交感神经营养不良或复杂性区域疼痛综合征 I 型，是一种以烧灼性疼痛、触觉刺激敏感性增强、血流动力学变化为特征的疾病，是脑卒中后常见并发症，常发生在脑卒中后1～3个月内，严重影响偏瘫患者上肢功能的恢复。早期主要表现为患手、腕、上肢、肩部疼痛，手背肿胀，皮肤潮红，皮温升高，关节活动度受限；后期主要表现为疼痛，关节僵直畸形，手臂皮肤及肌肉萎缩。目前认为，肩手综合征肩痛发生的主要机制为脑卒中急性发作影响血管调节中枢，直接引起患肢交感神经兴奋性增高及血管痉挛性反应，产生局部组织营养障碍，出现肩胛周围和手腕部水肿、疼痛。近年来，其他机制也逐渐被提出，包括：躯体感觉通路敏化；炎症反应的过度激活；组织缺氧；瘫痪后肌肉运动减弱或消失，使肩手部血液回流缺乏动力，造成手部淤血、水肿；上肢异常协同模式中屈腕、屈指是典型症状，在强制性过度屈腕时，手的静脉回流受到严重阻碍。以上机制导致相应部位炎症介质的释放，从而导致肩痛发生。

（2）周围神经病变：偏瘫患者臂丛神经或肩胛上神经的损伤可能与肩痛的发生相关。肩周肌群肌张力异常、肩肱节律异常、肩关节半脱位、护理不当都可能导致偏瘫患者肩部周围神经损伤，产生肩痛。有研究指出，肩关节肱骨头的向下脱位使腋神经受到持续牵拉。当肩胛上切迹受到挤压时，肩胛上神经也受到挤压，这导致相关神经发生病理改变，甚至出现髓鞘及轴突病变，从而使患侧肩部出现炎性改变或痛觉过敏，导致肩痛。如果臂丛或周围神经损伤，往往会进入疼痛、无力、进行性肩关节半脱位的恶性循环。

二、机械机制

1. 肩肱节律性紊乱

在上肢运动中，尤其是肩关节外展时常伴有肩胛骨旋转的节律性变化，即肩肱节律。肩肱节律表现为上肢运动时各肩关节间的协调运动，尤其是肩胛骨的旋转，以配合肩关节的外展。脑卒中后软瘫期患者手臂被动外展时，由于肩旋转肌群的肌张力降低，导致肩胛骨旋转延迟，造成肱骨头和肩峰撞击，使软组织发生挤压，从而出现炎症反应及疼痛。脑卒中后偏瘫痉挛期，肩胛带肌群痉挛可导致肩胛骨后缩和肱骨内收、内旋，使患者被动手臂外展及前屈时，手臂外旋及肩胛骨向上回旋不充分，导致肱骨大结节被喙肩弓阻挡，引起疼痛。

2. 肩关节半脱位

肩关节半脱位为脑卒中患者常见并发症。正常的肩胛骨关节盂方向是向上、向前、向外，支撑肱骨头向上，防止其向下脱位。肩并节半脱位最可能发生在卒中后软瘫期。当偏瘫患者处于 Bronnstrom Ⅰ、Bronnstrom Ⅱ 期时，肩周肌群的肌肉松弛、肌力降低，无法维持肩关节的稳定性，由于肩部悬于体侧的重力作用，或者由于早期护理不当，抻拉患侧肩关节，使肩胛骨关节盂发生下回旋，肱骨头向下滑动，破坏正常的肩肱节律，肩周软组织过度牵拉，导致损伤及疼痛。

3. 肩袖损伤

研究显示，偏瘫患者肩袖损伤的发生率为 33% ～ 40%，为脑卒中偏瘫患者常见并发症。肩袖肌群包括冈上肌、冈下肌、肩胛下肌、小圆肌，这些肌肉连成腱板围绕在肱骨头的前、上、后方，与肩关节囊一起稳定肩关节，防止肩袖与肩峰直接接触。偏瘫患者患侧肩部肩肱节律异常。当肩关节外展超过 90° 时，没有适度的肩胛骨和肱骨头的旋转配合，导致肩峰下包括肩袖在内的软组织受到反复的挤压，从而出现炎症反应，严重时可导致肩袖撕裂，出现疼痛。另外，软瘫期时上肢负重大、不正确的转移方式、牵拉或不正确的训练方式、高龄、存在肩袖组织的退行性变都是偏瘫患者肩袖损伤致肩痛的原因。

4. 粘连性关节囊炎

粘连性关节囊炎又称冻结肩，卒中患者由于患侧肩部肌群力弱、活动受限、慢性损伤、失用性萎缩、痉挛等原因，引起肩周肌肉、肌腱、滑囊和关节囊等软组织的慢性炎症，导致关节囊挛缩、关节囊与周围肌肉组织发生粘连。当进行被动活动时，患者因为牵拉手臂而出现肩痛。偏瘫患者因为肩痛活动受限，又进一步加重关节粘连。

三、卒中后肩痛的治疗

1. 良肢位摆放及正确护理

良肢位摆放对脑卒中后患肢的保护尤为重要，正确的良肢位摆放可以改善患肢的血液循环，避免患手及患侧上肢肿胀，在预防肩关节半脱位、肩手综合征、肩胛骨回缩及下沉、肩关节囊及韧带的继发性损伤中极其重要。仰卧位时，患者头部垫薄枕，患侧肩胛和上肢下垫一长枕，使肩上抬前挺，上臂外旋稍外展，肘与腕均伸直，掌心向上，手指伸展位，整个上肢平放于枕上。健侧卧位时，头部垫枕，胸前放一枕头，患侧上肢伸展位，使患侧肩胛骨向前向外伸，前臂旋前，手指伸展，掌心向下，腕指伸直放在枕上。患侧卧位时，头部垫枕，患臂外展前伸旋后，患肩向前拉出，以避免受压和后缩，肘伸展，掌心向上。脑卒中后肩关节半脱位患者应坐位及站立位时给予戴肩吊带，使患侧上肢有良好支撑。但有研究显示，使上肢悬吊在固定位置会增加其他疼痛综合征的风险，如粘连性关节囊炎、关节挛缩，因此佩戴的吊带应易于穿戴和移除，并且不佩戴吊带时应进行一系列运动训练。同时，由于这些辅具不能提供足够的关节复位，因此不推荐长期使用。有学者提出，在患者坐位时使用一个保持适当位置但也允许运动的臂槽可能有益。此外，有弹性的肩带可能为肩关节半脱位患者带来较多获益，这项技术需要物理治疗师每 2～3 天为患者在肩部及手臂放置一次宽条弹性胶带，以增加肩关节稳定性和支撑，同时保持肩关节灵活性。护理人员护理过程中维持患者正确的姿势、正确的转移方式有助于预防和减轻疼痛。因此，在护理过程中，护理人员在搬动、转移患者时，要避免牵拉患侧上肢及肩关节，避免损伤。

2. 物理治疗

物理治疗是脑卒中后康复的重要组成部分，是治疗卒中后肩痛和预防复发的有效措施，一旦病情稳定，应立即开始物理治疗。常规康复训练方法包括 Bobath、Brunnstrom、Rood、PNF、关节松动术等，这些治疗方法可以纠正患者异常姿势、调节肌肉张力、增加感觉输入、促进本体反馈，从而预防或改善肩痛。肩胛带控制训练可以纠正肩胛带异常姿势，稳定患侧肩关节。关节松动术可以缓解痉挛，恢复关节结构，恢复软组织延展性，促进关节液流动，增加本体反馈。近年来，肌内效贴技术也得到了广泛应用。有研究显示，肌内效贴可以延长治疗时间，有效激活皮肤感受器，加强感觉传入，促进肩关节神经肌肉控制，使肩肱节律正常化，是治疗肩关节疼痛方便有效的手段。近年来，有学者提出应用镜像治疗，即让患者在镜子中观察健侧上肢执行运动任务，患者能够想象并感知偏瘫侧肢体的正常功能，这不仅能够完成常规康复训练计划，同时可以改善患肩疼痛。

3. 物理因子治疗

物理因子治疗方法对脑卒中后肩痛临床疗效明确，可以兴奋神经肌肉组织、改善感觉神经传导及兴奋性、促进局部血液及淋巴液循环、缓解肌痉挛、消除致痛的化学介质、减轻组织张力等，从而达到镇痛效果。常用的治疗手段包括：低频、中频、高频电疗，神经肌肉电刺激，肌电生物反馈治疗及经皮神经电刺激，治疗性超声，半导体激光，重复经颅磁刺激等。高频电疗能降低感觉神经传导性和兴奋性，改善局部血液及淋巴液循坏，促进炎症消散、消肿、缓解痉挛。同时，高频在组织内产生的温热效应和非热效应可以明显达到镇痛效果。神经肌肉电刺激可以刺激肌肉收缩，缓解痉挛及疼痛，改善肌肉运动功能，增强自发恢复能力。2017 年一项研究显示，神经肌肉电刺激对于预防急性或亚急性卒中患者出现肩关节半脱位有明显益处，并可防止关节进一步分离。对于卒中后 6 个月内患者，建议每天对三角肌、冈上肌进行神经肌肉电刺激 30 ～ 60 分钟，以避免出现皮肤刺激和疼痛不适。肌电生物反馈治疗可以促进肩关节正常解剖结构的恢复。有报道显示，经皮神经电刺激以感觉阈上的强度刺激感觉神经，阻断疼痛冲动传入，并激活内源性镇痛效应，减轻或消除疼痛，对脑卒中后肩手综合征肩痛有较好疗效，同时可以减轻痉挛。治疗性超声对人体创伤组织具有一定的修复作用，还具有扩张血管、消炎、减轻痉挛、局部镇痛作用，在局部镇痛方面效果明显。半导体激光有消炎、镇痛、改善微循环、促进细胞再生的作用，可以缓解肩痛。重复经颅磁刺激技术对神经性疼痛综合征具有显著的益处，但需要更深入的研究来证实其对中枢性疼痛的作用。

4. 中医治疗

祖国传统医学在治疗脑卒中后肩痛方面有独特的优势，是目前临床上不可忽视的治疗手段。治疗方法主要有针灸、推拿、熏蒸、中药等。针灸通过生物活性化学物质，如阿片类物质、血清素、去甲肾上腺素等减轻炎症性疼痛，提高痛阈，减轻肌肉痉挛状态，提高神经肌肉的兴奋度，促进受累的神经功能恢复的作用，从而达到治疗脑卒中后肩痛的目的。研究显示，针灸结合肢体康复训练对改善卒中后肩手综合征患者的运动功能、肩痛、日常生活能力效果明显。中药、熏蒸有活血化瘀、止痛、消炎效果。

5. 药物治疗

药物治疗分为口服药物、注射药物。口服药物主要是镇痛药、解痉药，常用的解痉药包括巴氯芬、替扎尼定、丹曲洛林、安定。伴有焦虑抑郁情绪的应该予调节情绪药物，对于存在神经性疼痛的患者，可予普瑞巴林、加巴喷丁、卡马西平、阿米替林、拉莫三嗪等。对于肩手综合征患者，有学者提出应用口服中剂量的皮质醇激素如甲泼尼龙每天 40 mg，疗程 1 个月，可以明显改善肩部疼痛。注射药物包括曲安奈德、利多卡因、丁哌卡因、甲泼尼龙、肉毒毒素等，主要采用超声引导下关节腔内注射、痛点注射、穴位注射、肌内注射方式进行。近年来，对于肉毒毒素的研究越来越多，它不良反应小，已广泛应用于神经系统、肌肉和其他痉挛性疾病。肉毒毒素有 7 种血清型，经批准用于临床的为 A 型和 B 型。有报道的注射部位包括胸大肌、大圆肌、肩胛下肌、冈下肌。肉毒毒素肌内注射抗炎止痛的机制包括：作用于神经－肌肉接头，阻滞神经递质如乙酰胆碱释放，阻止肌肉收缩，降低肌张力；抑制了表达于疼痛感受器细胞膜上的机械敏感性离子通道；抑制感觉神经元的神经递质和神经肽（如谷氨酸盐和 P 物质）释放；降低疼痛感受器对机械刺激及热刺激的敏感性。有研究证实，对于卒中后肩痛患者，肉毒毒素注射较类固醇激素注射具有更显著且持久的获益，止痛效果可持续 3 ～ 9 个月，同时可避免长期应用类固醇的不良反应。但肉毒毒素注射更适用于伴有痉挛状态的肩痛患者，尤其是常规治疗无效的难治性卒中肩痛。

6. 手术治疗

患者如肩痛非常严重，肩周肌肉非常僵硬，采取保守治疗无效，则可考虑手术治疗。手术通常在发病 6 个月后进行。手术治疗手段包括腱挛缩松解术、肩袖修补和肩峰下成形术、星状神经节阻滞术、脑深部电极刺激术、扣带皮层切除术、肩胛上神经切除术等。有多种研究表明，对于中枢性疼痛患者，脑深部电极刺激术可以不同程度地缓解疼痛，部分患者甚至可以停用所有止痛剂。有研究报道，切除一小部分前扣带皮层，可成功的治疗精神疾病和疼痛障碍，但相关报道较少，仍需临床研究证实。肩胛上神经切除术可以改善疼痛及患者生活质量，但可能会进一步抑制冈上肌及冈下肌功能，加重肩关节半脱位，因此有待进一步探索。

综上所述，脑卒中后肩痛要采取预防为主、肩痛后早期介入、综合治疗的治疗措施，通过物理疗法 、物理因子疗法 、中医疗法、药物疗法相互配合治疗，以达到更优的治疗效果。由于脑卒中后肩痛的病因复杂，目前尚缺乏针对病因的规范治疗方案。因此，卒中后肩痛的病因及治疗方案有待进一步研究及优化。

参考文献

1. LIM S M，LEE S H. Effectiveness of bee venom acupuncture in alleviating post-stroke shoulder pain：a systematic review and meta-analysis[J]. J Integr Med，2015，13（4）：241-247.

2. 王本国，曾伟英，杨楠，等 . 综合性卒中单元模式中脑卒中后肩痛的危险因素及相

关病因研究 [J]. 康复学报，2019，29（5）：10-14.

3. ANWER S，ALGHADIR A. Incidence，prevalence，and risk factors of hemiplegic shoulder pain：a systematic review[J]. Int J Environ Res Public Health，2020，17（14）：4962.

4. 徐道明，郭海英，糜中平. 脑卒中后肩痛的康复治疗研究进展 [J]. 中国康复，2013，28（5）：385-387.

5. 罗金发，荚磊，倪朝民. 脑卒中后肩痛病因和发病机制的研究进展 [J]. 安徽医学，2015（8）：1037-1039.

6. HARRISON R A，FIELD T S. Post stroke pain：identification，assessment，and therapy[J]. Cerebrovasc Dis，2015，39（3/4）：190-201.

7. 刘翔，鲍晓. 脑卒中后肩痛不可忽视，明确原因早防治 [J]. 医师在线，2016，6（21）：30-31.

8. VASUDEVAN J M，BROWNE B J. Hemiplegic shoulder pain：an approach to diagnosis and management[J]. Phys Med Rehabil Clin N Am，2014，25（2）：411-437.

9. TREISTER A K，HATCH M N，CRAMER S C，et al. Demystifying poststroke pain：from etiology to treatment[J]. PM R，2017，9（1）：63-75.

10. HOLMES R J，MCMANUS K J，KOULOUGLIOTI C，et al. Risk factors for poststroke shoulder pain：a systematic review and meta-analysis[J]. J Stroke Cerebrovasc Dis，2020，29（6）：104787.

11. 张玉倩，马燕红. 脑卒中后肩痛患者肩胛骨动力障碍的研究进展 [J]. 中国康复医学杂志，2020，35（4）：498-501.

12. 陈凯. 脑卒中后偏瘫肩痛的发病机制以及治疗的研究进展 [J]. 中华脑科疾病与康复杂志（电子版），2019，9（6）：375-379.

13. MANARA J R，TAYLOR J，NIXON M. Management of shoulder pain after a cerebrovascular accident or traumatic brain injury[J]. J Shoulder Elbow Surg，2015，24（5）：823-829.

14. DELPONT B，BLANC C，OSSEBY G V，et al. Pain after stroke：a review[J]. Rev

Neurol（Paris）, 2018, 174（10）: 671-674.

15. SANCHIS M N, LLUCH E, NIJS J, et al. The role of central sensitization in shoulder pain: a systematic literature review[J]. Semin Arthritis Rheum, 2015, 44（6）: 710-716.

16. 李凌, 俞益火. 早期康复干预对持续卒中后肩痛预后的影响 [J]. 中国实用神经疾病杂志, 2018, 21（19）: 2200-2204.

17. LEE J H, BAKER L L, JOHNSON R E, et al. Effectiveness of neuromuscular electrical stimulation for management of shoulder subluxation post-stroke: a systematic review with meta-analysis[J]. Clin Rehabil, 2017, 31（11）: 1431-1444.

18. 周媚媚, 李放路, 路微波, 等. 脑卒中后偏瘫肩痛的病因分析及治疗进展 [J]. 中国康复, 2017, 32（4）: 326-329.

19. APPEL C, PERRY L, JONES F. Shoulder strapping for stroke-related upper limb dysfunction and shoulder impairments: systematic review[J]. Neuro Rehabilitation, 2014, 35（2）: 191-204.

20. 李登耀, 罗伦, 向桃, 等. 肌内效贴联合肩胛骨强化训练对早期脑卒中后肩痛的疗效观察 [J]. 神经损伤与功能重建, 2020, 15（1）: 55-57.

21. LIU S, ZHANG C S, CAI Y, et al. Acupuncture for post-stroke shoulder-hand syndrome: a systematic review and meta-analysis[J]. Front Neurol, 2019, 10: 433.

22. CHAU J P C, LO S H S, YU X, et al. Effects of acupuncture on the recovery outcomes of stroke survivors with shoulder pain: a systematic review[J]. Front Neurol, 2018, 9: 30.

23. PENG L Z L. Traditional manual acupuncture combined with rehabilitation therapy for shoulder hand syndrome after stroke within the Chinese healthcare system: a systematic review and meta-analysis[J]. Clin Rehabil, 2018, 32（4）: 429-439.

24. 陈炳. 脑卒中后肩痛治疗进展 [J]. 现代医学杂志, 2013, 25（7）: 839-840.

25. TAO W, FU Y, HAI-XIN S, et al. The application of sonography in shoulder pain evaluation and injection treatment after stroke: a systematic review[J]. J Phys Ther Sci,

2015，27（9）：3007-3010.

26. BOURSEUL J S，MOLINA A，LINTANF M，et al. Botulinum toxin injections in infants with musculoskeletal disorders: a systematic review of safety and effectiveness[J]. Arch Phys Med Rehabil，2018，99（6）：1160-1176. e5.

27. 刘小燮，周谋望. 肉毒毒素注射治疗脑卒中后肩痛的研究进展 [J]. 中国康复医学杂志，2017，32（11）：1292-1296.

（刘艳君　于惠贤）

第 15 章

卒中后肩手综合征的研究进展

一、肩手综合征概述

卒中后肩手综合征（shoulder-hand syndrome，SHS）指脑血管病后并发的以肩部疼痛性运动障碍及同侧手、腕疼痛和肢体运动障碍为主要表现的综合征，是脑血管病常见的并发症。Stejnbroker 于 1947 年首先报道，因其发病与患肢交感神经系统功能障碍有关，又称卒中后反射性交感神经营养不良综合征（reflex sympathetic dystrophy，RSD）或复杂性区域性疼痛综合征类型 I（complex regional pain syndrome type I，CRPS I）。

肩手综合征因诊断标准不统一，发病率波动在 1.5% ～ 70%，国内报道发病率约为 15.2%。在脑卒中的并发症中，该病发病率仅次于跌倒、精神错乱，为脑卒中的第三大并发症，是影响偏瘫患者上肢功能恢复的主要原因。SHS 男女均可发病，女性多于男性，为男性的 3 ～ 4 倍，发病年龄主要集中在 45 ～ 78 岁，90% 患者的发病年龄在 50 岁以上，高于 70 岁者发病率随年龄增加而增加。主要发生在脑卒中后 2 周～ 3 个月内，最早于脑卒中后第 3 天发生，最迟可延长至脑卒中后 6 个月，以患侧上肢疼痛、患侧手肿胀和皮肤改变、肩关节半脱位及关节活动范围受限为主要表现，严重影响患者偏瘫肢体的康复。肩手综合征起病缓慢、隐匿，常导致患者的忽视，从而延误最佳治疗时机，进而可能导致患者永久性手及手指畸

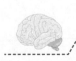

形，使手的功能全部丧失，仅有 20% 的患者能够完全恢复以前的活动。

SHS 的临床表现：①患侧上肢的肩部疼痛，手指及腕关节疼痛和活动受限常为首发症状；②感觉异常、感觉过敏；③血管舒缩障碍，初期的表现为血管扩张，皮肤潮红及局部热感，随病情发展出现血管收缩、发绀、局部湿冷症状；④手背皮肤水肿；⑤出汗异常，初期为多汗，后期可干燥；⑥营养障碍，常见于Ⅱ、Ⅲ期，可有肌肉萎缩、指甲变形、关节萎缩。SHS 病情演变一般分为三期：Ⅰ期（急性期），肩部疼痛，活动受限，同侧手腕关节肿胀，出现发红、皮温上升等血管运动性改变，手指多呈伸直位，屈曲时受限，被动屈曲时引起疼痛，时间持续 3～6 个月，治愈或进入Ⅱ期；Ⅱ期（营养障碍期），肩、手的自发痛或手的肿胀减轻或消失，患侧手皮肤、肌肉明显萎缩，手指关节活动受限日益加重，时间也可持续 3～6 个月，如治疗不当将进入Ⅲ期；Ⅲ期（萎缩期），手部皮肤干燥、发凉、肌肉萎缩显著，手指关节严重挛缩，手部损伤不可逆转。因此一旦发现肩手综合征应尽早开始治疗，如发展至Ⅲ期，会导致永久性畸形。

二、肩手综合征的病因及发病机制

SHS 的发生及严重程度与脑卒中的类型、肢体瘫痪、关节痉挛、感觉障碍的严重程度和恢复有关。目前脑卒中后 SHS 发病机制尚不明确，很多学者认为 SHS 的发生、发展是多种因素共同作用的结果，其中包括神经源性炎症、中枢敏化、交感神经系统和血管舒缩障碍，还与自身免疫、遗传因素、心理因素及病毒感染等有关。

1. 神经源性炎症

在脑卒中患者中，伤害刺激可以诱发 C 型纤维，其通过轴突反射或背根反射激活外周神经末梢，促进神经肽的释放，神经肽与免疫调节细胞相互作用，导致促炎性细胞因子释放引起局部血管扩张、蛋白溢出等炎症反应，同时引起外周敏化。局部的神经炎症是水肿的基础，脑卒中后 SHS 患者的早期阶段出现血管舒缩障碍及多汗症，在这些患者的血清中检测出高水平的降钙素基因相关肽（calcitonin gene-related peptide，CGRP）与 P 物质浓度，均为神经源性炎症的标志；此外卒中后患者患侧上肢瘫痪、活动受限，使腕部被迫处于掌屈位，上肢血液流动及淋巴回流受阻，释放大量炎性介质（前列腺素、谷氨酸等）加剧疼痛。

2. 中枢敏化作用

C 型纤维被反复刺激会产生髓质神经元突触后电位缓慢复极（wind up），而 "wind up" 现象在神经元放电过程中逐渐增加，达到明显高于初始电位的水平，并且在 C 型纤维的刺激停止后的数分钟内持续存在，从而出现疼痛加剧及疼痛延长；脊髓背角 N- 甲基 -D- 天冬氨酸（N-methyl-D-aspartate acid，NMDA）受体在产生和维持髓质超敏状态的过程中起重要作用，NMDA 受体既存在于突触前膜，也存在于突触后膜，参与兴奋性神经传导，C 型纤维将动作电位传递至脊髓背外侧角的二级神经元，激活 NMDA 受体，引起中枢敏化。C 纤维也参与化学物质如谷氨酸及 P 物质的运输，提示外周的神经源性炎症与中枢敏化之间存在联系。

3. 交感神经系统和血管舒缩障碍

交感神经功能障碍的典型临床症状和体征，如水肿、皮肤温度和颜色的变化及多汗症，表明交感神经系统在 SHS 的病理生理学中发挥了作用。研究在 SHS 早期交感刺激动作后的血管收缩反射受损，基础交感神经动能下降。病理生理条件下，交感神经和传入神经偶联会形成恶性循环，使得血管运动神经麻痹，从而增强患肢交感神经的兴奋性，造成局部组织营养障碍，出现代谢异常的情况，从而引发肩手肿和疼痛的现象。研究发现交感血管收缩活性下降引起的皮肤血管扩张是 SHS 受累肢体皮肤温度升高的原因之一。此外，国外相关研究表明 SHS 的发生与患肢交感神经功能异常引起神经源性炎性反应、血管运动功能障碍及适应不良的神经重塑有关。动物研究发现，神经损伤后的痛觉纤维的肾上腺素能受体的表达，可能是诱发疼痛的一种机制；此外，在交感神经病理改变作用下，会增强脑卒中患者的局部神经源性炎症的痛觉传入，使得局部血管通透性增强，周围性炎症持续，增加患者痛苦。

4. 自身免疫

据报道，SHS 患者的血清中含有自身抗体，可以识别交感神经细胞上一种分化而来的表面抗原。在这些患者中，抗体功能活跃，对 β_2-肾上腺素能受体发挥激动作用。此外，一些患者在静脉注射免疫球蛋白后疼痛缓解，提示可能与自身免疫相关，但目前缺少更进一步的研究证明。

5. 遗传易感

有研究表明，SHS 的发生可能与 *HLA-DQ1*、*HLA-DR13*、*HLA-B62*、*HLA-DO8*、*HLA-DR6* 等基因相关。

三、肩手综合征的影响因素

1. 患者因素

（1）年龄因素：年龄对卒中后 SHS 的发生有明显影响，多数卒中后 SHS 的发病年龄在 50 岁以上，且年龄越大，SHS 发生率越高。有研究表明年龄大于 60 岁的脑卒中患者更易发生 SHS。Alday-Magpntay 等证实了年龄在一定程度上影响着 SHS 的发生率。

（2）肢体功能障碍：瘫痪患者患侧处于屈肌痉挛模式时，肘关节和腕关节被迫屈曲，导致手背大部分静脉及淋巴回流受阻；患侧肩、肘、腕等多个关节活动度训练时过度牵拉等，损伤关节及其周围结构引起无菌性炎症，因而出现患肢水肿和疼痛。

（3）不恰当输液：反复输液时，患者为了能够使用健侧手，一般于患侧手行静脉输液，这样会加重血管壁供血压力，引起明显水肿；部分患者输液时液体渗漏至手背组织内致使血管壁变薄。

（4）手部意外损伤：部分患者存在感觉缺失或忽略，无意接触滚烫的盘子、香烟或热水瓶而被烫伤，或患手被卷入轮椅的轮子而无感觉，或因个人或护理者疏忽可能会摔倒而损伤偏瘫侧手，这些手部的损伤都可导致手水肿。

2. 相关疾病

（1）肩关节半脱位：经国内外学者多番证实，肩关节半脱位是引起 SHS 的主要因素。研究发现卒中后 SHS 肩关节半脱位发生率显著高于非 SHS 患者，提示对于卒中后存在肩关节半脱位的患者应及时、及早地实施康复治疗，从而降低卒中后 SHS 的发生率。

（2）肌力：有研究对卒中后患者的随访发现，卒中后肌力级别越低发生 SHS 的风险越高。因此促进上肢肌力的恢复，将对降低卒中后 SHS 发生率、提高患者生活质量有明显的积极影响。

（3）肌张力：有研究显示，肌张力下降或者肌张力异常增高是导致 SHS 发生的重要原因。有研究对脑卒中患者调查随访发现，SHS 组肌张力减退发生率、肌张力异常增高发生率均显著高于非 SHS 组。

（4）合并症：文献显示，心肌梗死、颈椎病、上肢创伤、截瘫、肺部疾病等均可引起卒中后 SHS。有研究将高血压、糖尿病、心肺疾病、感染、消化道出血等多种疾病纳入研究，发现了合并症 SHS 发生的独立危险因素，但由于该研究对合并症进行了量化评分，无法说明合并症中单一因素对肩手综合征发生的影响。

（5）手水肿：手水肿不仅是卒中后 SHS 的主要临床症状，也是其重要的诱发因素。有研究通过测量患肢中指周长（circumference of the middle finger，CMF），以患肢 CMF 与非患肢 CMF 之比（ratio of the CMF，RCMF）来表示手水肿程度，探究手水肿对 SHS 发展的影响，结果表明，手水肿与 RSD 的发生有明显的相关性。此外，研究还提出卒中后 4 周 RCMF 高于 1.06 的患者，SHS 发生率明显高于 RCMF 较低的患者。

此外，还有研究指出上肢固定、对位视野检查缺陷、右偏瘫、低蛋白血症、低钙血症也是影响 SHS 发生的主要因素，但由于支撑数据过少，其结论需进一步验证相关疾病因素对卒中后 SHS 的影响。

四、肩手综合征的诊断标准

SHS 的诊断比其他疾病更复杂，因为任何失用性综合征都可出现上肢局部疼痛、水肿、发热、触觉敏感和轻度营养不良，所以更需要注意一些特定的临床症状，如疼痛加剧、痛觉过敏、皮温显著变化、肤色改变等。由于缺乏特异性的检测，甚至没有明确的病理诊断，所以卒中后 SHS 主要依靠临床症状做出诊断。1993 年 Veldman 对 829 例 SHS 进行前瞻性研究，制定了 Veldman 标准（表 15-1）。1994 年国际疼痛学会（International Association for the Study Pain，IASP）提出了 SHS 的临床诊断标准（表 15-2）。目前被认可且广泛使用的是 Harden/Bruehl 标准（表 15-3），而 Harden/Bruehl 标准并未得到国际疼痛研究学会正式认可，而且这些诊断标准均只有临床症状及体征，具有一定局限性，很难被广泛接受。

表 15-1 Veldman 标准

1.符合以下 4～5 项
（1）原因不明的弥漫性疼痛
（2）相对于其他肢体皮肤颜色的差异
（3）弥漫性水肿
（4）相对于其他肢体皮肤温度的差异
（5）活动范围受限

续表

2. 活动后出现或加剧以上的症状和体征
3. 出现上述症状和体征的区域面积大于原发病损伤，包括远端损伤

表 15-2　IASP 诊断标准

1. 肩部静止或活动时出现疼痛
2. 手和腕部水肿
3. 手部血管舒缩功能改变
4. 腕关节、掌指关节、指间关节触痛

* 上述肩和手的症状全部出现为临床确定的 SHS，若仅有手部症状而肩部不受累或仅出现手部肿胀伴掌指关节和（或）腕部触痛为临床可能的 SHS

表 15-3　Harden/Bruehl 标准

当符合下列标准时可做出临床诊断
1. 持续的疼痛与任何刺激事件不成比例
2. 出现以下 3 类及 3 类以上的临床表现
（1）感觉：感觉过敏或异常性疼痛
（2）血管舒缩性：温度不对称，皮肤颜色变化，肤色不对称
（3）汗液分泌 / 水肿：水肿、异常汗液分泌或出汗不对称
（4）运动，营养：运动范围减小、运动功能障碍（如虚弱、震颤、肌张力障碍）或营养变化（如毛发、指甲、皮肤）
3. 同时出现以下 2 类及 2 类以上的现象
（1）感官：痛觉过敏的证据（针刺），异常性疼痛（轻触、温度感觉、身体压力或关节运动）
（2）血管舒缩性：温度不对称的证据（＞ 1℃），皮肤颜色变化或不对称
（3）汗液分泌 / 水肿：水肿的证据，出汗的变化，或出汗不对称
（4）运动，营养：运动范围减小的证据，运动功能障碍（如虚弱、震颤、肌张力障碍）或营养变化（如头发、指甲、皮肤）
4. 其他疾病不能更好地解释所有临床症状及现象

五、肩手综合征的辅助检查

在脑卒中后早期，肩手综合征与偏瘫肢体的失用综合征等症状相似，难以鉴别。此外，目前主要依靠临床表现诊断肩手综合征，而部分脑卒中或脑损伤后患者存在认知障碍，无法回忆疼痛发作的确切时间并描述其症状，可通过客观工具辅助诊断。

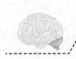

1. X 线片

X 线片可发现肩关节的半脱位，肩手综合征急性期 X 线片可见手部、肩部骨骼有脱钙现象，营养障碍期可见患侧手骨质疏松样改变，萎缩期可有广泛的骨腐蚀。X 线片肩手综合征的表现特异性差。

2. 红外线热成像

自 20 世纪 60 年代红外热像仪测量皮肤温度的技术被引入临床医学领域以来，已广泛应用于炎症、肿瘤、各种软组织疾病、周围血管疾病及神经性疾病的诊断和疗效观察。正常人双侧肢体皮肤温度呈对称性分布，当一侧温度升高或降低与对侧形成较大温差时则提示存在某种病变。交感神经性血管运动异常反应是肩手综合征患者手部皮肤温度变化的原因，因此可以应用红外线热成像进行肩手综合征的诊断，但目前对于肩手综合征红外线热成像的研究结果尚有争议。有报道，在肩手综合征早期，患者肢体血浆中去甲肾上腺素和神经肽 Y 的浓度降低，患侧部位皮肤血管收缩张力降低、静脉血管扩张、血流量增加，最终导致皮肤温度升高。大部分的研究报道脑卒中后 SHS 患者的患侧皮肤温度是降低的，包括急性期；另有一部分研究报道脑卒中急性期患者患侧皮肤温度增加，恢复期患侧皮肤温度下降。

3. 交感皮肤反应

交感皮肤反应（sympathetic skin response，SSR）属于反射性交感神经萎缩症（reflex sympathetic dystrophy，RSD）的范畴，而 SSR 是客观评价交感神经功能的较好的方法，可以对自主神经功能做出客观评价，且简单易行。贾和平等研究发现，在 SHS 中，各期的交感神经活动是不一致的，其各期的交感神经活动并非都是亢进的，Ⅰ期交感神经活动减弱，Ⅱ期交感神经活动增强，Ⅲ期交感神经活动两侧无显著差异。

4. 高频超声

高频超声能清晰显示偏瘫继发肩手综合征患者的正中神经并检测到正中神经在形态学上的变化,可评价康复治疗的效果。有研究对偏瘫继发肩手综合征的患者健、患侧上臂及腕管正中神经的前后径和横截面积进行测量并与临床分期和患侧肌力影响因素进行对照研究,结果发现患者患侧正中神经的前后径和横截面积随着肩手综合征临床分期加重变窄、缩小明显,随着患侧肌力恢复,正中神经直径及横截面积变大。

5. 三相骨扫描

三相骨扫描(three-phase bone scintigraph,TPBS)特异性高,可用于排除 SHS,尤其适用于鉴别诊断疑难病例。比较 TPBS 与 X 线片、热成像和 MRI 的诊断效能,TPBS 在 SHS 发病 1 周和 8 周时诊断特异度明显高于其他 3 种方法,且可能具有排除诊断的价值。研究结果显示,在脑卒中 SHS 发生的最初 2 ~ 6 周内,TPBS 诊断灵敏度较低(3.3%);疾病进展 7 周后,TPBS 诊断 SHS 的灵敏度增加至 81.5%;晚期 20 周后,TPBS 的诊断灵敏度降低至 63%;TPBS 所示连续变化有助于诊断脑损伤后认知障碍患者中的 SHS,建议可将 TPBS 作为在脑卒中或创伤性脑损伤患者中筛查 SHS 的工具。

六、肩手综合征预防和治疗

SHS 在发病早期时一般不会引起患者的高度重视,从而导致多数患者错失最佳的治疗时间,从而难以治愈,严重影响患者的生活质量,并可加重脑卒中病情的危急程度。SHS 的治疗效果取决于可否早期诊断,早预防、早发现及早干预是防治 SHS 的最佳手段,可有效避免 SHS 的发生,且可促进患者加速康复,进一步提高患者的生活质量。但目前诊断 CRPS 主要依靠病史和症状、体征,尚无客观标准，试验数据缺乏，没有明确的治疗指南，目前公认的为多学科综合治疗。

1. 预防性康复护理

临床中对于脑卒中偏瘫患者一般实施综合预防护理措施，包括早期的肢体活动、正确搬运患者、预防过度牵拉患肢、严禁于患肢输液及正确的健侧肢体位置摆放等，研究表明对脑卒中偏瘫患者针对性实施预防性康复护理可有效降低 SHS 的发生率，同时可有效促进患者患侧上肢功能康复。

2. 康复治疗

（1）物理治疗：有研究指出，对脑卒中患者实施良肢体位摆放，能够有效减轻患者疼痛，加速血液循环，规范的良肢体位摆放，能够减少指关节和腕关节屈曲对神经血管的压迫，有助于改善局部血液循环，从而改善患者上肢运动功能。体外冲击波是一种通过物理介质传导的机械性脉冲压强波，可通过改善患处的化学环境，使组织产生并释放出抑制疼痛的化学物质，破坏疼痛受体的细胞膜，促进血管扩张，增加血液循环和促进组织再生以减轻患处疼痛。研究表明相较于其他机械波物理治疗方法，体外冲击波对肩手综合征患者的治疗效果更为显著；热冷水交替浸浴是肩手综合征的重要物理疗法，用 5 ～ 10 ℃的冷水和 40 ～ 45 ℃的温水对患者实施交替浸浴，能够改善患者手部血管的舒缩功能，起到缓解疼痛和提高疗效的作用；正压顺序循环疗法通过从远端到近端进行节律性充气按压，能够有效起到缓解患者疼痛和水肿的效果；肌内效贴布（kinesio tape，KT）具有良好的伸缩性、透气性、低致敏性，临床上主要应用于消肿、止痛，改善感觉输入及促进软组织功能活动等效用，它可以在支撑及稳定肌肉与关节的同时不妨碍身体正常活动。研究表明在康复治疗的基础上运用 KT 贴扎策略能够在短时间内快速减轻患侧肩部的疼痛；其他治疗还包括高压氧疗、水疗、冰疗、向心性缠绕、暴露疗法及穿弹力袜等。

随着治疗方法的不断改进，超声波治疗、神经肌肉电刺激等在脑卒中后肩手综合征患者中均能起到较好效果。但经皮电刺激可能会导致 P 物质和其他血管活性物质的消耗，加重疼痛症状，早期阶段需慎用。另康复治疗联合针灸、电针等治疗方法，可取得较好的疗效。

（2）主动运动与被动运动：运动过程能够打破疼痛 – 制动 – 活动障碍的恶性循环，从而改善患者症状。主动运动是在早期指导患者患手进行负重锻炼，可指导患者多加练习日常生活活动，如举木棒、Bobath 式握手上举等，多进行手指抓握的活动锻炼。被动运动是在患者完全放松背部与肩部的肌肉后，指导患者患侧进行不同活动范围的被动锻炼（在无痛的基础上）。主动运动与被动运动最常用的运动锻炼方法就是 Bobath 疗法，其包括 Bobath 撑手法与 Bobath 握手法等，可有效促进患者脑卒中后肩手综合征康复护理进展。有研究报道，脑卒中偏瘫患者应用 Bobath 技术和作业治疗等，有助于缓解痉挛给患者造成的损害，增加患者的活动时间，改善关节活动度，提高患者的日常生活自理能力，从而促进患者康复。研究显示对脑卒中 SHS 患者实施被动运动与抬高患肢可有效提高其护理后的日常生活能力（activities of daily living，ADL）评分、手指运动功能评分及上肢功能分级，于脑卒中 SHS 患者而言，被动运动与抬高患肢可有效促进手部功能康复，从而达到提高患者生活质量的目的。

SHS 患者容易出现疼痛 – 限制活动 – 形成活动障碍 – 愈发疼痛的恶性循环情况。因此，需鼓励患者进行康复运动锻炼，以降低水肿与疼痛程度，从而促进与保持其运动功能。但在进行康复运动锻炼时需注意遵循循序渐进的原则，应由强度小、运动量低的活动开始，再根据具体情况渐渐增加运动量与运动强度。

（3）镜像训练：镜像神经元（mirror neuron，MN）是指个体在执行某一行为及观察其他个体执行同一行为时都发送冲动的神经元。基于 MN 理论的动作观察，通过镜像错觉提供视觉反馈输入影响人体中的 MN 系统，重塑病理状态下已经形成的脑皮质模式，从而减轻患者的疼痛。镜像训练时指导患者将健侧手放在镜子前面，而患侧手放在镜子后面，患者可通过观察镜中呈现出的健侧活动影像以诱使患侧进行活动，从而进行对称性的双侧肢体肌肉（同源性）运动。研究发现镜像训练可有效缓解脑卒中 SHS 患者的疼痛程度，并促进其上肢运动功能康复。

3. 心理治疗

SHS 患者由于患肢持续疼痛，身体、心理及社会功能的损害而产生焦虑、抑郁、对运动的恐惧、对伤害或再伤害的恐惧等心理后遗症。通常使用心理干预、心理教育及行为干预相结合的方法，若患肢未取得进展，病情转为慢性，应进行正式的心理评估，制定个性的治疗方案。

4. 药物治疗

对于脑卒中后肩手综合征，临床常用口服药物治疗，以达到镇痛和消炎的效果。非甾体抗炎药可以减少炎症，推荐早期使用。尽管非甾体抗炎药的疗效可能较低，但 IASP 仍推荐 SHS 初期合并中度疼痛的患者使用。根据文献报道卒中患者口服皮质类固醇治疗能够起到消除血管神经性水肿和减轻炎症反应的作用，显著改善患肢疼痛和运动范围。虽然阿片类药物治疗神经性疼痛的安全性和有效性已被证实，但高剂量和长期使用可导致耐受、成瘾、误用、免疫抑制、内分泌功能障碍和死亡，故阿片类药物如羟考酮和曲马多，不支持长期使用。有研究报道，加巴喷丁和卡马西平应用于脑卒中后肩手综合征治疗的临床效果均较好，但是在安全性方面，加巴喷丁的安全性相对较高，更有助于改善患者生活质量，目前被认为是最终的药理学选择。SHS 患者炎性通路上调兴奋痛觉神经递质 NMDA，NMDA 受体拮抗剂氯胺酮可逆转中枢敏化和大脑可塑性改变，局部或静脉注射氯胺酮治疗可减轻疼痛，对耐药患者也有效。随着 SHS 的发展，可出现骨密度降低、痛觉性骨痛和骨质疏松，使用二膦酸盐能抑制破骨细胞的活性，减缓骨吸收和增加骨密度，治疗 SHS 安全有效。

5. 神经阻滞治疗

神经阻滞治疗是脑卒中后肩手综合征的重要手段，有研究报道，经上肢臂丛神经注射罗哌卡因，能够有效减轻脑卒中后偏瘫患者的上肢疼痛，缓解患侧关节肿胀，从而增强患者的上肢运动功能。据资料显示，在脑卒中后肩手综合征治疗中，应用星状神经节阻滞能够起到较好的疼痛和手肿缓解效果，能够极大地增强患者的关节活动度，从而加速患者康复。星状神经阻滞通过其中枢作用和周围作用，能够维持患者的免疫功能、自主神经功能正常，改善局部组织血液循环，从而加速上肢功能恢复。在无禁忌证的条件下，肩手综合征患者联合应用曲安奈德等糖皮质激素药物与神经阻滞药物，能够有效提高临床疗效，改善患者肩关节活动度。

6. 脊髓电刺激

脊髓电刺激（spinal cord stimulation，SCS）是目前临床上非常重要的一种侵袭性治疗手段，其本质属于神经调控。在临床应用上，主要有经皮穿刺电极和外科电极两种。SCS 主要包括将电极植入到胸段或者颈段脊髓硬膜外的后方与疼痛部位同侧的空间，并且植入位置要能激发出感觉异常（通常为酥麻感），这是治疗成功与否的先决条件。SCS 能缓解感知疼痛，明显改善患者生活质量和满意度评分。在一项 SHS 患者接受 SCS 治疗的回顾性研究的随访中，患者的疼痛得到了缓解，与长期随访结果有相关性。

7. 中医治疗

中医将脑卒中后肩手综合征归属于"风瘫""痹症"的范畴，是中风后常见表现，中风患者机体受损严重，加之风痰阻络及气血运行不畅，很容易出现手部肿胀、关节疼痛及活动受限等情况。中医讲究辨证施治，中药和针灸是中医治疗脑卒中后肩手综合征的常用方法，临床可根据患者的具体情况，采取有针对性的中医治疗措施：①中药治疗，在脑卒中后肩手综合征治疗中，有研究学者认为治疗应以祛邪通脉为主，可采用通络活血汤、益气活血汤及补阳还五汤等方法治疗，以改善患者症状，促进肢体功能恢复。除了内服中药外，还可通过中药熏洗或熏蒸等方式，使药物能够直接作用于皮肤，改善细胞内环境，促进体内炎症吸收，改善局部微循环，增加解痉止痛和消肿的效果。②针灸治疗，是临床治疗脑卒中后肩手综合征的重要手段，诸多研究证实，针灸治疗具有操作简便、疗效显著、不良反应少等优势，治疗能够通经活络，改善患肢微循环，促进患肢运动功能恢复。随着针灸治疗技术的不断改进，电针、浮针、温针灸等的应用也受到更多关注，电针能够叠加多种模式和频率，能够有效增强对肩和手周围肌肉的刺激，有助于提高治疗效果。有研究证实，浮针、温针灸等在脑卒中后肩手综合征治疗中均具有较高的应用价值。

卒中后 SHS 的主要目标是减轻水肿及疼痛，改善手、腕关节的活动度。对卒中后 SHS 临床上还没有统一的诊断标准和客观疗效评判指标，可根据《脑卒中的康复评定和治疗》进行疗效评定。①治愈：关节疼痛消失，主动、被动活动达正常范围，无痛感，水肿消失，无手的肌肉萎缩；②显效：关节疼痛减轻，关节活动轻度受限，水肿基本消失，手的小肌肉萎缩不明显；③有效：关节疼痛稍好转，关节活动受限明显，仍有水肿，手的小肌肉萎缩不明显；④无效：患者体征、症状没有明显的改善，手部肌肉的萎缩现象逐渐加重，关节活动受到很明显的限制。另外，可应用超声、三相骨扫描等技术手段对肩手综合征的治疗效果进行评价。

七、小结

脑卒中后 SHS 的病因复杂，其发生机制尚未明确，目前认为是多种因素共同作用的结果。应了解其危险因素，掌握多种治疗方法，同时注意患者良肢位的摆放及对肩关节、腕关节的保护，避免过度牵拉关节和手的小损伤，预防和减轻 SHS。近年来，国内外学者在 SHS 的康复治疗方面进行了很多有益的探索并取得了一定成果，进一步增加了脑卒中后 SHS 患者的康复效果。但目前 SHS 的客观评价方面尚有欠缺，诊断标准不统一，需进一步揭示其发生机制，完善诊断体系和治疗措施。

参考文献

1. HARDEN R N, OAKLANDER A L, BURTON A W, et al. Complex regional pain syndrome：practical diagnostic and treatment guidelines, 4th edition[J]. Pain Med, 2013, 14（2）：180-229.

2. 刘林，周仁兰，陈越. 卒中后复杂性区域性疼痛综合征 I 型诊治进展 [J]. 世界最新医学信息文摘, 2018, 18（38）：61-63.

3. WILSON R D, CHAE J. Hemiplegic shoulder pain[J]. Phys Med Rehabil Clin N Am, 2015, 26（4）：641-655.

4. KRISHNAMURTHI R V, FEIGIN V L, FOROUZANFAR M H, et al. Global and regional burden of first-ever ischaemic and haemorrhagic stroke during 1990-2010：findings from the global burden of disease study 2010[J]. Lancet Glob Health, 2013, 1（5）：e259-e281.

5. TSAI C F, THOMAS B, SUDLOW C L, et al. Epidemiology of stroke and its

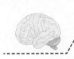

subtypes in Chinese vs white populations：a systematic review[J]. Neurology，2013，81（3）：264-272.

6. GAO Q，NIE H，ZHU C，et al. Non-pharmaceutical therapy for post-stroke shoulder-hand syndrome：protocol for a systematic and network meta-analysis[J]. Medicine（Baltimore），2020，99（23）：e20527.

7. 吴圣婕，雷迈，谭威，等. 脑卒中后肩手综合征的病因机制及诊疗进展[J]. 广西医学，2015（7）：953-955.

8. BORCHERS A T，GERSHWIN M E. Complex regional pain syndrome：a comprehensive and critical review[J]. Autoimmunity Reviews，2014，13（3）：242-265.

9. HIROKO Y，HIDEKATA Y. Relationship between cutaneous temperature and hand edema and allodynia after stroke-the etiology of shoulder-hand syndrome[J]. Rinsho Shinkeigaku，2015，55（1）：1-7.

10. ROCKETT M. Diagnosis，mechanisms and treatment of complex regional pain syndrome[J]. Curr Opin Anaesthesiol，2014，27（5）：494-500.

11. LASCOMBES P，MAMIE C. Complex regional pain syndrome type I in children：what is new?[J]. Orthop Traumatol Surg Res，2017，103（1S）：S135-S142.

12. MEDINA-RODRÍGUEZ M E，DE-LA-CASA-ALMEIDA M，MARTEL-ALMEIDA E，et al. Visual-ization of accessory lymphatic pathways，before and after manual drainage，in s-econdary upper limb lymphedema using indocyanine green lymphography[J]. J Clin Med，2019，8（11）：1917.

13. GOEBEL A，BLAES F. Complex regional pain syndrome，prototype of a novel kind of autoimmune disease[J]. Autoimmun Rev，2013，12（6）：682-686.

14. 陆迅，陈睿. 脑卒中后肩－手综合征的中医临床特征及危险因素[J]. 内蒙古中医药，2016，35（15）：61-62.

15. KNUDSEN L F，TERKELSEN A J，DRUMMOND P D，et al. Complex regional pain syndro-me: a focus on the autonomic nervous system[J]. Clin Auton Res，2019，29（4）：

457-467.

16. 叶青，李长清，王蕾，等. 卒中后反射性交感神经营养不良危险因素研究 [J]. 中国卒中杂志，2014（11）：929-935.

17. 徐珊，王袖平，陈谋珠. 脑卒中后肩手综合征发生的危险因素的临床分析 [J]. 现代诊断与治疗，2015（8）：1796-1797.

18. 张岩，贝泰莉，柏程程，等. 脑卒中患者心理的循证护理干预 [J]. 中国医药科学，2019，9（1）：88-90.

19. 张玉环，逄冬，邰春玲，等. 卒中后肩手综合征相关影响因素的研究现状及展望 [J]. 全科护理，2020，18（21）：2657-2660.

20. 蔡桂芬. 脑卒中后肩手综合征康复护理进展 [J]. 养生保健指南，2020（17）：226.

21. NAHM F S. Infrared thermography in pain medicine[J]. Korean J Pain3, 2013, 26（3）：219-222.

22. 王帅，刘志华，王琳，等. 脑卒中后肩痛患者肩部红外热成像观察 [J]. 中国康复医学杂志，2014，29（7）：645-649.

23. 杨阳，季钦. 高频超声检测偏瘫继发肩手综合征患者正中神经的临床应用 [J]. 中国中西医结合影像学杂志，2016，14（5）：553-555.

24. PENDÓN G, SALAS A, GARCÍA M, et al. Complex regional pain syndrome type 1：analysis of 108 patients[J]. Reumatol Clin, 2017, 13（2）：73-77.

25. WERTLI M M, BRUNNER F, STEURER J, et al. Usefulness of bone scintigraphy for the diagnosis of complex regional pain syndrome 1: a systematic review and Bayesian meta-analysis[J]. PLoS One, 2017, 12（3）：e0173688.

26. KIM Y W, KIM Y, KIM J M, et al. Is poststroke complex regional pain syndrome the combination of shoulder pain and soft tissue injury of the wrist?A prospective observational study：STROBE of ultrasonographic findings in complex regi-onal pain syndrome[J]. Medicine（Baltimore）, 2016, 95（31）：e4388.

27. PACHOWICZ M, NOCUN A, POSTEPSKI J, et al. Complex regional pain syndrome type Ⅰ with atypical sc3intigraphic pattern-diagnosis and evaluation of the entity with

three phase bone scintigraphy：a case report[J]. Nucl Med Rev Cent East Eur，2014，17（2）：115-119.

28. 时建卫. 脑卒中后肩手综合症发病机制及临床治疗研究进展 [J]. 中西医结合心血管病电子杂志，2017，5（28）：3-4.

29. PILLASTINI P, ROCCHI G, DESERRI D, et al. Effectiveness of neuromuscular taping on painful hemiplegic shoulde：a randomised clinical trial[J]. Disabil Rehabi-l, 2016，38（16）：1603-1609.

30. 王刚，徐玲，支世保，等. 体外冲击波结合作业疗法治疗脑卒中后肩手综合征的疗效 [J]. 包头医学院学报，2016，32（4）：84-85.

31. 李进福，张杨，岳寿伟. 体外冲击波治疗肩手综合征的疗效观察 [J]. 中国康复，2016，31（4）：255-257.

32. 王亚明. 高压氧联合电穴位刺激治疗卒中后肩手综合征的疗效观察 [J]. 实用心脑肺血管病杂志，2013（8）：124-125.

33. WEI X Q, HE L Y, LIU J, et al. Electroacupuncture for reflex sympathetic dystrophy after stroke：a meta-analysis[J]. J Stroke Cerebrovasc Dis，2019，28（5）：1388-1399.

34. ZHOU Z H, ZHUANG L X, CHEN Z H, et al. Post-stroke shoulder-hand syndrome treated with floating-needle therapy combined with rehabilitation training：a randOmized controlled trial[J]. Zhong Guo Zhen Jiu，2014，34（7）：636-640.

35. MONSOUR M, RODRIGUEZ R A, SHEIKH A, et al. Patient tolerability of suprascapular and median nerve blocks for the management of pain in post-stroke shoulder-hand syndrome[J]. Neurol Sci, 2021，42（3）：1123-1126.

36. VARENNA M, ADAMI S, ROSSINI M, et al. Treatment of complex regional pain syndrome type Ⅰ with neridronate：a randomized, double blind, placebo-controlled study[J]. Rheumatology（Oxford），2013，52（3）：534-542.

37. ROCHA RED O, TEIXEIRA M J, YENG L T, et al. Thoracic sympathetic block for the treatment of complex regional pain syndrome type I：a doubleblind randomizeed

controlled study[J]. Pain，2014，155（11）：2274-2281.

38. PERVANE V S，NAKIPOGLU Y G F，SEZGIN O D，et al. Effects of mirror therapy in stroke patients with complex regional pain syndrome type 1：a randomized controlled study[J]. Arch Phys Med Rehabil，2016，97（4）：575-581.

39. 唐朝正，陈昌成，丁政. 基于镜像神经元理论的动作观察在脑卒中后肩手综合征疼痛康复中的应用 [J]．中国康复医学杂志，2016，31（2）：145-149.

40. GEURTS J W，SMITS M D，KEMLER M A，et al. Spinal cord stimulation for complex regional pain syndrome type I：a prospective cohort study with long-term follow-up[J]. Neuromodulation，2013，16（6）：523-529.

41. 曾友华，包烨华，葛芳，等. 灵龟八法针刺治疗卒中后肩手综合 I 期临床观察 [J]. 上海针灸杂志，2013，16（6）：523-529.

42. NAZARI G，MACDERMID J C，BRYANT D，et al. The effectiveness of surgical vs conservative interventions on pain and function in patients with shoulder impingement syndrome. a systematic review and meta-analysis[J]. PLoS One，2019，14（5）：e0216961.

43. PENG L，ZHANG C，ZHOU L，et al. Traditional manual acupuncture combined with rehabilitation therapy for shoulder hand syndrome after strokewithin the Chinese healthcare system：a systematic review and meta-analysis[J]. Clin Rehabil，2018，32（4）：429-439.

44. LIU S，ZHANG C S，CAI Y，et al. Acupuncture for post-stroke shoulder-hand syndrome：a systematic review and meta-analysis[J]. Front Neurol，2019，10：433.

（马艳玲　刘畅）

第16章

老年人步态及平衡障碍研究进展

平衡功能和步态是老年人维持健康需要重点考虑的因素。步态及平衡障碍在老年人群中十分常见，其患病率随着年龄的增长而增加。据估计，在 65 ~ 69 岁的成年人中，步态障碍的发生率为 13%，而在 85 岁及以上的老年人中，这一比例上升至 46%。亦有研究认为居住在社区的 70 岁以上老年人步态障碍的患病率为 35%。步态障碍与老年人跌倒发生率的增加有关，在 65 岁及以上的成年人中，跌倒的年患病率约为 28%。步态障碍的老年人发生病残及死亡的风险升高了 2.2 倍，说明跌倒与老年人的病残率和死亡率显著相关。因此，回顾老年人步态和平衡功能的变化及视觉干扰对老年人步态和平衡功能的影响具有重要的临床意义，可为今后的研究提供基础。

一、平衡功能的调节

平衡功能是一个人保持姿势、对随意运动及外界干扰做出反应的基础。为了保持平衡，一个人的重心必须保持在不断变化的支撑点内。正常的步态和平衡能力是锥体系和锥体外系共同协调的结果。前庭系统和小脑在姿势控制中起着主要作用。姿势控制主要依赖于包括以下几方面的感觉输入：①来自肌肉和关节本体感受器的体感信息；②识别皮肤表面特征的感觉信息；③头部和躯干定位的前庭空间信息；④来自躯干重力感受器的重力信息及视觉输入信息等。情境线索和先前的经验调整着这些信息的输入以利于平衡控制。

二、老年人的平衡功能

平衡功能随着年龄的增长而下降。在正常的衰老过程中，行走速度不断下降，60 岁以后，每年下降约 1%。事实上，随着任务复杂性的增加，感觉反馈反而衰减，表明年龄更小的人也可出现平衡障碍。在进行闭目站立试验时，老年人比年轻人的摇摆速度显著增加。总而言之，姿势稳定性的下降在较早的年龄阶段就已经很明显了。不同年龄阶段需要不同的平衡功能检查方法来辅助监测平衡功能是否异常。此外，年长的受试者睁眼站在坚实的地面上时，摇摆速度大约是年轻受试者的 2.5 倍，闭目站立时老年人的摇摆速度是年轻受试者的 4 倍。因此，当站在坚实的表面上从睁眼到闭眼时，老年人摇摆速度大约增加了一倍，这与老年人前庭耳蜗系统退化有关。

老年人比年轻人更频繁且不恰当地激活拮抗肌肉以试图保持平衡。此外，在低振幅扰动的反应中，老年人倾向于激活近端到远端序列的肌肉，并使用可能涉及髋部屈曲或伸展的动作以维持姿势的稳定。然而，年轻的成年人更倾向于以正常的远端到近端肌肉激活序列对于扰做出反应。为了保持姿势的稳定性，老年人可能还会增加姿势的摇摆，但不一定是姿势的不稳定。由此看出，相较年轻人，老年人做出由小而持续的运动变化到更大姿势来维持姿势的稳定及平衡要更困难。

老年人在保持平衡的同时，对新感官信息的适应能力也有所下降。他们比年轻人更难迅速整合用来控制平衡的感觉信息，与年轻人不同，当接收到新的感觉信息时，会表现出更多的姿势不稳定性。他们仅能表现出部分适应视觉或本体感受信息的能力，而年轻人则表现出完全适应新感觉信息的能力。实验中发现了同样的现象，随着实验对象年龄的增长，他们的适应能力下降，尤其是不能适应视觉 / 本体感受信息输入的减少或不准确，以致于维持平衡的能力下降。

相比之下，除了对变化的视觉信息的急性反应不同之外，Jeka等发现，当长时间暴露在高振幅视觉刺激下，老年人对视觉信息的权重调整呈现出较慢的趋势，表明视觉在持续的姿势稳定中起作用，而非急性的扰动。我们也需客观考虑到研究者观察时间太短可能导致他们的数据存在一定的偏倚。

三、步态的调整

步态是由脊髓、脑干、小脑和大脑皮层共同控制调节完成的复杂活动。步态调节通路：从运动前区和额叶皮层的运动区投射到基底神经节，再从基底神经节到脑干和小脑的运动控制中心，最后到脊髓发生器。步态是一个复杂的运动任务，其发生机制涉及支持系统、执行系统和反馈系统，其中支持系统包括心血管系统、骨关节和韧带、足，这些结构使行走在物体上成为可能；执行系统包括额叶皮质（主要负责运动的设计规划、步态控制和协调随意以及自主运动）、基底节区（负责运动的发动和自动化）、脑干（负责感觉运动整合）、小脑（负责运动的协调和适应）、脊髓（可能负责产生节律性的步态）、神经根、感觉性和运动性周围神经及肌肉；反馈系统包括视觉系统、前庭系统及其他感觉神经。步态异常大多是由大脑病变引起的。

人类步态的节奏模式是由"中央模式发生器"控制的，"中央模式发生器"是脊髓中发挥协调作用的中间神经元群，允许收缩肌和拮抗肌交替激活以实现正确的步态。躯体感觉传入通路和大脑中的运动脑区也包含在步态周期中，其中运动脑区对于步态的启动和调节非常重要。Drew 和 Prentice 等认为脊髓整合来自周围传入神经和锥体束上结构的输入，将其分为精细控制和姿势支持机制。他们的结论是从锥体束上结构下降的信号与脊髓内的外周输入信号产生基本的运动节律相结合。姿势和动作可以通过传递下行指令到涉及姿势控制的脑干区域来整合，为在运动过程中调整姿势变化的幅度和时间提供了途径。

四、步态障碍病因与分类

随着年龄的增长，平衡和步态的变化既反映了多种身体功能和结构的生理老化，也反映了身体病理状况的积累。造成步态及平衡障碍的因素不止一个，主要包括以下几种：①生物力学和关节运动学异常；②控制平衡和步态的感觉运动神经异常；③心肺功能失调；④认知、焦虑、摔倒、恐惧等。导致老年人步态障碍常见的神经功能异常主要包括以下三个方面：①感觉缺陷（如多神经病）；②神经变性（如帕金森病、小脑共济失调）；③认知功能障碍和焦虑（如痴呆、害怕跌倒）。

常见的步态障碍包括：蹒跚步态、感觉性共济失调步态、跨阈步态、偏瘫步态、痉挛性截瘫步态、慌张步态、手足徐动症和肌张力障碍步态、摇摆步态、倾倒步态、癔症性步态、正常颅内压性脑积水步态、额叶步态、老年步态和精神发育迟滞步态等。其中，蹒跚步态的特征是步幅缩短，步基宽，左右摇晃，不能走直线，常见于小脑、前庭或深感觉传导通路病变；痉挛步态见于有卒中、脱髓鞘疾病、脊柱疾病和脑性麻痹病史的患者，其特征是腿划圈、动作僵硬、足内翻、足尖下垂；冻结步态是帕金森病最常见的步态特征，特别是在步态开始或步态方向改变时；额叶步态以步态障碍和不平衡为特征，多见于脑血管病，尤其是基底神经节和脑室周围白质病变。步态障碍常是多因素、多种表现形式的，但最常见的主要

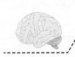

障碍包括踝内翻，有时还伴有跗外翻。小脑步态的特征是缓慢、蹒跚的步态，步基变宽，由于躯干不稳定而出现不规则的蹒跚步态，闭上眼睛情况会更糟；感觉性共济失调步态的特征是视觉依赖性、周围神经病引起的本体感受性缺陷，以及长步距、宽步基，并伴有摆动期减少，伴随其他感觉系统缺陷其症状将恶化；心因性步态，如与害怕跌倒有关的步态，与步态速度极慢、因姿势维持而消耗的肌肉力量及短时间内的快速波动有关；疼痛步态包括受影响的腿的站立期缩短，与疼痛和有限的被动活动范围相关，常由周围神经或骨、关节损伤引起，患者有痛苦表情，尽量避免触碰疼痛的肢体。最后，运动障碍步态的特征是常伴随不自主运动。

五、老年人步态障碍的类型

老年人常见的步态障碍的类型包括与感觉缺陷（多神经病变、双侧前庭病变、视力损害）有关的步态、神经退行性疾病（帕金森病、小脑共济失调、痴呆综合征）、脑血管病、正常颅压性脑积水和焦虑步态等。多发性神经病步态多不稳定，闭眼时步态障碍恶化，伴踝反射消失为其常见特征。双侧前庭病变的步态特点是在黑暗或不平整的表面行走时步态不稳更为明显。血管病步态障碍的特征是"额叶步态"，包括双足间距或窄或宽，步速慢，拖步而行，有磁性步态（足离地困难），步态不稳和正常的手臂摆动。与健康个体相比，额叶步态障碍的老年人行走速度较慢，步幅较短，步频较低，步基较宽，双肢支撑站立时间较长。正常颅压脑积水步态是失用步态。焦虑步态有时被归类为心因性步态，其步态的异常可随着注意力分散或双重任务得到改善。

老年人通常采用一种"谨慎"的步态模式，以一种正常的或轻度的宽基底、小步伐、行走与整体转身缓慢的步态为特征。有的表现为脑干平衡不稳，患者或轻或重都有平衡不良，以致不能站立，甚至无辅助不能坐起。尽管一些步态的变化发生在老年人中可以部分归因于老年人步行速度减慢，但髋关节屈曲挛缩和踝关节跖屈肌无力也可能影响老年人的步态。

六、老年人步态参数变化

稳定性是老年人步态的重要指标，局部动态稳定性是跌倒风险的有效预测指标。Terrier 和 Reynard 研究发现步态不稳定在40 ～ 50 岁时开始增加，中外侧的动态稳定性在老年人中下降，而前后步态和垂直步态的稳定性在不同年龄组中表现相似。跑步机行走对步态造成了时间上的限制，并可能掩盖了在地面行走过程中明显存在的与年龄有关的步态不稳定性差异。Verlinden 等对 50 岁及以上年龄的受试者进行了地面行走研究，发现年龄越大，步态越差。更差的步态被定义为步态可变性增加，步幅 / 步长变短，行走速度变慢，步态周期中花在双支持和站立的时间所占百分比增加，步幅变短，步幅可变性增加，和串联步行的准确性减少。在评估跌倒风险时，Figueiro 等发现，由于步长缩短，跌倒风险高的成年人的步速明显慢于跌倒风险低的成年人，因为步长和步频是决定步速的因素。Hausdorff 等对老年人进行了一项前瞻性队列研究，收集他们在地上行走时的步态，1 年后进行随访，评估他们摔倒情况的数据。他们发现，步幅时间和摆动时间的可变性，以及步幅时间变化的不一致性（测量可变性如何随时间变化），在摔倒的人身上明显高于没有摔倒的人。步幅时间变异性或摆动时间变异性增加一个标准差，未来跌倒的可能性分别增加 5.3 倍和 2.2 倍。他们还发现步态可变性增加的受试者比步态可变性减少的受试者更容易摔倒。有人得出相反的结论，摔倒者和没有摔倒者的步态速度没有显著差异。然而，与 Figueiro 等研究不同的是，这项研究是一项前瞻性研究，考察的是未来跌倒的风险。这项研究为步态变率增加和跌倒之间的联系提供了进一步的证据。总之，这些研究表明，步态速度较慢和步态可变性增加的老年人摔倒的风险可能增加。

七、平衡与步态障碍的评估

平衡、步态障碍的临床相关评估标准化在临床工作中有着悠久的历史。最初，适用于多中心的、对安慰剂与观察组间比较敏感的、基于临床知识的标准化测试和问卷被引入到临床试验中。正因如此，现在在老年保健工作中使用的大多数是标准化评估，要么是疾病特异性（不反映老年患者的多病性特征），要么是功能损害导向（不反映所观察到的损害的个别疾病特异性原因）。更重要的是，有些测试并不是为患者在治疗决定中所需要的个人评估和应用而设计的。事实上，只有少数标准化的评估可以应用于患者个人。移动医疗技术的最新发展，主要是以患者为中心的智能手机应用程序和可穿戴传感器，即将改变临床试验和护理的评估范式。复杂而昂贵的动作捕捉系统，例如以摄影机为基础的动作捕捉系统、压敏式地毯/地板装置和相关装置，大多用于研究项目，以增进对生理和受损生物力学和生物动力学的了解，而低成本的穿戴式惯性传感器系统正越来越多地被采用。动态分析系统以步态、平衡和移动为重点，能够提供客观的参数，量化整体的移动和活动，以及不同功能障碍甚至更多不同的疾病实体的步态模式特征。值得庆幸的是，这些客观评估技术正在脱离研究项目的状态，成为可以应用于临床试验和护理场景的医疗产品。虽然它们为运动障碍提供了更具体和客观的数据，但这些基于传感器技术的单独应用仍在发展中。因此，从研究工具到临床决策支持系统的成功转移才刚刚开始。

八、认知、焦虑与步态障碍

在较小的年龄，步行是一个自动化动态姿势控制的调节过程，其功能具有生物力学高度不稳定性，需要很少的注意参与。随着年龄的增长，大脑对行走的控制能力增强，同时中枢感觉的相互作用也易发生损害。在某些类型的痴呆中，例如，在血管性痴呆、额颞叶痴呆和阿尔茨海默病的早期阶段，步态障碍和跌倒常常是认知能力下降的伴随症状。研究表明，步态受损可能预示着老年痴呆症的发生。运动认知风险综合征的概念已被提出用于老年患者的主观认知障碍和缓慢步态（＞1 标准偏差低于特定年龄的均值）。运动认知风险综合征患者有罹患退行性痴呆的风险。双重任务的表现有助于深入了解老年人的运动 – 认知储备功能。这种能力通常在明显的认知或运动缺陷出现之前就被削弱了。双重任务模式也有助于鉴别诊断。跌倒相关的心理问题（害怕跌倒）是许多步态不稳的老年患者最关心的问题。不同的研究报告显示，这种恐惧的患病率为 21% ～ 85%。与同龄的对照组相比，恐惧的患者走得更慢，与跌倒有关的心理问题与焦虑症和抑郁症有关，严重影响一个人的生活质量。由于与跌倒相关的心理问题会不断增加回避行为，进一步降低人们对自身平衡的信心，因此，症状会呈螺旋式加重。研究表明，老年人害怕跌倒的部分原因可能是感觉系统之间的相互作用，例如视觉系统和前庭系统之间的相互作用，是受到多感官环境的反馈所致。运动疗法可以在短期内减少对跌倒的恐惧。

九、治疗

步态和平衡对于维持正常功能具有重要性，特别是在老年人中，因此，积极治疗原发疾病、减少病残率和跌倒发生率、提高患者生活质量是步态与平衡障碍的治疗原则。有许多研究提出了许多干预方法。更多情况下治疗和干预措施仅能改善症状或延缓疾病进展，而无法根治，因此综合治疗至关重要。

步行锻炼可以缓解髋关节屈曲挛缩症状从而改善老年人的步

态。较新的虚拟现实训练模式也显示出改善老年人平衡的希望。Duque 等研究了老年社区参与者（患者在评估 6 个月前至少有一次摔倒和表现出平衡障碍）；他们发现与只接受了预防跌倒的标准建议的对照组相比，接受虚拟现实训练系统前庭刺激和体位训练 6 周的受试者，6 周和 9 个月后平衡参数显著改善，与对照组相比在许多参数上保持了更好的平衡，接受虚拟现实训练组比对照组跌倒发生率明显降低。考虑到感觉功能减退在老年人平衡障碍中的作用，Bugnariu 和 Fung 建议使用涉及感觉刺激的训练来改善老年人的平衡功能。他们发现，老年人反复接受感官刺激会导致他们在受到干扰时步数减少，而保持串联站立姿势的能力增强。Park 等评估了使用 Wii 系统进行虚拟现实训练的影响，并将其与一组为期 8 周的球类运动干预的患者进行了比较发现，这两种干预方式的平均摇摆速度、摇摆长度和测试时间都有所下降，这表明平衡性有所改善，而虚拟现实练习比球类练习更能减少摇摆长度。虚拟现实训练可以用来作为平衡训练的方式。Parijat 等对老年人进行了研究，其中一半人被安排在对照组，另一半人被安排在虚拟现实训练组。虚拟现实训练组在真实光滑的步行面上进行了滑动试验，然后在虚拟环境中进行跑步机训练，其中包含一个随机间隔的虚拟滑动（虚拟环境的倾斜引起的），然后，他们在光滑的路面上进行了第二次试验。对照组除了在虚拟环境中进行跑步机训练外，还进行了类似的过程。虚拟现实组训练后的意外跌倒率由 50% 下降了到 0，而对照组从 50% 下降到 25%。

双任务训练也被认为是改善老年人步态的一种方法。Eggenberger 等对年龄较大的成年人进行了研究，所有人的最低精神状态测试分数都至少为 1 分，这些人同时接受了三种不同的为期 6 个月的训练干预，并在干预后进行了 1 年的随访。这三个程序是一个虚拟现实舞蹈游戏训练，跑步机记忆训练使用单词序列回忆，或基本的跑步机行走；每组进行力量和平衡练习。对干预前、干预期间 3 个月和 6 个月步态进行分析，并进行 1 年随访。他们发现，从测试前到 6 个月，三种干预措施在速度、步长、步长可变性、步长时间方面都有显著改善。他们还发现，随着时间的推移，在虚拟现实舞蹈游戏训练组中受试者快速行走的时间明显减少，但在跑步机记忆训练组中步频的稳定性更好。相比之下，在完成一项双重任务（认知和步行结合）时，在跑步机上跑步的人倾向于在理想的步行速度下减少步长可变性记忆训练，但步长变化在舞蹈组是稳定的。总的来说，在后续随访中，许多步态变量是稳定的，但一些步态变量却恶化了。所有的干预措施都与 6 个月后跌倒频率的显著下降有关，并在随后的时间段里有增加跌倒频率的趋势。因此，认知和体能训练相结合，就像在舞蹈游戏和跑步机记忆训练中看到的那样，可能比单独体能训练更有好处。

最后，除了虚拟现实训练和锻炼外，还对改善老年人平衡的设备进行了研究。Lipsitz 等进行了一项随机单盲交叉研究，将振动鞋垫放置在老年人的鞋内，设置为他们基线感觉阈值的 0、70% 或 85%，与无振动刺激相比，当受试者站在测力板上时，70% 和 85% 的振动刺激与姿势摇摆和中斜摇摆的椭圆形区域显著减少。然而，平均摇摆和摇摆速度没有受到影响。与无振动刺激相比，振动刺激显著减少了抬步和走（拖曳）时间的 70% 和 85%，并减少了变异性的步幅时间和双支撑时间。然而，有 27 例受试者未能通过振动筛检，因此被排除在试验之外；这些受试者往往年龄较大。因此，虽然振动鞋垫显示了希望，但它们的效用可能仅限于一部分老年人。

十、总结和展望

随着年龄的增长，平衡障碍和步态障碍是一种常见的现象，对老年人的健康有着重要的影响。老年人感觉系统的衰退与老年人适应环境变化和维持平衡的能力下降有关；视觉系统在保持姿势稳定方面尤为重要。随着年龄的增长，步态有明显的变化，如步态变慢和步态变异性增加，暴露在视觉干扰和操作中强调了步态的这些变化。步态变率的增加，特别是中外侧的扰动，对老年人构成了一个特殊的挑战，增加了跌倒的风险。因此，改善老年人平衡和步态的治疗势在必行，虚拟现实训练尤其有希望，因为可获得的训练范围很广，而且在早期研究中看到了积极的效果。

　　未来的研究应该关注如何更好地描述虚拟现实与虚拟现实干扰对步态参数的时空影响。有证据表明，虚拟现实本身就会增加步态不稳，特别是在最初行走的时候。未来的研究应该评估步态参数在较长时间内的变化，以更好地描述老年人的步态变化，并了解步态对视觉干扰的适应；这些可能不同于这些研究中报道的步态的短期变化。未来的研究还应该比较有和没有平衡问题的老年人如何受到视觉干扰的影响，因为这篇综述关注的是没有被诊断出平衡/步态障碍的健康成年人；这些信息可以提供额外的了解步态参数最重要的姿势稳定。应该关注视觉干扰对认知障碍患者步态时空参数的影响，因为相当比例的老年人患有轻度到严重的认知障碍，对此进行评估应该是很重要的。最后，考虑到跌倒和步态/平衡之间的联系，未来的研究应该集中在确定训练的哪些具体方面可以改善平衡，以便更好地对老年人进行针对性干预；例如，使用功能性核磁共振成像来评估与平衡和步态训练相关的大脑连接的变化，可能会深入了解这种训练的神经影响，并为未来的治疗提供指导。

参考文献

1. VISWANATHAN A，SUDARSKY L. Balance and gait problems in the elderly [J]. Handb Clin Neurol，2011，103（4）：623-634.

2. JAHN K，ZWERGAL A，SCHNIEPP R. Gait disturbances in old age-classification，diagnosis，and treatment [J]. Dtsch Arztebl Int，2010，107（17）：306.

3. ILLING S，CHOY N L，NITZ J，et al. Sensory system function and postural stability in men aged 30–80 years[J]. Aging Male，2010，13（3）：202-210.

4. TERRIER P，REYNARD F. Effect of age on the variability and stability of gait：a cross-sectional treadmill study in healthy individuals between 20 and 69 years of age [J]. Gait & Posture，2015，41（1）：170-174.

5. 高平，侯世芳，王新德. 步态障碍的神经系统病因和分类及其临床表现 [J]. 中华老年医学杂志，2007，26（1）：70-72.

6. ZWERGAL A，LINN J，XIONG G，et al. Aging of human supraspinal locomotor and postural control in fMRI [J]. Neurobiology of Aging，2012，33（6）：1073-1084.

（王金芳）

第17章

脑卒中分级诊疗制度康复研究进展

目前我国的脑卒中患者年发病率为 200/10 万，年病死率为（80～120）/10 万，并且有 70% 以上的生存患者存在不同程度的功能障碍，包括运动、感觉、吞咽、认知、言语等方面的功能障碍，严重影响患者的日常生活能力和社会参与能力，患者需要长期的康复和护理。随着我国《关于推进分级诊疗制度建设的指导意见》的实施，目前临床－康复－护理的模式，是脑卒中的理想康复模式。本文将对脑卒中分级诊疗制度康复研究进展从分级诊疗制度的概念、模式、脑卒中发病期（早期、恢复期、后遗症期）及康复管理进行综述。

一、国内外目前分级诊疗制度的现状

1.国内目前分级诊疗现状

我国分级诊疗制度由国务院办公厅出台《关于推进分级诊疗制度建设的指导意见》要求，到 2020 年分级诊疗制度基本构建，由基层首诊、双向转诊、急慢分治、上下联动组成的分级诊疗模式逐步形成。许雪冉等通过对文献和政策进行分析，发现目前我国分级诊疗的模式主要为医疗联合体（简称医联体）模式，即由一个三级综合医院联合若干个二级医院和基层卫生医疗机构构成，在医联体内可以共享资源，互相承认检查结果，专家去二级和基层卫生医疗机构进行诊疗等。

2. 国外目前分级诊疗现状

（1）英国：英国是实行分级诊疗制度最早和最严格的国家之一，由英国国家医疗服务建立了该体系。该体系首先提供以全科医生为主体的基本医疗保健服务为主的初级卫生保健网络，其次提供综合和专科医疗服务的地区综合医院，最后提供疑难杂症诊疗的专科医院组成的三级医疗卫生服务网络。英国执行严格的社区首诊制度和转诊制度，全科医生是公民健康的"守门人"，市民必须由全科医生转诊至专科医院或综合医院，除急诊危重症患者外，未经过全科医生转诊的患者医保不予支付，上级医院也不直接收治。

（2）美国：美国大多数医院是社区医院，大部分医生为私人开业的家庭医生。美国的医疗机构分为基层社区卫生服务机构、二级医院和三级医院。基层社区卫生服务机构负责本社区全体居民的初级健康管理和诊疗服务，开展常见病的首诊并且为住院患者提供出院后的康复医疗。二级和三级医院主要负责接诊专科患者和病情复杂危重的患者，并收治下级卫生服务机构转诊的患者。疾病诊断治疗分类标准为保险提供管理和报销的依据，这种支付方式限定了疾病的住院指征与时间周期，延期出院的治疗费用由患者自己承担。

（3）德国：德国按照医院级别和层次分为社区服务级医院、跨社区服务级医院、中心服务级医院和大学附属医院四级。德国按照各州的情况组成"区域性医院服务体系"，将门诊与住院分开，实行社区医院首诊制度，患者首先在社区服务级医院就诊，由全科医生决定是否需要转诊，转诊遵循由低到高的原则。

（4）日本：日本的分级诊疗制度尚未建立完善，但是日本通过三级医疗圈对医疗机构进行分级、分类和分化医院功能。一级医疗圈为居民提供门诊服务，二级医疗圈提供住院服务，三级医疗圈提供高精尖住院服务，通过相应的法律和财政补偿制度促进社区首诊和双向转诊制度的建立。

二、分级诊疗制度对脑卒中康复的影响

分级诊疗制度的目标任务是建立基层首诊、双向转诊、急慢分治、上下联动的分级诊疗模式。燕铁斌教授在 2016 年对分级诊疗制度进行分析：第一是基层首诊对脑卒中康复的影响，基层医疗卫生服务机构是脑卒中康复治疗的主要地点，对于超出基层医疗卫生机构能力的患者，再转诊到上级医院进一步治疗；第二是双向转诊对脑卒中康复的影响，对于遗留功能障碍的患者需要实行双向转诊，从综合医院的神经内科或急诊科转诊到康复医学科或者康复医院，实现脑卒中康复的连续性，同时也体现了综合医院康复医学科的价值；第三是急慢分治对脑卒中康复的影响，发病后需立即送往医院治疗，康复治疗早期开展，能有效地改善患者的功能，明显降低致残和致死率，使脑卒中的临床整体疗效得到改善；第四是上下联动对脑卒中康复的影响，脑卒中的康复治疗需要上下级医疗机构联动，综合医院的医疗资源帮助基层医疗卫生机构，实现脑卒中康复的连续性，基层医疗卫生机构应该向综合医院学习，为患者提供更好的医疗服务。

三、分级诊疗制度在脑卒中康复中的应用

燕铁斌教授表明，分级诊疗可以使康复前移，与临床救治同步，使康复下沉，实现脑卒中全程康复，而在脑卒中全程康复中，高科技是最好的突触链接。截至 2018 年，中国卒中中心网络体系完成，初步建立卒中患者急性期的三级救治体系。区域高级卒中中心与区域内防治卒中中心等基层医疗机构及康复机构建立起卒中专病双向转诊渠道。

1. 三级康复网

《中国脑卒中康复治疗指南（2011 完整版）》提出适合国内推广应用的三级康复网："一级康复"指的是患者早期在医院急诊科

或者神经内科的常规治疗及早期的康复治疗，"二级康复"指的是患者在康复医学科或康复医院进行的康复治疗，"三级康复"指的是在社区医院或家中继续进行的康复治疗。

（1）一级康复：一级康复一般在发病后 14 天内进行。这个阶段主要为卧床期，治疗师在床边为患者进行康复治疗。主要进行良肢位的摆放、关节的被动活动、床边坐位平衡训练。

（2）二级康复：二级康复主要是在康复医院或综合医院的康复医学科进行。患者在转入到康复医院或康复医学科后，主要进行关节的主动活动、坐位平衡、坐站转移训练、站立平衡训练、重心转移训练、跨步训练、日常生活动作训练、协调性训练、实用步行训练及上下楼梯训练。

（3）三级康复：三级康复一般在社区医院或家中进行。患者康复一段时间后，如果可以回归家庭，可以考虑让患者出院。对患者及家属进行健康宣教，可以让患者在家中继续进行康复锻炼，保持已存在的功能。

2. 分级诊疗制度在脑卒中早期康复管理中的应用

患者在患病后，应该及时进行康复治疗，早期康复治疗与临床治疗应该同步，在给予临床治疗的同时，应该考虑到患者以后的功能障碍并且预防继发性功能障碍。早期主要采取预防性康复、被动性康复、有条件的主动或者主动助力运动。William 等美国卒中协会指南建议，在急性期 ICU 或卒中单元应该介入床旁康复。2014 年 AHA/ASA 指南提出，脑卒中患者经过身体评估可以进行运动训练（有氧训练和力量训练），运动训练可以提高功能能力、日常生活活动能力和生活质量，并且减少心血管事件发生的风险。目前认为脑卒中后应尽早开始活动，但对于具体的开始时间仍然存在争议。Coleman 等发现，脑卒中后 2 周以内进行活动的试验很少，在非常早期活动中，一个大型和一个小型试验发现在脑卒中后 24 小时内动员患者活动有潜在的危险，只有一个小型试验发现 24 小时内早期活动对患者有利。脑卒中后开始康复的合适时机尚未确定，虽然越来越多的试验证明脑卒中后 2 周内康复策略是有益的，但是在脑卒中后 24 小时内开始强化治疗可能是有害的。Julie Bernhardt 等认为脑卒中的早期康复是复杂的，我们需要在关键的时间窗进行康复，从而提高患者的恢复潜力。Simon Hoermann 等利用增强反射技术与镜像治疗相结合的方法对亚急性期脑卒中患者上肢功能进行研究，结果表明增强反射技术结合镜像治疗在临床上是可行的，可以更有效地利用住院时间促进患者的功能恢复。穆景颂等对一例重症脑卒中患者遵循分级诊疗制度进行康复管理，患者在急诊行"左侧额颞开颅血肿清除＋去骨瓣减压术"，术后转入 ICU，病情稳定后转入当地三甲医院行康复治疗。后来出现血压下降症状，转回 ICU 治疗，病情稳定后转入安徽省某医院康复医学科治疗。治疗 4 周后，意识状况稍有改善，右下肢出现轻微主动活动，可辅助下在床边坐。这个病例在双向转诊的制度下，病情稳定后转入下级医院继续进行康复治疗。危重症患者转至家庭或基层医疗卫生机构可能性小，可能会长期滞留在三级医院，为解决这一问题，应加强二级医院康复医学的人才培养和建设。卢艳丽等对 60 例脑卒中患者进行康复分级诊疗制度的探讨，将患者分为研究组及对照组，对照组在中医院（三级医院）行康复治疗直至出院，研究组在第 5 天开始转入隆福医院（二级医院）治疗，研究组采用中西医结合的康复治疗方法，比较两组治疗效果、费用及转诊中的不良事件。结果表明，经过三级医院急性期治疗后转入二级医院安全可行：通过中医针灸及西医康复联合治疗，患者神经功能进一步得到改善；二级医院费用低于三级医院，可节省患者医疗费用，分级诊疗模式有利于促进现有卫生资源的合理配置。

3. 分级诊疗制度在脑卒中恢复期康复管理的应用

在患者病情稳定后，可以转入康复医学科或二级医院进行更规范的康复治疗，基层医疗卫生机构可以接收诊断明确、病情稳定的脑卒中患者。为实现脑卒中康复的前移和下沉，应该更新康复理念，借助高科技设备为患者提供康复治疗。脑卒中康复早期介入和全程康复需要高科技来衔接，目前脑卒中全程康复的设备主要有非侵入脑刺激技术，包含经颅磁刺激技术、经颅直流电刺激技术、脑机接口技术、环境训练等。"功能导向"技术，包含功能性电刺激、生物反馈技术、功能性踏车、机器人等。Boissoneault 等对 8 例卒中后 4 个月的患者进行为期 6 个月的研究，5 天 / 周，1 ~ 2.5 小时 / 天持续 6 个月进行力量训练、平衡训练、肢体 / 步态协调训练和有氧训练的治疗，结果表明，长期强化的训练对患者的平衡和功能活动能力有显著改善。Marin-Pardo 等对 4 例脑卒中恢复期患者进行虚拟现实脑机接口的研究，4 例受试者接受了 7 次 1 小时的训练，利用头戴式 VR 系统练习腕伸肌的运动，结果表明，在训练后提高了临床评估分数，促进了功能障碍的恢复和触发神经变性的潜力。秦桂华等在全松江区建立双向转诊制度，结果表明，建立双向转诊制度，具有控制地区脑卒中病死率和致残率、提高治愈好转率的作用。陈进和倪朝民对一例脑出血患者按照分级诊疗制度进行康复管理，患者病情稳定后从急诊转入康复医学科，接下来出院转入当地康复专科医院进行治疗，在发病 4 个月后出院回家行居家康复，在发病后 7 个月重回工作岗位。作者认为这例患者良好功能结局一方面是因为早期诊断和积极抢救，另一方面是因为科室间的密切合作，及早地康复介入，双向转诊和持续的康复治疗使患者功能得到最大程度的恢复。

4. 分级诊疗制度在脑卒中后遗症期康复管理的应用

黄美玲等探究 183 例脑卒中患者在接受不同医疗单位包括三级

医院、二级医院和社区医院的康复治疗效果是否受到影响，结果表明，在康复治疗方案统一的基础上，康复专科医联体内各医院脑卒中患者可以达到康复治疗的同质化疗效。Winstein 等提出，在社区康复的阶段，可以选择的方法有电话访问、远程医疗或者基于网络支持为结束康复治疗回家的患者服务。有大量证据表明，出院后在社区提供康复治疗，特别是运动方案可以改善心血管健康，降低心血管事件的发生风险，提高脑卒中患者短期存活率。Zanona 等对 10 例脑卒中后遗症期患者通过虚拟现实游戏对患者体温对称性、平衡性及患者功能进行研究。结果表明，虚拟现实技术联合作业疗法可以增强脑卒中后神经功能的恢复。Foley 等对 48 例脑卒中后遗症期患者进行了一项横断面研究，其中 22 例患有失语症，26 例未患有失语症。结果发现，在脑卒中后 6 个月或更长时间，社会支持能预测生活在社区的患者对于社会活动的参与度。在脑卒中后康复期间需重点关注社会支持，因为其能为增加社会参与度和更成功的重新融入社区提供一条途径。

四、分级诊疗制度目前在国内存在的问题

张雪和杨柠溪分析我国分级诊疗制度存在的问题有以下几点：第一是基层诊疗服务能力薄弱，社区卫生服务机构的服务质量、技术水平和医务人员素质都比较薄弱；第二是医疗机构间缺少双向转诊的协作；第三是医疗报销制度对社区首诊和双向转诊没有明确限制；第四是我国转诊标准、制度和监督机制不统一，没有明确的上下级转诊标准；第五是基层医院首诊制度刚性不足，患者收入水平提高，就诊医院有很多选择。

许雪冉等表明分级诊疗制度目前存在的主要问题有四个方面：第一是基层医疗卫生机构的首诊率低，分级诊疗想要做到"小病在基层，大病到医院，康复回基层"的形式，市民不愿意到基层医疗

卫生机构就诊，主要原因是大多数市民对基层医疗卫生机构的医疗水平不信任并且缺乏强制性的基层首诊制度；第二是转诊不畅问题，分级诊疗中双向转诊和上下联动的实施成为难点，形成了"转上容易转下难"的形势；第三是患者知晓率较低，目前患者的观念还是"有病就去大医院"，并且患者对分级诊疗不熟悉；第四是医生知晓率和转诊意识不足，分级诊疗过程中，医生是实施的主体，起到引导和宣传的作用。因此，医生对于分级诊疗制度的认识对实施非常重要。

Xiaojun Liu 等进行了一项横断面研究，研究表明在中国的三级医院中，有接近 51.86% 的门诊患者知道分级诊疗制度，多因素分析显示性别、年龄、文化程度、居住地点与分级诊疗制度的认识有显著性差异（$P < 0.05$），74.69% 的受访者对分级诊疗制度表明积极的态度，但是依旧需要提高公众对建立分级诊疗制度的认识。中国或其他国家需要进一步推动分级诊疗制度的相关政策的完善和普及。

五、康复医联体的优势

王峻彦认为康复医联体的优势体现在四个方面：第一是双向转诊机制，华东医院提供危重症和疑难杂症的诊疗，并与医联体中的二级医院及基层医疗卫生机构建立双向转诊绿色通道，为患者提供"三个优先"服务，对病情稳定或者诊断明确的患者进行向下转诊，二级医院或基层医疗卫生机构提供康复治疗服务；第二是用药的联动机制，对于基层医疗卫生机构药品目录里缺少的药品，大医院通过物流将药物配送至患者手中，确保下转的患者治疗用药的一致性；第三是资源共享机制，华东医药及联合体内的专家定期到基层医疗卫生机构会诊或者出门诊，基层的医务人员定期到二级和三级医院参加专题培训，不断提高基层医疗卫生机构医务人员的业务水平和服务水平；第四是质量控制考核体系，医联体康复质量控制由华东医院制定统一的质控标准，定期对医联体内各家医院进行医疗质量的考察。

六、小结

分级诊疗制度在脑卒中康复治疗中，可以得到很好的应用。患者如果想使功能障碍得到很好的恢复，一方面是早期康复治疗的介入，另一方面是进行持续康复治疗。目前各项研究表明康复提倡早期介入，但是早期康复介入的时间、治疗剂量和获益人群仍没有明确。通过医联体之间双向转诊，可以使患者持续接受康复治疗，有助于患者功能障碍的恢复。在保证医联体内各个医院康复治疗方案统一的情况下，患者在二级医院或者基层卫生医疗机构接受康复治疗会减少支出，这样不仅患者能减少费用，三级综合医院也可以节约医疗资源，改善医疗资源利用及分配不均的情况。

同时，患者对二级医院和基层卫生医疗机构的不信任，也导致基层首诊率低，患者主观上不愿意去基层医院看病和治疗。应该加强基层卫生医疗机构全科医生的培养制度，完善全科医学的教育，使基层提供高质量的基本医疗卫生服务，让患者放心在基层就医，会大幅度提高基层首诊率。同时可以继续推出相关医疗保险政策，利用医保政策约束患者就医行为，使患者自愿在社区接受诊疗和转诊，加强患者对分级诊疗制度的认识。

目前，三级康复网的建设仍处于初级阶段，很多脑卒中恢复期和后遗症期的患者依旧在三级综合医院进行康复治疗，在患者持续康复治疗的过程中，为保证康复同质化，可以在实现专家、临床、科研、教学共享，有利于下级医院的医务人员临床水平的提升。可以加强医联体内医疗卫生信息化建设，推出区域卫生信息共享平台，实现患者就医信息共享，加强医联体间的沟通，提高双向康复转诊。

目前，按照三级康复网进行康复治疗是最佳的康复模式，治疗 – 康复 – 长期护理可以使患者功能障碍得到最大限度的恢复。因此，提高双向康复转诊率和基层卫生医疗机构人员康复服务水平是关键，基层卫生医疗机构发挥"守门人"的作用。分级诊疗制度不仅可以优化服务流程、规范诊疗行为，还可以降低医疗成本和运行资源，同时可以最大程度的帮助脑卒中患者恢复功能障碍。

参考文献

1. 倪朝民. 神经康复学 [M]. 北京：人民卫生出版社，2013.

2. 许雪冉，孙强. 中国分级诊疗实施现状研究 [J]. 重庆医学，2019，48（11）：1977-1980.

3. 魏登军，黎夏. 国外分级诊疗体系及其对我国的启示 [J]. 中国初级卫生保健，2016，30（2）：8-10.

4. 张雪，杨柠溪. 英美分级诊疗实践及对我国的启示 [J]. 医学与哲学，2015，36（13）：78-81.

5. 燕铁斌. 分级诊疗中的脑卒中康复 [J]. 中国康复，2016，31（3）：163-164.

6. 巢宝华，曹雷，涂文军，等. 中国卒中中心网络体系的建设 [J]. 国际生物医学工程杂志，2019，42（5）：363-366.

7. 卫生部脑卒中筛查与防治工程委员会办公室，中华医学会神经病学分会神经康复学组，中华医学会神经病学分会脑血管病学组，等. 中国脑卒中康复治疗指南（2011完全版）[J]. 中国康复理论与实践，2012，18（4）：301-318.

8. BILLINGER S A，ARENA R，BERNHARDT J，et al. Physical activity and exercise recommendations for stroke survivors：a statement for healthcare professionals from the American Heart Association/American Stroke Association[J]. Stroke，2014，45（8）：2532-2553.

9. COLEMAN E R，MOUDGAL R，LANG K，et al. Early rehabilitation after stroke：a

narrative review[J]. Curr Atheroscler Rep, 2017, 19（12）: 59.

10. BERNHARDT J, GODECKEB E, JOHNSON L, et al. Early rehabilitation after stroke[J]. Curr Opin Neurol, 2016, 30（1）: 48-54.

11. HOERMANN S, FERREIRA DOS STANTOS L, MORKISCH N, et al. Computerised mirror therapy with Augmented Reflection Technology for early stroke rehabilitation: clinical feasibility and integration as an adjunct therapy[J]. Disabil Rehabil, 2017, 39（15）: 1503-1514.

12. 穆景颂, 倪朝民. 常见病康复诊疗规范——重症脑卒中康复分级诊疗 [J]. 安徽医学, 2018, 39（1）: 145-146.

13. 卢艳丽, 田志军, 章晓君, 等. 脑梗死患者分级医疗服务体系建设模式研究 [J]. 中国医院, 2015, 19（10）: 60-61.

14. BOISSONEAULT C, GRIMES T, ROSE D K, et al. Innovative long-dose neurorehabilitation for balance and mobility in chronic stroke: a preliminary case series[J]. Brain Sci, 2020, 10（8）: 555.

15. MARIN-PARDO O, LAINE C M, RENNIE M, et al. A virtual reality muscle-computer interface for neurorehabilitation in chronic stroke: a pilot study[J]. Sensors （Basel）, 2020, 20（13）: 3754.

16. 秦桂华, 钱春贤, 张一凡, 等. 脑卒中双向转诊的初步探索分析 [J]. 神经疾病与精神卫生, 2011, 11（6）: 593-595.

17. 陈进, 倪朝民. 常见病康复诊疗规范（1）——脑卒中康复规范管理与分级诊疗 [J]. 安徽医学, 2016, 37（7）: 926-927.

18. 黄美玲, 王玉龙, 王尧. 康复医学专科医疗联合体中脑卒中患者康复疗效的同质化研究 [J]. 中国康复医学杂志, 2017, 32（6）: 618-623.

19. WINSTEIN C J, STEIN J, ARENA R, et al. Guidelines for adult stroke rehabilitation and recovery: a guideline for healthcare professionals from the American Heart Association/American Stroke Association[J]. Stroke, 2016, 47（6）: e98-e169.

20. ZANONA A F, DE SOUZA R F, AIDAR F J, et al. Use of Virtual rehabilitation to

improve the symmetry of body temperature，balance，and functionality of patients with stroke sequelae[J]. Ann Neurosci，2019，25（3）：166-173.

21. FOLEY E L，NICHOLAS M L，BAUM C M，et al. Influence of environmental factors on social participation post-stroke[J]. Behav Neurol，2019，2019：2606039.

22. LIU X，HOU Z，TOWNE S D Jr，et al. Knowledge，attitudes，and practices related to the establishment of the National Hierarchical Medical System（NHMS）among outpatients in Chinese tertiary hospitals[J]. Medicine（Baltimore），2018，97（35）：e11836.

23. 王峻彦. 基于医联体的社区"四站式"康复服务模式探讨 [J]. 中国全科医学，2018，21（5）：555-558.

（孙默一）

第18章

脑卒中早期康复与延迟康复效果的比较

脑卒中是我国常见病、多发病之一，在40岁以上人群中其死亡率排第二，致残率排第一，大多数患者都会留有不同程度的后遗症（主要表现在肢体活动、语言表达、吞咽功能等方面），严重影响患者的日常生活工作和心理健康。在常规神经内科治疗的基础上进行康复治疗能够有效地降低致残率，减轻后遗症，使患者早日康复，回归社会。脑卒中后早期康复的安全性和可行性已被公认。那么脑卒中发病后多长时间开始进行康复治疗能使患者最大获益？这个看似简单的问题事实上一直没有解决。尽管越来越多的证据表明，对于一些缺陷，在脑卒中发生的前2周内开始康复治疗是有益的，在24小时内开始强化康复治疗可能是有害的。本文就脑卒中后不同时期进行康复的研究进展及早期康复理论基础进行综述，探讨脑卒中康复治疗最佳介入时机。

一、脑卒中后不同时期进行康复的研究

关于脑卒中后早期康复时间的研究有14天内、7天内、72小时内，以及24小时内的超早期动员。下面对不同时间早期康复研究进展分别进行分析总结。

1.14天内进行早期康复的研究

我国学者对于该早期康复时间窗口研究较多，大多学者认为14天内进行的康复治疗为早期康复，30天后进行的康复治疗为晚

期康复。如韦玉鲁将 104 例患者分成早期介入组（于常规治疗后 14 天内开始康复治疗）和晚期介入组（于常规治疗后 30 天后开始康复治疗），各 52 例，采用 Fugl-Meyer 评定量表（Fugl-Meyer Assessment，FMA）对患者的运动功能进行评价，采用美国国立研究院脑卒中量表（national institute of health stroke scale，NIHSS）对患者的神经功能缺损进行评价，采用改良 Barthel 指数（modified barthel index，MBI）对患者的日常生活能力进行评价。结果发现早期介入组患者 FMA 评分、NIHSS 评分以及 MBI 评分显著优于晚期介入组（$P < 0.05$），提示在脑卒中常规治疗后 14 天内对患者进行康复治疗，对改善患者的运动能力、修复神经功能缺损、提高患者的日常生活能力及提高偏瘫患者预后均有显著效果。还有一些学者同样在 14 天内给予早期康复治疗，30 天后给予晚期康复治疗，结果均证实早期康复组在改善神经功能缺损及提高日常生活能力方面均优于晚期康复组。

2. 7 天进行早期康复的研究

在这个早期的时间窗口进行的试验较少，一个国外综述回顾分析了脑卒中后 7 天内进行早期活动、失语症、吞咽困难和上肢治疗的最新试验，该时段的研究多是针对康复方法的比较，较少有干预时间的比较。且该综述表示早期活动训练和动员似乎是可以接受的，没有理由推迟康复治疗到一周后，换言之，脑卒中后一周内应该尽早地进行康复治疗。

3. 72 小时内进行早期康复的研究

Momosaki 等试图阐明早期康复（脑卒中后 72 小时内进行任何物理或职业治疗）与急性缺血性脑卒中患者接受组织纤溶酶原激活剂（tissue plasminogen activator，tPA）治疗的预后之间的关系。主要结果为出院时功能独立。次要安全结果为 7 天、30 天和 90 天死亡率和颅内出血发生率。回归模型显示，无论是否对混杂因素进

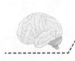

行调整，早期康复与功能独立性显著相关，在安全性方面无显著差异。表明溶栓后早期康复的急性缺血性脑卒中患者更有可能实现功能独立而不增加不良结局。虽然这项研究存在回顾性研究的典型缺陷，包括治疗强度和性质方面的数据有限，但它为 tPA 治疗后的脑卒中患者的早期动员提供了安全性保证，并表明这样做可能是有益的。

4.24 小时内进行超早期康复的研究

国外对于卒中后进行非常早期动员（very early mobilisation，VEM）研究较多。一些急性卒中临床指南中提出建议在一些卒中单元中进行非常早期动员，一般不超过发病后 24 小时。为了验证这一假设，最权威的研究是多中心卒中早期康复试验（a very early rehabilitation trial for stroke，AVERT），该试验是一个国际性的、在 56 个地点进行的 3 期随机对照试验，2006—2015 年进行，参与者被随机分配，接受常规的脑卒中单位护理或接受早期和更频繁的动员。AVERT 测试了一个由三个核心要素组成的非常早期动员方案：①在脑卒中发作后 24 小时内开始；②关注床外活动（out-of-bed activity，OOB），即坐、站和走；③在标准护理基础上增加至少三次 OOB 治疗。令研究人员惊讶的是，AVERT 发现 VEM 组在脑卒中后 3 个月出现良好结果的概率有一个小的显著的降低，主要体现在卒中进展。但该试验有一个显著的限制就是，干预组和对照组在首次活动时间方面的差异较小（平均值分别是 18.5 小时和 22.4 小时），然而，强度上的差异，干预组的 OOB 时间几乎是对照组的三倍（平均分别是 201.5 分钟和 70 分钟），这种强度上的差异可能比时间上的差异对结果的影响更大。因此，AVERT 试验初步证明强烈的、非常早期的活动与梗死扩展之间的关系。为了进一步描述有关最佳时间、频率和 OOB 活性的实际临床指导，AVERT 组完成了对所有试验参与者的预先指定的剂量 - 反应分析，而不考虑分组。

他们研究了剂量的三个特征：①从卒中发作到第一次动员的时间；②每天进行 OOB 的中位数；③每天进行 OOB 的中位数分钟。这项分析表明，更短和更频繁的早期动员，每次不超过 10 分钟，至少 2 次和多达 10 次以上，在控制年龄和严重程度的情况下，每天 10 个疗程，疗程没有上限，可以提高脑卒中后恢复独立的机会。具体地说，保持第一次动员的时间和每天的数量不变，每天每增加一次 OOB 疗程，有利结果的概率增加 13%。相反，在保持第一次动员的频率和时间不变的同时，增加花在 OOB 活动上的时间，会降低良好结果的可能性。

之后，Cumming 等对 AVERT 试验进行了进一步的分析，比较脑卒中后早期动员与生活质量的关系，发现在 3 个月时观察到两组在生活质量上的差异。得出结论：脑卒中后更早、更频繁地动员对生活质量没有影响。本研究提供了 Ⅱ 类证据，表明对于脑卒中患者，更早和更频繁地动员并不影响随后 1 年的生活质量。

另一项随机对照试验（randomized controlled trial，RCT）研究比较了不同启动时间（24 小时或 48 小时）和不同活动强度（常规或强化）对缺血性卒中患者的影响，该研究分为三个组，分别为早期常规动员组（卒中发作后 24 ～ 48 小时接受小于 1.5 小时 / 天的床外活动）、早期强化动员组（卒中发作后 24 ～ 48 小时接受 2 ～ 3 小时 / 天的床外活动）、超早期强化动员组（卒中发作后 24 小时内接受 2 ～ 3 小时 / 天的床外活动），研究结果表明，在随访 3 个月时，早期强化动员组效果最好，其次是早期常规动员组，而超早期强化动员组的患者获得良好结果的概率最小。提示脑卒中后 48 小时进行高强度的康复锻炼是有益的，而 24 小时内进行强化动员在 3 个月随访时并没有带来有利的结果。

同时国外研究人员通过回顾性研究并进行了随机对照试验，非常早的动员参与者在脑卒中后 18.5 小时开始动员，而普通护理组为

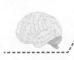

33.3 小时，结果显示与常规治疗组相比，接受 VEM 治疗组的平均住院时间更短，但并没有增加脑卒中后存活或恢复良好的人数。通过以上研究我们可以得出结论，VEM 并不能很好的改善卒中患者的预后，相反，对一些患者来说可能会对增加风险。

此外一项Ⅲ期多中心的随机对照试验，目的是评估卒中后频繁高剂量 VEM 的有效性。患者在脑卒中 24 小时内接受常规卒中单元护理或卒中单元护理加 VEM。VEM 组的患者比卒中单元护理组更早活动，并接受更高剂量的治疗。结果显示：VEM 方案与 3 个月后良好结果的概率降低有关，警告不要过早进行高剂量活动。

而我国有学者的研究结果和国外有所不同，如我国韩英俊的研究中对照组采取常规时间介入康复治疗，在 1 周后进行康复锻炼，观察组则采取超早期介入康复，在发病后 24 小时内进行康复锻炼，结果证实超早期介入康复较常规时间介入康复的效果更理想。

也有学者认为只要病情允许，6 小时内即可进行康复介入治疗，结果同样证实 6 小时较 12 小时、18 小时进行的康复治疗，更能有效改善患者的神经功能及肢体功能，并改善患者的生活能力，减少后遗症的发生率。

二、脑卒中早期康复研究的理论基础

到目前为止，研究已经证明脑卒中后丧失功能的恢复和再生可能与神经元的可塑性有关，这种可塑性可以被理解为大脑在环境条件改变的影响下进行重组和重建的能力，可导致极端程度的自发恢复，而康复训练可改变和促进这种可塑性过程。另外，脑卒中后存在一个增强神经可塑性的窗口，在此期间，大脑对损伤的动态反应增强，此时进行康复特别有效。

早在动物实验研究发现缺血性脑卒中后一系列遗传分子、细胞和电生理事件被促发，从而促进神经恢复及皮层重组、再生，在啮齿动物模型中这些事件在脑卒中后的数小时内开始，7 ～ 14 天达到高峰，一直持续 30 天，而这一时间过程与啮齿动物的最大自发恢复期（第一个月）相吻合。

同样在人类中，脑卒中后患者的神经功能恢复也存在一个窗口期，但与啮齿动物不同的是，这个窗口期为 3 个月。一般 1 ～ 3 个月之内神经恢复速度较快，3 个月以后进入晚期阶段恢复较慢，而且晚期一旦形成错误的运动模式，将很难纠正。而发病 1 个月之内是神经功能恢复的黄金期，这个时期内神经细胞再生、重组能力强，神经功能的可塑性好，通过早期康复训练能够在很大程度上改善患者的神经功能缺损症状。因此脑卒中后康复治疗应该抓住这黄金一个月，对于脑梗死患者除外严重心、肺合并症，只要病情稳定，24 ～ 48 小时即可进行康复治疗，脑出血患者发病急性期存在脑水肿及高颅压风险，需在生命体征稳定、排除各种并发症的情况下早期实施康复治疗，最早可在 6 小时进行康复训练。

总言之，早期康复已被证实能提高大脑功能性结局，但这个"早期"如何定义，14 天？ 7 天？ 72 小时？ 24 小时？还是说更早，目前仍然没有确切一致的说法。

三、总结

综上所述，由于神经元具有可塑性，脑卒中后患者丧失的神经功能可以恢复和再生。而且这种恢复能力最强是在脑卒中后 1 个月之内。但是脑卒中后康复"越早越好"的证据并不充分，临床医生面临着何时开始康复治疗的两难境地：是在患者病情仍有反复但大多数自发性恢复发生时尽早开始康复治疗，还是晚一些在患者病情较稳定时再进行康复治疗。本文综合以上研究结果，给出一个相对安全、合理的建议，即在排除各种严重心、肺合并症及脑水肿、颅内高压情况，且在病情稳定情况下，我们应该抓住修复的关键窗口期，对患者进行早期康复干预，认为 3 天内越早进行康复介入治疗，患者神经功能恢复越快，日常生活能力改善越好，日后重归社会机会越大。由于目前对于 VEM 的获益尚没有足够的证据，而且研究显示在脑卒中 24 小时内进行早期康复锻炼还有可能增加一些风险，因此目前暂不推荐非常早期动员。

值得注意的是，由于卒中患者的内在异质性，卒中后的恢复是高度可变的，许多因素，包括一些已知的（如年龄、病变大小和位置、脑卒中严重程度等）和许多未知的因素在个人层面上影响卒中后的神经功能恢复。这也给早期康复研究造成了巨大的挑战。

康复研究近年来取得了长足的进步，但仍有很长的路要走。为了给患者一个好的预后，需要努力使"早期"治疗标准化，这需要对参与者进行适当的分层，并实施更长期的随访研究，关于卒中后早期康复治疗时机的研究仍然任重道远。

参考文献

1. MOMOSAKI R, YASUNAGA H, KAKUDA W, et al. Very early versus delayed rehabilitation for acute ischemic stroke patients with intravenous recombinant tissue plasminogen activator: a nationwide retrospective cohort study[J]. Cerebrovasc Dis, 2016, 42 (1/2): 41-48.

2. 韦玉鲁. 康复治疗介入时机对脑梗死偏瘫病人康复效果的影响 [J]. 中西医结合心脑血管病杂志, 2015, 13 (18): 2112-2114.

3. 祝艳芳. 康复治疗介入时机对脑梗死偏瘫病人康复效果的影响 [J]. 中国伤残医学, 2018, 26 (21): 86-87.

4. 王世刚. 康复治疗介入时机对脑梗死偏瘫患者康复效果的影响 [J]. 中外医学研究, 2017, 15 (9): 163-164.

5. 赵超. 康复治疗介入时机对脑梗死偏瘫患者康复效果的影响探讨 [J]. 临床研究,

2019，27（6）：90-91.

6. BERNHARDT J，GODECKEB E，JOHNSON L，et al. Early rehabilitation after stroke[J]. Curr Opin Neurol，2017，30（1）：48-54.

7. GROUP A T C. Efficacy and safety of very early mobilisation within 24 h of stroke onset （AVERT）：a randomised controlled trial[J]. The Lancet，2015，386：46-55.

8. BERNHARDT J，CHURILOV L，ELLERY F，et al. Prespecified dose-response analysis for A Very Early Rehabilitation Trial（AVERT）[J]. Neurology，2016，86（23）：2138-2145.

9. CUMMING T B，CHURILOV L，COLLIER J，et al. Early mobilization and quality of life after stroke：findings from AVERT[J]. Neurology，2019，93（7）：e717-e728.

10. TONG Y，CHENG Z，RAJAH G B，et al. High Intensity physical rehabilitation later than 24 h post stroke is beneficial in patients：a pilot randomized controlled trial （rct） study in mild to moderate ischemic stroke[J]. Frontiers in neurology，2019，10：113.

11. LANGHORNE P. Very early versus delayed mobilisation after stroke[J]. Cochrane Database Syst Rev，2018，10（10）：CD006187.

12. Langhorne P，Wu O，Rodgers H，et al. A Very Early Rehabilitation Trial After Stroke （AVERT）：a phase ⅲ，multicentre，randomised controlled trial[J]. Health Technol Assess，2017，21（54）：1-120.

13. 韩英俊 . 康复治疗介入时机对脑卒中患者预后产生的影响分析 [J]. 世界复合医学，2019，5（6）：4-6.

14. 步春雷 . 急性脑血管病康复治疗时机与康复措施 [J]. 中医临床研究，2019，11（22）：142-144.

15. DABROWSKI J，CZAJKA A，MELA A，et al. Brain functional reserve in the context of neuroplasticity after stroke[J]. Neural Plast，2019，2019：9708905.

16. HARA Y. Brain plasticity and rehabilitation in stroke patients[J]. J Nippon Med Sch，2015，82（1）：4-13.

（艾伟平　赵洪）

第19章

中风的中医康复治疗

一、概述

中风是传统医学概念，是指以突然昏仆、半身不遂、口舌歪斜、言语謇涩或不语、偏身麻木为主症，或以突发眩晕、视一为二、言语不清、不识事物及亲人、步履维艰、偏身疼痛、肢体抖动不止等为表现，而不伴有半身不遂等症，或兼见一二，可称之为类中风，仍属中风病范畴，是好发于中老年人的一种常见病、多发病，又因其发病突然，亦称之为"卒中"。也就是现代医学的急性脑血管病，又称脑卒中。传统医学在中风的康复治疗方面具有一定的优势，尤其是在辨证施治及针灸治疗方面，不可或缺。

二、病因病机

1.病因

脏腑功能失调、气血亏虚是发病的基础，劳倦内伤、忧思恼怒、饮食不节、用力过度或气候骤变等多为发病诱因。在此基础上痰浊、瘀血内生，或阳化风动、血随气逆，导致脑脉痹阻或血溢脑脉之外，脑髓神机受损而发为中风病。

（1）气血亏虚：年老体衰，或久病气血亏虚，元气耗伤，脑脉失养。气虚则血运不畅，虚气流滞，脑脉瘀滞不通；阴血亏虚则阴不制阳，阳亢于上，阳化风动，夹痰浊、瘀血上扰清窍，致脑脉受损，神机失用而突发中风。

（2）劳倦内伤：烦劳过度则阳气升张，导致内风旋动，气火俱浮，迫血妄行，或风夹痰浊、瘀血上扰清窍，致脑脉痹阻或血溢脉外而发为中风。

（3）饮食不节：嗜食肥甘厚腻，或烟酒过度，导致脾胃受损，脾失运化，痰浊内生，壅滞经脉，上蒙清窍而致中风。

（4）情志过极：七情失调，肝失调达，肝气郁结，气机郁滞，血行不畅，瘀结脑脉，或暴怒伤肝，肝阳暴涨，或心火亢盛，风火相煽，血随气逆，上冲犯脑，均导致气血逆乱于脑而发生中风。

2. 病机

中风的基本病机总属阴阳失调，气血逆乱。病位在心脑，与肝肾密切相关。病理因素主要为风、火、痰、虚、瘀，其形成与脏腑功能失调有关。

病理性质多属本虚标实。肝肾阴虚，气血衰少为致病之本，风、火、痰、虚、瘀为发病之标，两者可互为因果。

三、辨证要点

1. 辨中经络、中脏腑，辨分期

（1）中经络者虽有半身不遂、口眼歪斜、语言不利，但意识清楚；中脏腑者则昏不知人，或神志昏糊、迷蒙，伴见肢体不用。

（2）中脏腑辨闭证与脱证：闭证属实，因邪气内闭清窍所致，症见神志昏迷、牙关紧闭、口噤不开、两手握固、肢体强痉等；脱证属虚，乃为五脏真阳散脱，阴阳即将离决之候，临床可见神志昏愦无知、目合口开、四肢松懈瘫软、手撒肢冷汗多、二便自遗、鼻息低微等。

（3）辨病期：根据病程长短，分为三期。急性期为发病后两周以内，中脏腑可至一个月；恢复期指发病两周后或一个月至半年

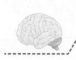

内；后遗症期指发病半年以上。恢复期、后遗症期病性多偏虚、瘀、痰，或三者夹杂。

2. 辨变证、并证

中风中经络或中脏腑神志转清后，多遗留肢体半身不遂、言语謇涩或不语等，也会因瘀血阻络，或脑髓神机失调，或肝失疏泄等横生变证或并证，如呕血、呃逆、手胀、呆证、郁证等。

（1）呕血：相当于现代医学之应激性溃疡、上消化道出血，多发生在中风急性期。表现为神志迷蒙，面红目赤口臭，烦躁不安，便干尿赤，严重者吐血、黑便，出血多者面色㿠白，舌质红，苔薄黄，或少苔、无苔，脉弦数。

（2）呃逆：急性脑血管病受到损害时，神经冲动会沿着迷走神经传至分布于中脑、脑干和近段脊髓的呃逆中枢。中枢激动后，冲动沿着膈神经下传膈肌和其他呼吸肌，产生重复性痉挛性的肌肉收缩。随即冲动到达喉返神经，支配声门肌肉，产生特征性的呃逆动作，表现为呃声连连，或神昏谵语、口臭便秘，时间长者呃声低而持久，乏力纳差。

（3）手胀：相当于现代医学之中风后肩手综合征，又称反射性交感神经营养不良综合征，临床表现主要为患侧上肢突然浮肿疼痛，严重者可致上肢关节脱位、功能受限等。表现为偏瘫侧上肢肌肉虚满，按之不凹，似肿非肿，实胀而非肿。

（4）呆证：相当于现代医学之血管性痴呆，急性脑血管病和慢性脑缺血白质疏松均可引起认知功能障碍。轻者可见神情淡漠、寡言少语、反应迟钝、善忘；重则表现为终日不语，或闭门独居，或口中喃喃、言辞颠倒、行为失常、忽笑忽哭，或不欲食、数日不知饥饿等。

（5）郁证：相当于现代医学之卒中后抑郁，表现为多虑、烦躁、易怒、惊恐、担忧、心悸；或忧郁不畅、精神不振、胸闷胁胀、善太息；失眠、多梦、脉弦等。

（6）吞咽困难：多见于脑卒中后的患者的延髓麻痹和假性延髓麻痹，表现为进食缓慢、口水涟涟，甚则食留口中，或饮水即呛、咳嗽连连、痰鸣漉漉。

（7）便秘：卒中后便秘一般是由患者的排便反射被破坏、长期卧床、脱水治疗、摄食减少、饮食结构改变、排便动力不足、焦虑及抑郁等因素所致，表现为大便干结、面红目赤、口燥咽干、口臭、舌红苔黄、脉滑数。

（8）小便失禁：多由排尿高位中枢大脑中央旁小叶及额叶前部受损所致，多见于大面积脑梗死或出血伴失语者，表现为小便不禁，甚则咳嗽、喷嚏、惊吓时溺自出，下焦虚冷，舌胖大苔白，尺脉弱。

四、中医康复介入时机

世界卫生组织提出当患者生命体征平稳，神经系统症状不再进展 48 小时以后即介入康复。《中医康复临床实践指南·脑卒中》推荐：①尽可能早的针刺介入（发病 2 天）以提高脑卒中患者的运动功能，减轻神经功能缺损症状，不同留针时间对于针刺治疗缺血性中风临床疗效有影响，留针 6 小时对改善肢体运动功能评分（Fugl-Meyer assessment，FMA）及日常生活能力（activity and daily living，ADL）评分较佳；而留针 60 分钟对改善神经功能缺损评分方面及血流动力学方面较佳（C 级证据）。②脑卒中急性期，可根据辨证分型选择益气活血、醒脑开窍、清热解毒等中药（C 级证据）。

五、辨证施治

1. 急性期

（1）凡患者无脱证者，表现为热症、夹痰、夹瘀者，突然发病，半身不遂，口舌歪斜，舌强语謇或不语，神志昏蒙，肢体强急，口臭便闭，舌质暗红，或有瘀点、瘀斑，苔黄腻，脉弦滑或弦涩。

1）中药：先用三化汤通腑泄热逐瘀以通畅气机。生大黄 15 g，枳实 10 g，厚朴 15 g，羌活 10 g，加水蛭、桃仁、红花各 10 g，石菖蒲 20 g，水煎服，或鼻饲，或灌肠。

2）中成药：可予安宫牛黄丸，温水化汤鼻饲，1 丸，2 次 / 日以清心开窍。亦可用醒脑静或清开灵注射液 20 ～ 40 mL 加入生理盐水静脉滴注。痰多、喉间痰鸣者，可予复方鲜竹沥水 10 mL，3 次 / 日，痰黏难出者天黄猴枣散 0.3 g，1 ～ 2 次 / 日，或礞石滚痰丸 6 ～ 12 g，1 次 / 日以豁痰镇惊。

3）针刺：（石氏醒脑开窍针法）具体如下。

腧穴组成如下。主穴：双侧内关、人中、患侧三阴交。副穴：患肢极泉、尺泽、委中。配穴：根据合并症的不同，配以不同穴位。吞咽困难：双侧风池、翳风、完骨。眩晕：双侧天柱。

操作如下。主穴：先刺双侧内关，直刺 0.5 ～ 1.0 寸，采用提插捻转结合的泻法，施手法 1 分钟；继刺人中，向鼻中隔方向斜刺 0.3 ～ 0.5 寸，采用雀啄手法（泻法），以流泪或眼球湿润为度。再刺三阴交，沿胫骨内侧缘与皮肤呈 45°斜刺，针尖刺到原三阴交的位置上，进针 0.5 ～ 1.0 寸，采用提插补法；针感到足趾，下肢出现不自主抽动，以患肢抽动 3 次为度。每日 1 次。

（2）表现为脱症者，突然昏仆，不省人事，目合口开，肢冷多汗，二便自遗，舌痿，脉细弱或脉微欲绝。急予参附注射液 50 ～ 200 mL 或生脉注射液 40 ～ 100 mL 静脉滴注。应评估脑疝情况及其他导致休克的因素，并积极纠正。

2. 恢复期

（1）风痰阻络证：头晕目眩，痰多而黏，舌质暗淡，舌苔薄白或白腻，脉弦滑。半夏白术天麻汤和桃红四物汤加减。半夏 15 g，天麻 15 g，茯苓 15 g，橘红 15 g，丹参 15 g，当归 10 g，桃仁 10 g，红花 10 g，川芎 10 g。水煎服，每日 3 次。

中成药：华佗再造丸 4～8 g，口服，一日 2～3 次。

（2）痰热腑实证：腹胀便干便秘，头痛目眩，咯痰或痰多，舌质暗红，苔黄腻，脉弦滑或偏瘫侧弦滑而大。星蒌承气汤加减。生大黄后下 15 g，芒硝冲服 10 g，胆南星 15 g，瓜蒌 15 g，水煎服，每日 3 次。

中成药：安脑片一次 4 片，一日 2～3 次；同仁牛黄清心丸一次 1～2 丸，一日 2 次。

（3）阴虚风动证：眩晕耳鸣，手足心热，咽干口燥，舌质红而体瘦，少苔或无苔，脉弦细数。镇肝熄风汤加减。煅龙骨先煎 20 g，煅牡蛎先煎 20 g，代赭石先煎 20 g，制龟板先煎 10 g，白芍 15 g，玄参 5 g，天冬 10 g，川牛膝 10 g，川楝子 10 g，茵陈 5 g，麦芽 15 g，川芎 10 g。水煎服，每日 3 次。

中成药：大补阴丸一次一丸，一日 2 次，知柏地黄丸一次一丸，一日 2 次。

（4）气虚血瘀证：面色㿠白，气短乏力，口角流涎，自汗出，心悸便溏，手足肿胀，舌质暗淡，舌苔白腻，有齿痕，脉沉细。补阳还五汤加减。生黄芪 60～120 g，全当归 15 g，桃仁 15 g，红花 10 g，赤芍 15 g，川芎 10 g，地龙 15 g。

中成药：脑心通胶囊一次三粒，一日 3 次；脑安胶囊一次两粒，一日 2 次，通心络胶囊一次三粒，一日 3 次。

六、中风并证、变证的康复

1. 中风后半身不遂的康复

《中医康复临床实践指南·脑卒中》指出：脑卒中的不同时期，以巨刺为主的针刺方法能有效改善运动功能，专家认为针刺治疗是必要的（对于痉挛较重的患者，不推荐在痉挛肌上进行电针治疗）。

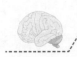

推荐脑卒中后肢体运动功能障碍针刺常用穴位组，即曲池、合谷、肩髃、手三里、外关、足三里、三阴交、阳陵泉、风市、血海。操作：使用 0.30 mm×40 mm 一次性不锈钢针灸针，75% 酒精皮肤常规消毒后进针，行提插捻转平补平泻手法，均留针 30 分钟。每日治疗 1 次，10 次为一个疗程。功能允许的条件下，配合太极拳锻炼可改善脑卒中患者平衡功能及步行速度（B 级证据）。

其他可选用方法如下。

（1）舒筋活络浴袋洗浴：先熏蒸，待温度适宜时，将患肢浸入药液中洗浴；或将毛巾浸入药液中同煮 15 分钟，煮沸后调至保温状态，将毛巾捞起，拧至不滴药液为宜，待温度适宜后，再敷于患肢（感觉障碍肢体慎用，防烫伤）。

（2）拔罐疗法：遵医嘱选穴每日 1 次，留罐 5～10 分钟。适用于瘫痪、疼痛肢体（感觉障碍肢体慎用，防烫伤）。

（3）艾灸治疗：遵医嘱取穴。中风病（脑梗死急性期）痰热腑实证和痰火闭窍者不宜。

（4）穴位拍打：遵医嘱用穴位拍打棒循患肢手阳明大肠经（上肢段）、足阳明胃经（下肢段）轻轻拍打，每日 2 次，每次 30 分钟。有下肢静脉血栓者禁用，防止栓子脱落造成其他组织器官血管栓塞。

（5）中药热熨：遵医嘱取穴。中药籽装入药袋混合均匀，微波加热 ≥ 70 ℃，放于患处相应的穴位上适时来回或旋转药熨 15～30 分钟，皮肤微红为度（感觉障碍肢体慎用，防烫伤），每日 1～2 次，达到温经通络、消肿止痛的效果，以助于恢复肢体功能。

2. 中风后呆证的康复

中风后认知障碍的康复包括药物治疗与非药物治疗。中药治疗认知功能障碍有一定疗效。中风后呆证临床常见肝肾阴虚证、脾肾两虚证、痰浊蒙窍证、瘀血内阻证 4 种类型，可分别给予六味地黄汤加减、归脾汤合还少丹加减、涤痰汤加减、通窍活血汤加减。电针能有效改善脑卒中后认知功能障碍患者 MMSE 积分、MoCA 积分、P300 潜伏期、P300 波幅。针刺联合认知训练能有效改善脑卒中后认知障碍患者的认知功能（B 级证据）。可选用靳氏（岭南针灸学派靳瑞）三针中的智三针（神庭，双本神）；脑三针（脑户，双脑空）；老呆针（百会、水沟和涌泉）；颞三针（耳尖直上 2 寸，其前后各 1 寸等），平补平泻手法，均留针 60 分钟（配合差者可缩短时间）。每日治疗 1 次，10 次为一个疗程。

3. 中风后抑郁的康复

脑卒中后抑郁患者的干预措施包括抗抑郁药物、心理治疗和社会支持等。电针缓解中风后郁证可能有效，疗效不低于抗抑郁药，电针联合西药治疗优于单纯使用西药治疗。艾灸对中风后抑郁疗法的系统评价发现，艾灸治疗中风后抑郁有效且安全性高。太极运动可缓解脑卒中患者焦虑情绪，但在抑郁情绪改善方面，其效果与康复训练差异无统计学意义。同样，中医情志干预可改善脑卒中抑郁患者的抑郁症状。推荐意见：①电针、艾灸及中医情志护理可改善脑卒中后抑郁状态（C 级证据）。②功能允许的条件下，配合太极拳锻炼可改善脑卒中患者焦虑情绪（C 级证据）。

4. 中风后失语的康复

中风后常见的语言障碍包括失语和构音障碍，现代康复常采取言语及构音训练。针刺能改善中风后失语患者听理解、阅读、书写能力。金津、玉液穴放血治疗能有效改善中风后失语，无不良反应。靳三针疗法治疗中风后失语的效果优于常规针刺疗法，舌三针联合语言康复治疗中风后失语优于单纯言语训练。推荐意见：以金津、玉液穴为主的针刺方法能有效改善中风后失语患者听理解、阅读、书写能力（C 级证据）。

5. 中风后手胀的康复

脑卒中后肩痛发生率为 5% ～ 84%。肩手综合征是一种反射性交感神经营养障碍综合征。针对不同病情及治疗疗程的患者，部分研究显示，针刺结合康复治疗脑卒中后肩手综合征在缓解疼痛和恢复生活能力方面有优势。电针能改善肩手综合征患者上肢的运动功能，止痛消肿，提高患者日常生活活动能力。推荐意见：针刺尤其是电针能有效缓解脑卒中后肩手综合征患者的疼痛症状，改善其上肢运动功能（B级证据）。

6. 中风后吞咽困难的康复

脑卒中后吞咽功能障碍可造成支气管痉挛、误吸、气道阻塞窒息等，进展为吸入性肺炎。吞咽障碍的治疗包括提高感觉输入、改变姿势、调整吞咽动作、主动练习计划或调整食物形状，还包括非经口进食、护理干预等。针灸结合康复训练组的临床总有效率、吞咽功能评分优于单纯康复训练组，但针灸可增加疼痛、出血等不良反应的发生率。此外，穴位按摩结合常规康复护理在提高治疗脑卒中后吞咽障碍的有效率和降低洼田饮水试验评分方面均优于常规康复护理组。推荐意见：①针刺联合吞咽康复有助于脑卒中后吞咽功能障碍的恢复（B级证据）。②穴位按摩有利于改善脑卒中后吞咽障碍（C级证据）。

7. 中风后二便障碍的康复

脑卒中患者在发病时大多伴有排尿、排便障碍，二便障碍会妨碍其他功能的恢复。针刺治疗中风后尿潴留较常规疗法效果好。电针与非针刺、毫针与非针刺比较，电针/毫针改善中风后尿失禁的效果优于非针刺组。此外，中药口服、腹部穴位按摩、耳针及膏药贴敷等均能改善卒中后便秘。推荐意见：针刺治疗卒中后尿潴留、尿失禁疗效确切；针对卒中后便秘，推荐使用中药口服、穴位贴敷、按摩、耳针（C级证据）。

8. 中风后痉症的康复

肌痉挛是脑卒中患者常见且难以克服的障碍。针对脑卒中后肌痉挛的干预，包括药物及非药物治疗。临床常见药物包括替扎尼定、巴氯芬、丹曲林和氯硝西泮、肉毒毒素等。《中国卒中康复治疗指南》简化版提出，对于脑卒中后肢体痉挛严重的患者可采用中医按摩治疗，以减轻肌痉挛，缓解肌疲劳。针刺结合康复治疗脑卒中后肢体痉挛的疗效优于单纯针刺或康复治疗。推荐意见：①针刺结合康复能缓解卒中后肌痉挛（B 级证据）。②对于脑卒中后肢体痉挛严重的患者可采用中医按摩治疗，以减轻肌痉挛（C 级证据）。

9. 中风后呃逆的康复

（1）如呃声短促不连续，神昏烦躁，舌质红或红绛，苔黄燥或少苔，脉细数，可用人参粳米汤加减（西洋参、粳米）以益气养阴，和胃降逆。

（2）如呃声洪亮有力，口臭烦躁，甚至神昏谵语，便秘尿赤，腹胀，舌红苔黄燥起芒刺，脉滑数或弦滑而大，选用大承气汤加减。生大黄 20 g（后下）、芒硝 15 g、厚朴 15 g、枳实 15 g、黑丑 50 g、白丑 50 g、沉香粉 3.5 g 冲服以通腑泄热，和胃降逆。

（3）如烦热症状减轻，但仍呃声频频，可予平逆止呃汤（经验方）治疗。炒刀豆 20 g、青皮 10 g、枳壳 10 g、旋覆花 10 g（包）、制半夏 10 g、枇杷叶 15 g、莱菔子 10 g、鲜姜以和胃理气降逆。兼有气虚者，可加生晒参。

（4）针刺：辨证针刺天枢、中脘、膻中、内关、足三里。

（5）穴位注射：氯丙嗪 5 ～ 25 mg 足三里、内关穴位交替注射。

10. 中风后压疮的康复

中风患者半身不遂，长久卧床，骶尾部、股骨大转子处易形成压疮，预防压疮除使用气垫床、勤翻身按摩外，还可使用红花油、紫连膏局部涂擦。

11. 中风后便秘的康复

气虚血瘀证患者大多为慢传输型便秘，除按摩、多饮水、饮食

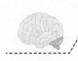

以粗纤维为主外，气虚便秘患者以补气血、润肠通便饮食为佳，可食用核桃仁、松子仁，芝麻粥适用于各种症状的便秘。另外可采用穴位按摩：取胃俞、脾俞、内关、足三里、中脘、关元等穴，腹胀者加涌泉，用揉法。耳穴贴压（耳穴埋豆）：取主穴大肠、直肠、三焦、脾、皮质下；取配穴小肠、肺。艾条温和灸：脾弱气虚者选穴脾俞、气海、太白、三阴交、足三里；肠道气秘者选穴太冲、大敦、大都、支沟、天枢；脾肾阳虚者选穴肾俞、大钟、关元、承山、太溪。于腹部施回旋灸，每次20分钟。葱白敷脐（行气通腑）：取适量青葱洗净沥干、用葱白，加适量食盐，置于研钵内捣烂成糊状后敷贴于脐周，厚薄0.2～0.3 cm，外用医用胶贴包裹，用纱布固定，每日1～2次，每次1～2小时。必要时番泻叶泡水顿服（气虚血瘀、肝肾亏虚的患者不适用）。

12. 中风后呕血的康复

出现呕血，神志迷蒙，面红目赤，烦躁不安，便干尿赤，舌质红苔薄黄，或少苔、无苔、脉弦数者，可予犀角地黄汤加减。水牛角60 g先煎，生地15 g、赤芍10 g、丹皮10 g以凉血止血，或选用大黄黄连泻心汤，还可选用云南白药、生大黄粉或三七粉等鼻饲。如出现高热不退等症状，可给予紫雪散清热凉血。

七、中医康复的评定

中风患者康复评定多采用现代医学细化评定。比如病情的基础评价，包括功能障碍评价、并发症的评价等；针对神经功能缺损采用美国国立卫生研究院卒中量表评价；采用Brunnstrom运动功能恢复分期、简化Fugl-Meyer运动功能评分评价运动功能状态；采用洼田饮水试验、吞咽障碍临床检查法评价吞咽功能；采用蒙特利尔认知评估或简易智能精神状态检查量表评价脑卒中后认知功能等。

（杨爱明　张亚蓬　张玉梅）

第20章

脑卒中后痉挛的评定与康复

一、概述

脑卒中后痉挛是引起脑卒中后高致残率的重要原因。脑卒中后痉挛性瘫痪因其"难识别、难治疗"的特点，已成为一个临床难题。中国每年新发脑卒中患者约 440 万人，其中 70% ～ 80% 的脑卒中患者因为有运动功能障碍而不能独立生活。卒中后痉挛状态被认为是导致这些运动功能障碍的主要因素，严重制约着患者的康复，阻碍患者重新回归社会、回归家庭。《中国脑卒中防治报告》亦指出，中国 40 岁以上人群现患和曾患脑卒中人数为 1242 万；在存活患者中，70% 遗留不同程度的残疾，给社会和家庭带来严重的经济负担，是因病返贫最重要的影响因素。

1. 脑卒中后痉挛的定义

痉挛是上运动神经元损伤后，牵张反射兴奋增加引起的以速度依赖性为主要表现的紧张性牵张反射亢进，伴腱反射亢进为特征的运动障碍。1980 年，LANCE 首次提出痉挛的定义，他认为痉挛是由上运动神经元损伤后牵张反射兴奋增加引起的速度依赖性的紧张性牵张反射亢进，即张力性反射亢进呈速度依赖性，换而言之，牵张速度越快，肌张力增高就越明显。1994 年，有学者基于神经系统层次控制理论，认为上运动神经元病变往往导致下运动神经元失控，脊髓等低级中枢内原始反射得以易化，从而引起以紧张性牵张反射亢进为特征的运动障碍。随着现代生物力学理论和运动控制理论的发展，PANDYAN 等在 2005 年提出痉挛是由上运动神经元损伤引起的感觉和运动控制障碍，表现为肌肉间歇性或持续性的不自主收缩。随着对痉挛的研究不断深入，有学者认为在痉挛早期，由于失神经支配导致反射介导机制占主导地位，而随着肌纤维继发性改变的出现和神经组织的逐步修复，后期则以肌源性痉挛为主，这可能解释了在痉挛后期，部分患者出现关节挛缩等现象的原因。

2. 脑卒中后痉挛的病理生理学机制

（1）对于痉挛的发病机制目前没有具体的结论，部分学者认为，调控肌张力的高级中枢主要为锥体外系，锥体外系中的腹正中网状核发出的背侧网状脊髓束、前庭核发出的前庭脊髓束、延髓脑桥被盖发出的中间网状脊髓束分别抑制和兴奋脊髓的牵张反射。当患者发生脑卒中时，由于神经网络的平衡失衡，原始反射的去抑制状态而得以释放，从而导致痉挛的发生。

（2）另一学说认为，α 和 γ 运动神经元的协同作用产生肌张力。正常状态下，在高级神经元调控下，脊髓前角或脑干内的 α 运动神经元其兴奋与抑制处于相对平衡的状态。当患者发生脑卒中后，人体上运动神经元受损，中枢性运动抑制系统的作用被减弱，γ 运动神经元作用增强，低级中枢依赖的牵张反射得以释放导致患者发生痉挛。

（3）还有研究认为，肌肉自身的性质发生变化可能是引起痉挛的另一因素。肌肉在失神经支配后，因误用和失用等原因，肌腱的顺应性和肌纤维的生理均发生改变，继而引发一系列机械性改变，导致肢体挛缩和畸形。

（4）更多的研究表明，网状脊髓束过度兴奋可能在脑卒中后痉挛的发生中发挥主要作用，而脊髓内神经网状处理机制的改变和外周肌肉的变化也参与不同时期痉挛的发生。

二、临床表现

研究显示脑卒中偏瘫患者痉挛的发生率约为 65%，痉挛会对患者产生严重影响，脑卒中后早期肢体多为迟缓性瘫痪，随着颅内病灶的恢复和主动运动的增加，瘫痪肢体肌张力逐渐增高，并出现痉挛，主要表现为偏瘫侧肢体肌张力增高、肌肉痉挛，出现病理反射和腱反射，肌群间的协调被打破，出现运动异常。上肢表现为肩关节内收和内旋，肘关节屈曲，腕关节和指关节均呈屈曲位；下肢表现为髋、膝和踝关节屈曲困难，呈伸直位。

三、脑卒中后痉挛的评定

1. 通过生物力学的评定方法

目前常用的脑卒中后肢体痉挛性瘫痪的生物力学评定方法主要集中在三维运动分析及等速肌力测定，但此两者与主观量表的相关性研究多呈阴性结果，这可能是因为运动学及力学参数本身具有更高的敏感性。

（1）通过三维运动分析系统的评定方法：三维运动分析系统可以客观评估并量化肢体运动精度及运动协调性。

（2）基于等速肌力的评定方法：等速肌力测试在 20 世纪末被开始运用于测定肌肉痉挛程度，但多集中于脑卒中后下肢肌肉痉挛的评定。朱燕等研究显示脑卒中轻偏瘫或处于恢复期的患者其患侧肘关节屈伸肌肌力、肌肉耐力、肌肉做功效率均较对侧降低，而伸肌侧下降更明显，更进一步指出即使是临床已无明显功能障碍的脑卒中患者，其健侧肢体在等速仪器上也表现出较为明显的肌力降低，提示恢复期脑卒中患者的肢体等速测试不宜单独使用健患侧自身对照法进行研究。

2. 通过神经电生理学的评估方法

目前常用于评估脑卒中后上肢痉挛性瘫痪功能障碍的神经电

生理检查包括：肌电图、表面肌电图及诱发电位检查等。经颅磁刺激（transcranical magnetic stimulation，TMS）及重复经颅磁刺激（repetitive transcranical magnetic stimulation，rTMS）是目前对脑卒中后大脑功能重组的主要研究手段之一，成为近年来用于评估上肢痉挛性瘫痪状态的研究新热点及趋势。

（1）通过肌电图（electromyogram，EMG）及表面肌电图（surface electromyogram，sEMG）的评估方法

1）H反射：在中枢神经损伤后，H反射的变化反映了脊髓中枢的功能状态及皮质中枢对脊髓中枢的抑制作用。H反射是检测痉挛症患者神经元兴奋性增加和中枢抑制降低的有效工具。

2）均方根值（RMS值）：是肌电信号时域分析中最可靠的参数，可作为评估肌力、肌张力的参数，其值越大代表其肌肉力量及张力越大。积分肌电（integral electromyogram，iEMG）可体现肌肉在单位时间内的收缩特性，可用于脑卒中偏瘫患者上肢屈肌痉挛的客观评定及量化分级。

3）F波：F波是周围神经接受电刺激后做出的一种晚期肌肉被激活的电位反应，可以用来判断脊髓前角运动细胞的兴奋性。

（2）通过诱发电位的评估方法

1）运动诱发电位（motor evoked potentials，MEP），是主要用于检查运动神经系统，特别是中枢运动通路锥体束功能，诊断中枢运动功能障碍性疾病的一种直接而灵敏的方法，并可与SEP互为补充，全面反映神经系统运动和感觉通路的功能。

2）躯体感觉诱发电位（somatosensory evoked potentials，SEP），各个组分的获得有赖于人体后索－内侧丘系系统的完整性，是一种客观评价感觉通路完整性的神经电生理方法，可作为中枢系统是否正常的诊断手段及中枢损伤后判断预后的依据之一。

3. 通过影像学的评定方法

（1）基于超声弹性成像的评定方法：超声剪切波弹性成像（shear wave elastography，SWE）是基于剪切波传播速度在不同组织中各不相同及各组织本身具有不同弹性系数的机理，可实时显示出组织弹性图从而协助快速诊断。

（2）基于 CT、MRI 的评定方法：Chueng 等利用 CT 及 MRI 探讨了与脑卒中后上肢痉挛状态与病灶位置及体积间的关系，研究提示壳核是最为常见的病灶，而痉挛程度则与病灶体积呈正相关。该研究还初步建立了一套成像模式能使与上肢痉挛相关的病灶可视化，临床医师可借此更直观地在 CT 及 MRI 上对痉挛程度做出预测及随访评估。

4. 通过康复工程的评定方法

先进的上肢康复机器人系统可以在康复训练的同时，通过记录生物力学数据（速度、力量等）及时客观地分析和评估患者运动功能恢复情况。

总之，客观评价工具在脑卒中后肢体痉挛性瘫痪中的研究应用目前仍集中于与主观量表之间是否存在相关性的阶段，尚缺乏统一的量化评价指标，并缺乏大样本研究。尽管如此，针对脑卒中后痉挛性瘫痪的客观评价方法仍然在不断完善和发展中。而随着生物力学与康复工程学的不断进步，以及肢体运动分析标准化的不断完善，利用生物力学、康复机器人对脑卒中后上肢痉挛性瘫痪异常运动模式的评估分析也必然会被越来越多地应用于研究及临床中。

四、脑卒中后痉挛性瘫痪的康复治疗

1. 药物治疗

（1）口服西药治疗：临床上常用的口服抗痉挛药物有盐酸替扎尼定、巴氯芬和丹曲林等。目前有关脑卒中后痉挛药物治疗的研究报道较少，且大部分研究的结论都是口服药物能够缓解脑卒中后的痉挛和疼痛，但对肢体功能的恢复无明显作用。

（2）口服中药治疗：痉挛性瘫痪在中医学中属"筋病""筋痹""筋挛"等范畴，《灵枢·刺节真邪》篇始云："病在筋，筋挛节痛，不可以行，名曰筋痹。"《素问·调经论》云："手屈而不伸者，其病在筋。"皆对痉挛性瘫痪有所概括。究其病因病机，主要在于机体阴阳失衡、经筋失养，导致阳气被损，属本虚标实。通过辨证施治口服中药治疗可较好的缓解脑卒中后痉挛，亦可积极的促进痉挛肢体的康复。

（3）A 型肉毒毒素注射治疗：2016 年 AHA/ASA 发布的《成人脑卒中康复治疗指南》指出，A 型肉毒毒素局部肌肉靶向注射有益于脑卒中患者肢体痉挛的治疗，并获得 A 级证据的推荐。因此注射A 型肉毒毒素在脑卒中后痉挛的患者中得到了大量的应用，但对于注射剂量及注射的具体部位并未形成共识，在未来可进行进一步的临床研究。

2.非药物治疗

目前临床上应用于脑卒中后肢体痉挛的患者应用的非药物治疗形式多样，在临床上也获得了一定的疗效。包括一些针灸治疗、物理治疗、外科手术治疗等。

（1）针灸治疗：针灸治疗包括经筋刺法、灸法、针刀疗法、电针、刺络拔罐、穴位注射法等，已被广泛应用于脑卒中后各个时期的治疗。陆彦青、封桂宇等采用经筋刺法治疗痉挛性偏瘫，即在发生痉挛的肘膝关节附近的肌腱两侧寻找压痛点作为进针点，取1.5 寸毫针直刺或斜刺，使针尖直达骨膜，捻转得气后，将针尖退至皮肤，再顺肌腱走向一前一后透刺，并反复提插捻转，治疗效果明显优于传统针刺。郑晓旭等采用恢刺法结合头针和电针治疗中风后下肢痉挛性瘫痪，头针选取顶中线和痉挛肢体对侧的顶颞前斜线，患侧下肢选取足太阴、足厥阴、足少阳、足太阳经筋循行所过的位于髋、膝、踝、足的经筋结点，行恢刺法。与传统针法相比疗效显著。

（2）物理治疗：现代康复医学注重物理治疗，也得到了临床的大量应用，近年研究显示综合康复训练、虚拟现实技术及应用药物、矫形器等治疗方法可以不同程度改善痉挛性偏瘫，根据病因、病机及康复评定分析，采取不同的物理治疗方法，获得了良好的疗效。目前，临床上主要采用的物理疗法包括运动疗法、手法治疗及物理因子疗法等。

（3）外科手术治疗：外科手术治疗主要包括跟腱切除术、关节融合术和脊髓损毁术等，多用于顽固性痉挛患者，常因手术难度大及风险较高而难以被患者和家属所接受。

五、小结

脑卒中已经成为严重危害我国中老年人健康的主要疾病，且发病年龄不断年轻化。随着急救水平与诊疗技术的提高，其病死率逐年下降，但致残率居高不下。相关资料显示：60%～80% 脑卒中患者会出现不同程度的偏瘫肢体痉挛。临床上，常以上肢屈肌、下肢伸肌痉挛多见，严重者可致患侧痉挛肢体疼痛，并影响其主动和被动运动，久之造成关节挛缩，影响坐站平衡及日常活动。患肢肌张力高、肌痉挛、关节挛缩等成为后遗症中最棘手的问题，是卒中康复的核心和难点。深入了解脑卒中后痉挛性瘫痪的发病机制及相关危险因素有益于脑卒中后痉挛性瘫痪的防治。脑卒中后痉挛性瘫痪的康复时间较长。中医药治疗脑卒中后痉挛性瘫痪具有治疗费用低、疗效确切以及不良反应较小等特点。结合中医药疗法与现代康复治疗技术，能够更有效地防治脑卒中后痉挛性瘫痪，降低致残率，提高生活质量。

参考文献

1. 《中国脑卒中防报告 2018》编写组 . 我国脑卒中防治仍面临巨大挑战——《中国脑卒中防报告 2018》概要 [J]. 中国循环杂志，2019，34（2）：105-119.

2. 张通 . 中国脑卒中康复治疗指南（2011 完全版）[J]. 中国康复理论与实践，2012，4（6）：55-76.

3. SOMMERFELD D K，EEK E U，SVENSSON A K，et al. Spasticity after stroke：its occurrence and association with motor impairments and activity limitations[J]. Stroke，2004，35（1）：134-139.

4. 王陇德 . 中国脑卒中防治报告 [M]. 北京：中国协和医科大学出版社，2015：9-11.

5. TROMPETTO C，MARINELLI L，MORI L，et al. Pathophysiology of spasticity：implications for neurorehabilitation[J]. Biomed Research International，2014（2014）：354906.

6. LANCE J W. Disordered muscle tone and movement[J]. Clin Exp Neurol，1981，18：27-35.

7. YOUNG R R. Spasticity：a review[J]. Neurology，1994，44（11 Suppl 9）：S12-20.

8. PANDYAN A D，GREGORIC M，BARNES M P，et al. Spasticity：clinical perceptions，neurological realities and meaningful measurement[J]. Disabil Rehabil，2005，27（1/2）：2-6.

9. WELMER A K，WIDÉN H L，SOMMERFELD D K. Location and severity of spasticity in the first 1-2 weeks and at 3 and 18 months after stroke[J]. Eur J Neurol，2010，17（5）：720-725.

10. SEGAL M. Muscle overactivity in the upper motor neuron syndrome：pathophysiology[J]. Phys Med Rehabil Clin N Am，2018，29（3）：427-436.

11. BAUDE M，NIELSEN J B，GRACIES J M. The neurophysiology of deforming spastic paresis：A revised taxonomy[J]. Ann Phys Rehabil Med，2019，62（6）：426-430.

12. SIVAN M，O'CONNOR R J，MAKOWER S，et al. Systematic review of outcome

measures used in the evaluation of robot-assisted upper limb exercise in stroke[J]. Journal of Rehabilitation Medicine, 2011, 43（3）: 181-189.

13. 朱燕，陈永强，齐瑞，等 . 恢复期脑卒中患者肘关节等速测试的研究 [J]. 中国康复，2008，（5）: 316-318.

14. 吴毅 . 经颅磁刺激在脑卒中康复中的应用 [J]. 中国康复医学杂志，2016，31（2）: 130-132.

15. 李芳，安丙辰，郑洁皎 . 表面肌电图在脑卒中患者手神经肌肉功能评定中的应用 [J]. 中国康复理论与实践，2015，（3）: 280-283.

16. 刘建民，郑健 . 诱发电位在脑卒中患者脑功能评估中的应用 [J]. 中国临床康复，2004，8（7）: 1316-1318.

17. BRANDENBURG J E, EBY S F, SONG P, et al. Ultrasound Elastography: The New Frontier in Direct Measurement of Muscle Stiffness[J]. Archives of Physical Medicine & Rehabilitation, 2014, 95（11）: 2207-2219.

18. CHEUNG D K, CLIMANS S A, BLACK S E, et al. Lesion Characteristics of Individuals With Upper Limb Spasticity After Stroke[J]. Neurorehabilitation & Neural Repair, 2016, 30（1）: 63-70.

19. WINSTEIN C J, STEIN J, ARENA R, et al. Guidelines for adult stroke rehabilitation and recovery: A guideline for healthcare professionals from the American Heart Association/American Stroke Association[J]. Stroke, 2016, 47（6）: e98-e169.

20. RHEE P C. Surgical management of upper extremity deformities in patients with upper motor neuron syndrome [J]. J Hand Surg Am, 2019, 44（3）: 223-235.

（雷爱弟）

第21章

脑卒中患者的手功能的治疗

　　由脑卒中引发偏瘫患者以上肢部分最为常见，在中国40岁以上的患病人数多达1200万，并且以每年8%的速度增长，其中80%脑卒中患者有上肢功能障碍，尤其是手部残疾的患者占比大约27%。约有67%的脑卒中患者有手臂瘫痪症状，为了减轻症状，许多患者进行康复治疗，有5%～20%的患者恢复了手功能，有80%或更多的患者还需要继续锻炼或者尝试新的治疗方法。大量临床研究显示，脑卒中患者上肢运动功能恢复速度慢、难度大、愈后差，是康复治疗中的重点和难点。现代康复医学理论指出，早期进行康复治疗有助于维持患者关节的活动度，提高运动能力，改善受损部位的功能。选择科学合理的康复训练方式对患者手功能的恢复具有重要意义。

　　目前，对于脑卒中患者的治疗方法包括传统的作业治疗（occupational therapy，OT）、物理因子治疗、手部辅助器具的应用、镜像疗法、上肢机器人及生物反馈技术和脑机接口的治疗。

一、传统的作业治疗

　　脑卒中的作业治疗是采用有目的、有选择的日常生活活动、劳动和文娱活动等方式进行功能锻炼，最大限度地促进患者身体、精神和社会参与等各方面功能的恢复。手具有运动和感觉功能，动作精细繁多，其基本动作大致可归纳为：提物、夹物、平持、钳捏、握圆柱和拧圆盘等动作。

　　脑卒中患者在恢复初期缺乏自发的随意运动，可以利用神经发育促进技术（主要包括 Brunnstrom 技术、PNF 技术、Bobath 技术、Rood 技术四大类）进行治疗诱发上肢出现分离运动。利用神经松动术，将力作用于神经组织，利用肢体的运动使神经在软组织中滑动、延展、加压发生张力的变化，促进神经血液循环、轴浆运输和神经冲动的传导，减轻神经粘连，改善神经张力和压力，并使神经系统延长，能够有效地缓解手部的疼痛。由于偏瘫侧血液循环较差，在卒中后早期，有很多患者手部肿胀，可以利用淋巴排水技术通过手法引流对浅表淋巴管进行有序按压刺激，促进淋巴循环及静脉回流。有序的按压使组织间隙胶体渗透压随之降低，不仅加速组织间隙的蛋白质移出，也增强了淋巴管的传送功能，促使患肢组织间隙的水肿积液由肢体远端流向近端，从而有效控制和减轻手部的水肿。

　　利用 Bobath 握手、磨砂板、滚筒等使健侧上肢带动患肢完成肩关节屈曲、肘关节伸展、前臂旋后、腕关节背伸的运动。在进行功能性作业活动时，应逐步增加上肢、手的运动控制能力及协调性训练，为进行日常生活活动做准备。对于双手协调性、手指抓握及精细运动训练，应遵循由近到远，由粗到细的原则，进行上肢持球训练，如地面上推动大巴士球的活动；选择由患侧手起到固定作用，以健手进行操作为主的活动，如双手配合搬运物品、木钉盘、拼图等作业活动，既有娱乐作用，又可以训练手指对粗细、大小、方圆等不同规格、不同形状物体的抓握能力；可以进行捡豆子、编织及打字活动对手指精细活动进行训练。

二、物理因子治疗

　　物理治疗主要在早期开始介入，其中冷疗法是康复医学临床常

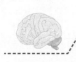

用的物理疗法之一，低温可以使神经兴奋性降低，神经传导速度减慢对感觉神经和运动神经有阻滞作用，可阻断或抑制各种病理兴奋灶，故有镇痛、解痉等作用。

神经肌肉电刺激技术是指通过低频脉冲电流作用于目标肌肉，诱发肌肉收缩，从而恢复肌肉运动功能的一项技术。目前该技术已成为脑卒中运动功能康复的主要辅助手段之一，近年来很多医院将多种康复方法联合起来进行治疗。

重复经颅磁刺激（repetitive transcranial magnetic stimulation，rTMS）是一种非侵入性、无痛、无创、安全的脑刺激技术，可通过调节和干预大脑功能来有效改善患者的手功能，近年来成为脑卒中康复关注的焦点之一，rTMS治疗具有患者耐受性好、治疗安全性高的优点，在临床上应用更多。有文献表明脑卒中患者在治疗之后可以激活兴奋神经元，引起神经元自我代偿、修复和适应。通过神经系统的可塑性在庞大的神经系统网络来实现行为功能学的改变，从而改善偏瘫患者手功能。还有其他很多物理因子治疗方式，根据患者的实际情况和不同的症状进行选择。

三、康复机器人技术

随着人工智能领域突飞猛进的发展，上肢康复机器人已经是结合了康复医学、机械工程学等多个领域的新兴智能产物，是一种安全、定量、有效及可进行重复训练的无创辅助康复新技术，也成为目前康复领域的研究热点。康复机器人目前主要分为辅助型、假肢型、支具型、治疗型四大类。其中辅助型、假肢型、支具型机器人属于辅助技术范畴的，如外骨骼助行机器人、可穿戴式机械动力手臂、智能轮椅等，此类设备致力于使患者行动更为便利，辅助他们完成各种日常生活活动，代偿其缺失的运动功能；而治疗型机器人则属于一项具有人机交互特性的辅助治疗技术，融合了虚拟现实、智能反馈、评估等技术的康复机器人在国内外陆续被研发，该类设备可通过计算机屏幕、交互性虚拟现实设备、触觉感应系统来增加感觉输入，计算机系统向患者展示虚拟场景和导向性任务，患者通过肢体附着的机械部件进行抗阻、非抗阻等运动训练，从而恢复其运动功能。

四、镜像疗法

镜像疗法（mirror therapy，MT）治疗时在患者前方沿正中矢状面放置一块镜子，健侧肢体在镜面一侧，通过观察健侧肢体运动及镜中反射的运动镜像建立两侧肢体都正常运动的假象，又称为镜像视觉反馈疗法。

进行镜像治疗时，健侧上肢在镜子面侧，患侧上肢在镜子背侧，要求患者双侧上肢同时做相同的运动动作，训练方案由肢体近端到远端，由简到难，例如在专用镜盒进行上肢和手部镜像训练，要求患者控制双手同时做同样的动作，在观察健手镜像的同时尽可能地活动患手，利用镜像反馈，患者可以观察到镜像中的患手能够做出同样的动作，给患者提供视觉反馈，让患者大脑认为自己正在同时控制双手。训练时，根据患者功能情况选取不同的动作任务，如肘关节屈伸、前臂旋前与旋后、腕关节屈伸、腕关节桡尺侧偏、拇指内收与外展、空手抓握、抓不同形状大小的物体（球、方木、圆柱体等）、抓捏及放下不同日常用品（硬币、钥匙、笔、勺子、杯子等）及完成打字、翻书、手机拨号等日常动作。

并且研究者使用平面镜并与相同大小透明塑料板进行对比试验，结果发现镜像疗法可以更好地促进脑卒中患者上肢运动功能恢复。

对于镜像疗法对运动功能相关区的激活，我们推测可能有以下几种原因。其一是镜子影像增强了患侧肢体的空间注意力，镜像的错觉可能有助于改善偏瘫后的肢体"习得性失用"现象，增强了肢体运动主动性后也能更好地改善肢体的运动性能；另有研究称，代偿（基于身体部位受自我控制的视觉表象）的产生依赖于与视觉反馈紧密耦合的主动运动，而非被动运动。其二，镜像疗法是一种双侧训练（主动或辅助），患者的肢体进行双侧的运动促使运动动作在时间和空间中维持其稳定性，当肢体进行双侧相同运动活动时，相同的运动激活相似的两侧大脑的功能反应区，可以降低两侧大脑半球的皮质抑制，多项研究表明双侧训练策略较单侧运动训练有更好的康复疗效。

镜像疗法涉及动作观察、模仿学习、运动想象等训练技术，通过镜子的反射影像给予患者患侧肢体运动的错觉，加强运动意识，通过镜像训练，使大脑皮质运动区处于活跃状态，能够参与执行视觉所观察到的动作，并且如前所述的对称双侧肢体运动模式，可以刺激健侧半球与患侧半球同时反应，诱导双侧半球运动皮层神经网络的重组，并增加大脑皮层神经的可塑性。

五、手功能辅具技术

随着康复领域的不断发展，作业治疗辅助器具的价值也在不断提高，分指板应用于早期屈肌张力增高、手部痉挛的患者，对手功能恢复有很大帮助。手部矫形器和气动手套等使脑卒中患者实现手部复杂精细的功能性动作，于永红等应用肌电生物反馈引导下的简易上肢痉挛抑制器进行治疗，发现患者患侧手 FMA 评分和改良 Ashworth 评分都有提高，交互式手部外骨骼装置能实现患者手部主动和被动的作业活动。而机器人辅助技术具备了成本低、可重复性高及具有先进科学性等特点，是可创新的手功能康复方法。

六、脑机接口对脑卒中患者手功能的治疗

脑机接口（brain computer interface，BCI）的机制为经患者的想象运动后采集大脑中特定的运动信号并转换为患者肢体的运动，使患者不依赖于人体的外周神经支配肌肉组织而直接与外界进行沟通，让这些运动困难而脑功能正常的患者可以独立控制患侧肢体或外界设备，提高生活质量。

脑卒中后外周肌肉与感觉运动皮层连接受损，需要通过运动网络重组重新恢复，有研究表明通过恢复时间的增加、肢体运动和同时对感觉反馈回路和初级运动皮层的刺激可以更好地增强休眠皮层的连接从而能有更好的康复效果。患者经脑机接口治疗后依赖感觉反馈系统——可以探测患者有运动意向后初级运动皮层的激活，并且匹配相同强度的感觉刺激。持续的感觉反馈和刺激修改神经元的活动，通过运动学习改善大脑网络功能重组恢复的方式是重要的神经康复的途径。

根据临床应用 BCI 分为辅助型和康复型，辅助型 BCI 系统旨在替代丧失的功能，如通信或运动功能，控制机器人设备，或提供功能性电刺激以辅助日常生活。康复型脑机接口系统（也称为恢复性或基于神经反馈的脑机接口系统）旨在通过操纵或自我调节神经生理活动来促进脑功能和行为的恢复。

脑卒中患者因身体功能障碍活动受限，所以很多日常穿衣、洗漱等动作无法自己完成，为了完成这些动作必须达到可以在空间中自如地进行手指屈伸、抓握等，手放松的状态和抓握过程要协调，BCI 可以直接从神经元中捕捉这些特征，并将其转化为控制外部设备的能力从而产生这些自然运动。

综上所述，脑卒中后手功能的康复治疗有很多种方法，医生在为患者进行详细评估后，根据患者的实际情况和最迫切想解决的问

题，制定近期康复目标和远期康复目标，选择不同的治疗方案，可以通过采取多元化的不同治疗措施相结合的康复方式，增加患者关节活动度、增强肌力、抑制异常活动模式、提高平衡协调功能等，使患者的恢复最大化。手功能障碍是作业治疗的一大挑战，由于脑区手部神经支配复杂，精细动作繁多，其恢复速度慢，难度大，严重影响患者的生存质量，给患者、家庭及社会造成重大负担。随着社会的发展，患者对生活质量的要求及康复期望值在不断提高，康复治疗方法的创新势在必行。

传统任务导向性训练赋予了患者训练主动性，而运动想象疗法则强化了大脑层面的运动反应，二者结合形成治疗新思路；传统镜像疗法已有一定的研究，在临床上也有相关应用，它适用于卒中后手功能恢复处于平台期的患者，通过设备改造创新为作业治疗方式注入新的活力；传统辅具技术基础上的研发创新，如新型手功能辅具上肢机器人及脑机接口的新技术的应用，都给作业治疗领域注入了新生血液，给脑卒中手功能障碍患者带来更大的康复新动力与新希望，未来的手功能康复将拉开辉煌、崭新的一页。

参考文献

1. GILJA V，PANDARINATH C，BLABE C H，et al. Clinical translation of a high performance neural prosthesis[J]. Nature medicine，2015，21（10），1142-1145.

2. MEHRHOLZ J，POHL M，PLATZ T，et al. Electromechanical and robot-assisted arm training for improving activities of daily living，arm function，and arm muscle strength after stroke[J]. Cochrane Database Syst Rev，2015，2015（11）：CD006876.

3. 霍耀璞，王爱民，赵昌森. 基于力反馈的手功能康复训练系统设计 [J]. 测控技术，2019，38（8）：6-10.

4. JO I，LEE J，PARK Y，et al. Design of a wearable hand exoskeleton for exercising flexion/

extension of the fingers[J]. IEEE Int Conf Rehabil Robot，2017，2017：1615-1620.

5. 黄先平 . 神经松动术对恢复后期偏瘫患者手运动功能康复的影响 [J]. 医疗装备，2017，30（12）：4-5.

6. 李俊奇 . 综合应用神经发育疗法对脑卒中病人运动功能的影响 [J]. 中西医结合心脑血管病杂志，2016，14（22）：2706-2708.

7. KNUTSON J S，FU M J，SHEFFLER L R，et al. Neuromuscular electrical stimulation for motor restoration in hemiplegia[J]. Phys Rehabil Clin N Am，2015，26（4）：729-745.

8. CARACCIOLO L，MAROSI M，MAZZITELLI J，et al. CREB controls circuit plasticity and functional recovery after stroke[J]. Nat Commun，2018，9（1）：2250.

9. DURET C，COURTIAL O，GROSMAIRE A G，et al. Use of a robotic device for the rehabilitation of severe upper limb paresis in subacute stroke：exploration of patient/robot interactions and the motor recovery process[J]. Biomed Res Int，2015，2015：482389.

10. 荣积峰，丁力，张雯，等 . 康复机器人结合镜像疗法对脑卒中偏瘫患者上肢功能的效果 [J]. 中国康复理论与实践，2019，25（6）：709-713.

11. 沈芳，王晶，曾明 . 镜像疗法在脑卒中偏瘫患者上肢运动功能康复中应用的研究进展 [J]. 中国康复医学杂志，2016，31（5）：590-593.

12. 梁爽，邹任玲，姜亚斌，等 . 镜像集成疗法的上肢康复训练技术研究进展 [J]. 中国康复理论与实践，2017，23（1）：59-62.

13. 于永红 . 简易上肢屈肌痉挛抑制器结合肌电生物反馈治疗对脑卒中后手功能康复的影响 [J]. 临床和实验医学杂志，2013，12（21）：1754-1756.

14. MONGE-PEREIRA E，IBAÑEZ-PEREDA J，ALGUACIL-DIEGO I M，et al. Use of electroencephalography brain-computer interface systems as a rehabilitative approach for upper limb function after a stroke：a systematic review[J]. PM & R，2017，9（9）：918-932.

15. WEISTE E. Relational interaction in occupational therapy：Conversation analysis of positive feedback[J]. Scandinavian journal ofoccupationaltherapy，2018，25（1）：44-51.

（吴娱倩　孙海欣）

第22章

脑卒中偏瘫膝过伸康复研究进展

脑卒中患者中约有 70% 发生偏瘫，其中有 40% ~ 68% 偏瘫患者存在膝过伸。膝关节过伸是指胫股关节在矢状位上出现过度伸展超过中立位水平或 0° 的一种姿势，依据 Loudon 标准，过伸 > 5° 时即可称为膝过伸。膝关节是人体组成和功能较为复杂的关节，在行走过程中起着承载体重、传递力量的作用。脑卒中患者膝过伸影响了站立和行走，降低了步行能力，逐渐引起了脑卒中康复专家的重视。

一、膝过伸的主要原因

脑卒中后，锥体束损伤导致肢体中枢性瘫痪。膝反张是偏瘫膝关节运动功能障碍的特征性表现之一，形成的原因也是多方面的。

1. 肌力下降

目前普遍认为，下肢肌肉力量较差，尤其是股四头肌力量较弱时，过早强调站立和步行训练易于导致膝过伸。研究发现，脑卒中患者股四头肌力量较弱时，在行走时不能把膝关节控制在 0° ~ 15° 范围内屈伸，为了增加步行的稳定性，患者常常身体前倾，改变下肢力线来增加短时间内的稳定性，从而导致膝过伸。同时，屈膝肌力量较弱，不能平衡伸肌力量时易出现膝过伸。研究发现，脑卒中偏瘫患者下肢肌力下降，腘绳肌位于膝关节后方，对运动体位改变的保护性反射减退，同时腘绳肌无力与股四头肌痉挛产生交互抑制效应，屈膝与伸膝的力量不平衡，使膝关节稳定性下降。

2. 肌肉痉挛

由于中枢神经系统损伤导致原始运动模式出现，在下肢多表现为典型的伸肌优势模式，尤其是股四头肌痉挛，导致膝关节屈曲与伸展力量不平衡，协调障碍，而出现膝过伸。小腿三头肌的肌张力增高，使踝关节跖屈角度增加，严重者合并胫前肌无力和跟腱挛缩，导致患者步行出现足下垂，以足外侧和足尖着地，造成地面反作用力线越过膝关节前方而形成伸直力矩，同时阻碍了重心前移，从而形成膝过伸的代偿状态。在脑卒中患者步态研究中发现，伸肌和屈肌异常激活证明了这一点。

3. 本体感觉障碍

约 50% 的脑卒中患者存在本体感觉缺失，阻碍患者肢体运动功能的恢复。在研究脑卒中患者膝关节本体感觉与肌肉的关系时，有学者发现本体感觉缺损程度与痉挛水平相关。脑卒中患者膝关节本体感觉的降低影响膝关节运动功能，但进程较慢。一般认为，肌梭的传入冲动直接兴奋运动神经元，腱梭的冲动则会抑制中间神经元，二者相互协调主动肌和拮抗肌的收缩，共同完成动作。本体感觉受损产生交互抑制，造成关节稳定度改变和关节活动控制不良，是导致膝关节持续性不稳定的一个主要因素。有研究认为，脑卒中偏瘫侧肢体感觉功能缺陷，不仅引起患侧下肢运动功能障碍，健侧肢体运动也会受到影响，导致双下肢的不协调，步态异常。

4. 继发性关节损伤

长期膝过伸改变下肢力学走向，膝关节承重反应差，使站立相稳定性下降，身体前倾，引起膝关节内部受力不均，长期以此方式行走会造成膝关节疼痛和出现关节病变，导致膝关节积累性损害和退行性改变。膝关节面的不当磨损，损害本体感受器，本体感觉信号传输进一步减弱，膝关节不稳定性进一步加重，引起膝关节结构再损伤，形成反复损伤的恶性循环。可见，脑卒中后膝反张可导致膝关节结构损伤，使下肢的稳定性进一步降低而影响步行能力。所以，在康复治疗过程中，避免患者过早负重步行训练应该是可取的。

二、康复技术

循证医学证实，康复治疗是改善脑卒中功能障碍的有效方法，是脑卒中组织化管理不可或缺的环节。近年来，脑卒中下肢运动功能康复评估与治疗技术层出不穷。

1.康复评估技术

膝过伸的评估方法很多，相关量表最为常用。其中，多采取徒手肌力检查（manual muscle test，MMT）评估肌力，改良 Ashworth 量表（modified Ashworth scale，MAS）评估肌张力，Fugl-Meyer 评分（Fugl-Meyer assesment，FMA）评估下肢运动功能，功能性独立量表（function independent measure，FIM）评估日常生活能力。在本体感觉方面，用 Berg 平衡量表（berg balance scale，BBS）测定患者的平衡功能，并用躯干损伤量表（trunk impairment scale，TIS）评定平衡相关的躯干运动，对比膝关节的位置觉与运动觉。此外，视觉模拟评分（visual analogue scale，VAS）反映患者静止及运动时膝关节的疼痛程度。

对于膝反张的评估，肌电和三维步态分析更为客观。肌电可以分析出脑卒中患者下肢肌力、肌张力、肌肉协同收缩等因素对膝关节运动功能的影响，客观分析膝反张相关肌肉电活动情况。三维步态分析可反映膝关节过度伸展角度是否大于 5°，判断患者步行时是否存在膝过伸并计算膝过伸的次数。同时，三维步态分析还可通过姿势控制参数等反映步态的静态平衡及动态平衡，结合表面肌电可更好地分析脑卒中患者步态异常原因，便于制定有针对性的康复训练计划。

2. 康复治疗技术

膝关节控制训练是目前应用较普遍且效果较好的康复治疗方法，有助于增强膝关节的稳定性，改善膝反张。膝关节控制训练可以通过肌肉力量强化训练、屈伸控制训练等方法实现。对脑卒中初发患者进行膝关节 0º ～ 15º 的强化控制训练，发现可改善脑卒中患者的膝过伸状态，增强膝关节稳定性，改善平衡功能，提高步行能力。

易化技术也就是本体感觉神经肌肉促进技术（proprioceptive neuromuscular facilitation，PNF），可提高肌肉的兴奋性。膝关节主动肌收缩 - 放松 - 拮抗肌收缩的训练技术具有兴奋扩散作用，可提高脑卒中患者患侧膝关节主动肌的兴奋性和运动控制能力，增加膝关节的稳定性，促进患侧下肢运动功能的恢复。国外研究发现，俯卧屈膝的姿势控制训练结合本体感觉训练也可有效降低膝过伸程度并增加踝关节背屈角度。一些创新的 PNF 方法也取得比较好的改善膝关节运动功能的效果，值得进一步探讨。

肌电生物反馈疗法是一种新兴的康复治疗方法。临床研究表明，对改善脑卒中患者肢体（如膝过伸）功能及矫正异常运动模式方面都有明显的作用，是脑卒中患者运动功能障碍的一种有效治疗手段。蔡奇芳等在研究中也证明了膝反张生物反馈疗法能够显著地改善偏瘫患者的膝关节功能，并显著提高偏瘫患者的步行能力。肌电生物反馈技术应用于康复机器人也被证实能够更好地改善膝关节功能，康复技术应用更加科学化和精准化。

膝关节矫形器是膝关节及下肢运动功能康复治疗的辅助装置。膝关节固定器与可调式膝关节矫形器训练均可纠正脑卒中偏瘫患者的膝过伸，可调式膝关节矫形器还可缓解及降低膝关节疼痛的发生，提高步行能力。也有研究表明，肌电生物反馈与矫形器结合能更好地改善膝过伸症状，提高步行功能。

理疗借助物理因子的作用，可对膝过伸症状及下肢功能产生一定改善作用。研究发现，全身震动训练可减少患者行走时的膝过伸次数。此外，功能性电刺激可在特定步态时期对特定部位产生刺激，不仅能纠正膝过伸，还能通过刺激背屈纠正足尖下垂和足内翻的异常步态。

三、不足与展望

目前，对于脑卒中偏瘫膝反张认识还不够充分。还缺少针对性更强的康复评估与训练技术，缺少信度、效度俱佳的康复评估方法，缺少具有询证证据支持的康复适宜技术。康复评估对于康复治疗的指导还不充分，存在盲目操作现象。同时，相关的机制研究有待进一步加强。希望通过大量的基础及应用基础研究，为临床提供更多、更好的康复评估和训练技术，提高脑卒中膝反张康复治疗效果，提高脑卒中整体康复效果。

参考文献

1. OZGOZEN S, GUZEL R, BASARAN S, et al. Residual deficits of knee flexors and plantar flexors predict normalized walking performance in patients with post stroke hemiplegia[J]. J Stroke Cerebrovasc Dis, 2020, 29（4）：104658.

2. 邱继宏，于涛，刘卉. 脑卒中患者膝过伸原因和康复治疗方法研究进展 [J]. 中国康复医学杂志，2019（6）：746-751.

3. DALAL K K, JOSHUA A M, NAYAK A, et al. Effectiveness of prowling with proprioceptive training on knee hyperextension among stroke subjects using videographic observation- a randomised controlled trial[J]. Gait Posture, 2018, 61：232-237.

4. KAY A D, DIXON J, BLIGH L D, et al. The external validity of a novel contract-relax

stretching technique on knee flexor range of motion[J]. Scand J Med Sci Sports，2020，
30（1）：74-82.

5. TAMBURELLA F，MORENO J C，HERRERA VALENZUELA D S，
et al. Influences of the biofeedback content on robotic post-stroke gait rehabilitation：
electromyographic vs joint torque biofeedback[J]. J Neuroeng Rehabil，2019，16（1）：95.

（公维军　李文衫）

第23章
脑卒中后认知功能障碍运动康复研究进展

脑卒中是我国成年人致死、致残的首位病因，具有发病率高、致残率高、死亡率高和再发率高的特点，且近年来卒中发病和患病年龄在我国呈现明显的年轻化趋势。既往研究指出，高达83%卒中幸存者可能存在认知功能障碍，严重降低患者生活质量、加速功能衰退、增加生活依赖程度及死亡率。然而脑卒中后认知障碍（post-stroke cognitive impairment，PSCI）的治疗现状并不乐观，目前针对PSCI缺乏有效的药物治疗。近年来，相关认知康复方法聚焦于非药物干预，其中运动康复备受关注。

PSCI指在卒中这一临床事件后6个月内出现达到认知障碍诊断标准的一系列综合征，强调卒中与认知障碍之间潜在的因果关系及两者之间临床管理的相关性，包括了关键部位梗死、多发性梗死、皮质下缺血性梗死和脑出血等卒中事件引起的认知障碍，包括从卒中后非痴呆认知障碍至脑卒中后痴呆的不同程度认知障碍。不同于血管性认知障碍的概念，PSCI特指卒中事件后6个月内出现的认知障碍。

运动康复指在家庭、社区或医疗机构运用有氧、抗阻或多组分等一种或几种形式的运动方法辅助疾病治疗的干预策略，包括主动运动干预和被动运动干预两类。主动运动干预指具备活动能力的患者，参加一定形式的体育锻炼，被动运动干预适用于因疾病或创伤暂时丧失肢体活动能力的人。

一、流行病学

过去 30 年里，我国脑卒中发病率持续增长。中国国家卒中筛查数据显示，我国 40～74 岁人群首次脑卒中标化发病率由 2002 年的 189/10 万上升到 2013 年的 379/10 万，平均每年增长 8.3%。而首次脑卒中后 1 年的再发率高达 17.1%。我国卒中发病与患病平均年龄呈逐步下降趋势，性别差异、地域差异明显。脑卒中不仅易导致患者发生认知功能障碍，且易加速认知障碍进展。

有研究发现高达 83% 的卒中幸存者可能存在认知功能障碍。欧洲国家依据 MMSE 标准评估，卒中后 3 个月发生认知功能障碍的比例为 24%～39%。韩国一项多中心队列研究纳入 620 例缺血性卒中患者，采用 MMSE 评估，结果显示卒中后 3 个月患者 PSCI 的患病率高达 69.8%。在我国，一篇纳入 599 例卒中患者的以社区人群为基础的研究结果显示，PSCI 的总体发病率高达 80.97%，其中卒中后认知障碍非痴呆患者占 48.91%，卒中后痴呆患者占 32.05%。

二、危险因素

年龄和受教育程度是 PSCI 的主要危险因素。年龄不仅影响脑卒中的发病率与患病率，随年龄的增长，卒中幸存者中 PSCI 的患病率也明显增高。而受教育程度可直接影响认知功能减退的耐受力，影响认知衰退在患者中的表达，就需要内容更复杂、敏感性更高的评估方式进行认知功能的评定。除此之外，所有血管性危险因素均为 PSCI 的危险因素，如高血压、糖尿病、高脂血症、吸烟史等。

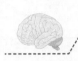

三、康复评估

卒中后认知功能障碍的评估主要依靠各类神经心理量表的应用。针对整体认知功能，目前国内外最常用的认知筛查量表为MMSE。该表简单易查，针对记忆和语言（优势半球）敏感，对痴呆诊断的敏感度和特异度较高，但对教育程度高的患者测试内容较为简单。MoCA 对识别 MCI 及痴呆的敏感性和特异性较高，但由于存在执笔项目，其对文盲、低教育老人及右侧肢体偏瘫患者的适用性较差。且不同地区、不同版本的 MoCA 的划界分有差异，在22 ～ 26 分。有研究提出 MoCA 预测 PSCI 的敏感性为 91.4%，特异性为 75.8%，说明 MoCA 可以用于急性期卒中患者的认知评估。针对特定认知域，需要更为具体的任务测验，如数字符号转化测验、简单与复杂反应时测验、连线测验、波士顿命名测验（Boston naming test，BNT）、洛文斯顿作业疗法认知成套测验（Loewenstein occupational therapy cognitive assessment，LOTCA）、神经行为认知状态测试（neurobehavioral cognitive status examination，NCSE）、Addenbrooke 改良认知评估量表等。

四、运动干预策略对认知功能障碍的作用效果

随机对照实验表明，有组织的运动干预可以改善健康老年人或认知功能下降人群的认知功能，卒中幸存者也可以获得认知功能的提高。El-Tamawy 等在 2014 年发表的一项临床研究探讨了有氧运动对前循环缺血性脑卒中患者认知功能的增强作用及其对 BDNF 的影响。该实验纳入了埃及 30 例前循环缺血性脑卒中患者，分为两组进行有氧运动基础上的物理治疗与单纯物理治疗，治疗前后进行认知功能检查和血清 BDNF 水平测定。结果显示有氧运动基础上的物理治疗较单纯物理治疗在治疗后认知功能评分上有显著改善，血清BDNF 水平也有明显升高。Fernandez-Gonzalo 等的相关研究显示：

抗阻运动不仅可以改善卒中后的神经肌肉功能，还可以增加肌肉容积，提高平衡、步态能力、双重任务能力、执行功能（工作记忆、语言流畅性任务）、注意力和信息处理速度。Liu-Ambrose 等证实运动训练联合娱乐活动较常规护理组可以提高选择性注意、工作记忆和冲突解决能力。Wang Bo 等在 2019 年的一项单盲随机对照实验中探讨了运动联合认知干预对 PSCI 患者认知功能的影响。225 例受试者被随机分为运动联合认知干预组、运动干预组、认知干预组和对照组，分别在基线、干预后和干预后 6 个月随访时进行连线测试、Stroop 测试、心理旋转测试和数字广度测试来评估认知功能。研究结果显示联合干预组在所有上述测试结果中都有显著改善，且联合干预组相对比与运动训练组、认知训练组和对照组都有显著改善认知功能。综合说明在 PSCI 患者中，认知 – 运动联合干预比单一训练对于认知功能的恢复更有利。

五、运动干预对 PSCI 潜在的干预机制

要了解运动干预对于 PSCI 患者认知功能改善的机制，就必须先了解 PSCI 的产生机制。脑卒中类别、受影响的区域、梗死的大小和位置、身体功能均会影响脑卒中幸存者的认知状态。目前关于 PSCI 的机制主要包括：①大脑血流量减低、缺氧影响到大脑与外周血管系统；②额叶皮质下区域有更强的白质高信号和更高的急性梗死负荷；③在扣带回与前额叶内侧皮质和左侧海马中的皮质网络中功能连接的数量明显减低；④胆碱能系统的损害与海马长时程增强的抑制。

六、增加脑血流量及功能连接

Guiney 等进行的一项关于运动与认知功能多元回归分析证实体育锻炼与增加脑血流量、改善认知功能相关。更好的有氧运动适应

能力意味着更好的脑血流调节能力，预示着更好的认知抑制控制，证实了运动干预通过改善脑血流量调节从而改善认知功能。Ten Brinke 等相关研究显示有氧训练显著增加老年女性轻度认知障碍患者海马体积。一项八段锦调节轻度认知障碍患者认知功能的研究指出八段锦训练可增加右侧海马和双侧扣带前皮质灰质体积，并可增强海马与右角回静息状态下的功能连接。

七、减少脑白质内高信号进展

一项横断面研究发现，中、高强度的体育运动水平与较低的脑白质高信号（white matter hyperintensities，WMH）容积相关，而久坐会造成海马旁脑白质完整性。一项在轻度认知障碍患者中进行的 RCT 试验报告指出，高强度渐进性抗阻训练导致侧脑室旁和顶叶区 WMH 面积轻度缩小，而计算机认知训练组则表现为 WMH 进展。WMH 也与投射和联合纤维束中脑白质完整性的降低有关。此外，另一项研究发现，从行走计划中获得的更高的有氧运动适应能力与额叶、颞叶的白质完整性增加有关。总之，这些研究表明，有氧和阻力训练及各种强度的锻炼对维持脑白质健康都很重要。

八、调节突触可塑性，增强神经营养因子的生物利用度

大量研究报道，运动干预策略可通过增加脑源性神经营养因子（brain-derived neurotrophic factor，BDNF）、胰岛素样生长因子 -1（insulin-like growth factor-1，IGF-1）和血管内皮生长因子（vascular endothelial growth factor，VEGF）等神经营养因子的生物利用度，进而调节运动诱导的突触可塑性机制，促进大脑健康，从而增强认知功能。IGF-1 和 VEGF 都能增加神经发生和血管生成，VEGF 可诱导干细胞重塑，并减轻海马神经发生的年龄相关性衰退。Boyne P 等采用重复测量设计方法证实跑步机高强度间歇训练对 BDNF 和

VEGF 有正向调节作用，并提出快速的训练速度和厌氧强度似乎是引发这些分子反应的关键因素。阻力训练可以增加血清 IGF-1 的水平，但阻力训练对 IGF-1 影响的潜在机制还需要进一步研究。

九、降低血管危险因素

运动训练可以通过控制血管危险因素如高血压、糖尿病和高脂血症来延缓认知障碍的进展过程。一项关于运动及生活方式改善的研究结果表明，为期 12 周的干预，可显著降低参与者血压，改善微血管反应。芬兰的一项研究表明，每周散步至少 2.5 小时的人比每周散步不到 1 小时的人患 2 型糖尿病的可能性低 63% ～ 69%。一项针对成人运动干预对脂蛋白影响试验的荟萃分析发现，规律运动对脂蛋白亚类分布有有益影响，主要表现为极低密度脂蛋白显著降低，高密度脂蛋白显著增加。上述研究表明，运动干预策略可以有效地降低认知功能障碍的相关危险因素，间接预防或延缓认知功能障碍的发生和发展。

十、小结与展望

运动干预可以显著改善 PSCI 患者的认知功能，但仍存在亟待解决的问题：①目前最佳的运动参数还未有定论，包括运动干预的项目种类、内容、强度、频率等。在接下来的研究中，我们应当重点关注运动干预的剂量效应，找到最佳参数。②需着眼于新的、更有效的运动干预方式的探索，如双重任务训练、虚拟现实技术相关运动训练等。③目前相关临床实验研究多注重干预前后即时的认知功能改善情况，而忽略了运动干预带来的长期效应，未来的研究中需加强干预后认知功能的定期随访。④运动干预对 PSCI 改善的相关机制并不明确，仍需大量的基础及临床实验加以探索。

但无论如何，运动干预对 PSCI 患者生存质量的改善具有可行性、经济性、安全性等优势，应倡导 PSCI 患者加强运动干预，来改善认知功能障碍及防止认知功能的进一步下降，从而有效减轻患者的痛苦，减轻患者心理负担，降低 PSCI 的发病率与患病率，缓解其给社会、家庭带来的巨大经济负担。

参考文献

1. 王陇德，刘建民，杨弋，等 . 我国脑卒中防治仍面临巨大挑战——《中国脑卒中防治报告 2018》概要 [J]. 中国循环杂志，2019，34（2）：105-119.

2. 中国卒中学会，卒中后认知障碍管理专家委员会 . 卒中后认知障碍管理专家共识 [J]. 中国卒中杂志，2017，12（6）：519-531.

3. FERNANDEZ-GONZALO R，FERNANDEZ-GONZALO S，TURON M，et al. Muscle，functional and cognitive adaptations after flywheel resistance training in stroke patients：a pilot randomized controlled trial[J]. J Neuroeng Rehabil，2016，13（1）：37.

4. TAO J，LIU J，CHEN X，et al. Mind-body exercise improves cognitive function and modulates the function and structure of the hippocampus and anterior cingulate cortex in patients with mild cognitive impairment[J]. Neuroimage Clin，2019，23：101834.

5. BETTIO L，THACKER J S，HUTTON C，et al. Modulation of synaptic plasticity by exercise[J]. Int Rev Neurobiol，2019，147：295-322.

6. JIANG Q，LOU K，HOU L，et al. The effect of resistance training on serum insulin like growth factor 1（IGF-1）：a systematic review and meta-analysis[J]. Complement Ther Med，2020，50：102360.

（公维军　孙瑞凤）

第24章

脑卒中认知障碍社区康复研究进展

卒中后认知障碍（post-stroke cognitive impairment，PSCI）是指在卒中这一临床事件后6个月内出现达到认知障碍诊断标准的一系列综合征，强调了卒中与认知障碍之间潜在的因果关系及两者之间临床管理的相关性，包括了多发性梗死、关键部位梗死、皮质下缺血性梗死和脑出血等卒中事件引起的认知障碍，同时也包括脑退行性病变如阿尔茨海默病在卒中后6个月内进展引起认知障碍。PSCI包括了从卒中后认知障碍非痴呆（post-stroke cognitive impairment no dementia，PSCIND）至卒中后痴呆（poststroke dementia，PSD）的不同程度的认知障碍。

一项基于社区的横断面研究共纳入599例卒中患者，通过蒙特利尔认知评估量表（Montreal Cognitive Assessment，MoCA）、简易精神状态检查（Mini-Mental State Examination，MMSE）、缺血指数量表（Hachinski Inchemic Score，HIS）对患者进行认知评估，结果显示，PSCI的总患病率为80.97%，其中PSCIND患者占48.91%，PSD患者占32.05%。PSCI的主要影响因素包括卒中本身及其相关危险因素，主要包括卒中类型、病变部位、病灶特点、卒中次数、年龄、文化程度、高血压、糖尿病、高脂血症、房颤、吸烟等。

PSCI相关危险因素多，发生率高，且影响患者的生活质量，而目前对于PSCI尚无明确有效的治疗方法，因此对于PSCI危险因素的积极调控及早期识别和预防非常重要。如何对PSCI人群早期发现和管理，以及了解适宜的社区康复方法，对于改善患者的预后、社会参与能力及生活满意度至关重要。

一、卒中后认知障碍的评估

根据 2017 年卒中后认知障碍管理专家共识的要求，需尽早对 PSCI 高危人群或 PSCI 患者进行认知功能评估（高危人群即在采集病史或临床检查过程中发现存在显著的认知或日常生活能力下降的卒中患者），同时进行阶段性认知评定，卒中后可每 3 个月进行认知随访，以了解 PSCI 的发生及演变。另外，AHA/ASA 成人卒中康复指南推荐临床所有卒中患者出院前均应筛查认知功能。

目前，尚不推荐任何一个评估测验作为通用的工具，而应根据患者人群、康复阶段、个体或家庭的实际需求及相应的医疗资源做个体化的选择。临床医务人员可以根据实际情况选用合适的筛查、单项或全认知域评估测验。

认知评估量表包括 AD8、Mini-Cog、MMSE、MoCA；其他相关评估包括 ADL、NPI、HAMD、BNT、VFT、Token 测验等。

二、卒中后认知障碍的综合康复措施

PSCI 应当纳入卒中后综合管理体系中，对患者进行及时的认知评估，并及早采取综合的干预措施是提高卒中患者康复质量的重要环节。综合干预包括了对已知危险因素的干预和预防、药物治疗和康复治疗。

1. PSCI 的预防

PSCI 的主要影响因素包括卒中本身及其相关危险因素。控制卒中的危险因素，减少卒中的发生，延缓卒中的进展，是预防或延缓 PSCI 进展的根本方式，应积极控制血压、血糖、血脂，还应积极改变生活方式，如合理饮食、适当运动、戒烟、戒酒等。

2. PSCI 的药物治疗

目前，PSCI 缺乏指南一致推荐的治疗药物。根据 2017 年卒中后认知障碍管理专家共识，胆碱酯酶抑制剂如多奈哌齐可用于 PSCI 的治疗，能改善患者的认知功能和日常生活能力；美金刚的安全性和耐受性好，但认知及整体功能改善不显著；卡巴拉汀作用尚需进一步证实；尼麦角林、尼莫地平、丁苯酞可能有效；双氢麦角毒碱、胞磷胆碱、脑活素及某些中成药疗效不确切。

3. PSCI 精神行为症状治疗

根据 2017 年卒中后认知障碍管理专家共识，治疗轻微精神行为症状首选非药物治疗方式；抑郁治疗推荐选择性 5- 羟色胺再摄取抑制剂；抗精神病药物首选非典型抗精神病药物，使用时需充分考虑临床获益和潜在风险。此外，谈话疗法与药物治疗相结合被证明是减轻抑郁症状和改善情绪的有效方法。

4. PSCI 的康复治疗

（1）认知干预：主要包括注意力、定向力、记忆力、计算力、视觉辨识能力及思维推理能力训练，通过一系列重复性、针对性和个体性的训练，提高患者某方面的能力，治疗师在制定方案时应立足生活，帮助患者通过反复的模仿和学习获得失去的生活技能。

（2）虚拟现实技术：通过人机互动，医生及治疗师可通过计算机反馈得到更加准确、更贴近实际情况的评定结果，从而制定个性化治疗方案。

（3）远程康复：通过电话、电子邮件、康复软件等通信方式在线为患者提供远距离评定、咨询及指导，更多的专家参与其中，实现低成本高质量的医疗服务。

（4）运动疗法：对于脑卒中患者的认知功能具有积极作用，一项随机对照试验的 Meta 分析结果支持运动训练作为一种治疗策略以促进卒中患者的认知恢复。

（5）神经调控技术：重复经颅磁刺激、经颅直流电刺激、脑电生物反馈。

（6）其他疗法：高压氧、娱乐疗法、音乐疗法、心理干预、针灸、中药治疗。

三、卒中后认知障碍的社区康复

目前对于认知障碍的治疗方法有限，因此应积极进行全社会的疾病知识科普教育，提高对脑血管疾病、脑卒中后认知功能障碍的认识。越来越多的研究证实，控制危险因素可降低PSCI发生风险，应积极控制相关危险因素，加强慢性病的管理，养成良好的生活习惯，控制体重，健康饮食，监测血压、血糖，以预防PSCI的发生，减轻家庭和社会的负担。

有研究表示，对已发生卒中的患者，需要将持续的症状监测及评估纳入现有的社区服务中，以解决影响卒中患者生活质量的认知和情绪症状。对已发生PSCI的患者，经过一段时间专业康复后，即进入社区康复阶段，医生根据其一般情况及居住环境制定详细的康复训练计划，指导患者在家庭或社区定期接受康复训练，并定期进行随访。PSCI社区康复应注重卒中二级预防，积极治疗卒中，预防卒中再发，有研究表明，适当的二级预防和认知康复可能预防卒中再发和脑卒中患者从认知障碍到痴呆的进展。

社区康复干预方案主要包括以下几点。①建立护理门诊：建立患者认知管理档案，进行认知功能评估，实施认知康复训练及随访管理，另外可进行卒中危险因素的防控指导，组织开展健康教育讲座及社区科普活动等，对患者、家属及其照料人员进行健康教育、康复指导及技能培训。②拟定康复训练计划：每周对患者及家属进行一次康复方法指导，指导完成后由家属协助患者每天定时、定量完成康复训练。康复过程中，如果患者功能恢复达到平台期，可对患者及其家属进行健康宣教及康复方法指导，使患者在家中进行常规的锻炼以维持功能。如果患者功能仍有改善的空间，需定期重新评价患者的功能，制定新的康复计划并继续进行康复治疗。③药物治疗：应重视血管危险因素的预防性药物治疗和管理，积极控制血压、血脂等。④认知干预：结合患者现有情况进行记忆力、定向力、注意力、计算力、语言功能及执行功能训练等。⑤运动干预：已有多项研究证实，运动对于改善认知功能具有积极作用。⑥心理指导：社区患者的康复主动性及家庭和社会的支持是促进康复的主要因素，患者情绪不佳影响疾病愈后的康复，要把握康复期患者的心理状态，鼓励其树立新的生活目标，树立康复信心，配合适当康复训练和指导可提高康复效果。⑦丁苯酞联合治疗：有研究表明，社区康复联合丁苯酞治疗对于认知功能恢复、功能独立性恢复有明确作用。⑧综合干预：有随机对照试验结果表明，多领域干预（均衡营养、运动、认知训练、控制危险因素等）可改善或维持高危人群的认知功能。⑨远程康复：使用远程医疗技术模式（如视频和基于网络的技术和服务、基于网络的支持小组等），在线为患者提供医疗指导，亦能为无法前往社区机构的患者提供康复指导。

四、小结与展望

目前，社区康复的开展尚不规范，社区康复的推进还需进一步加强。PSCI 有效的预防需要患者认识到预防及健康生活方式的重要性，并自觉长期坚持，因此开展全民脑卒中健康教育十分重要，需要公众、医务人员及卫生领导积极动员。认知干预是一个长期而连续的过程，如何更好地调动患者及家属的积极性，保证家庭认知训练及康复的持续性，是目前需要解决的主要问题。随着现代医学的发展，尚需建立规范的 PSCI 临床研究模式，包括卒中后认知评估的时间和方法等，为 PSCI 患者提供精准的预防及治疗方案。目前，

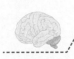

采用多模式干预治疗 PSCI 是一种趋势，在制定治疗方案时，应充分考虑患者的病情，兼顾环境、社会、家庭、心理等因素，进而制定个体化康复方案。

参考文献

1. 中国卒中学会卒中后认知障碍研究圆桌会议专家组 . 中国卒中后认知障碍防治研究专家共识 [J]. 中国卒中杂志，2020，15（2）：158-166.

2. 刘远文，胡昔权 . 脑卒中后认知功能障碍康复新技术 [J]. 实用老年医学，2020，34（7）：657-660.

3. PAPPADIS M R, KRISHNAN S, HAY C C, et al. Lived experiences of chronic cognitive and mood symptoms among community-dwelling adults following stroke：a mixed-methods analysis[J]. Aging Ment Health，2019，23（9）：1227-1233.

4. CAMERON J I, O'CONNELL C, FOLEY N, et al. Canadian stroke best practice recommendations：managing transitions of care following stroke，guidelines update 2016[J]. Int J Stroke，2016，11（7）：807-822.

（公维军　李晓玲）

第25章

"中枢－外周－中枢"闭环康复理论的脑卒中应用及研究进展

脑卒中是临床中最常见的急性脑血管疾病，其特点是高发病率、高致残率和高死亡率。中国每年新发脑卒中患者人数约330万，其中70%～80%的患者因各种功能障碍而无法独立生活。脑卒中后手功能障碍是最常见的功能障碍之一，患者因手功能障碍丧失独立生活的能力，为我国经济和社会带来沉重负担。"中枢－外周－中枢"闭环康复——脑卒中后手功能康复新理念（以下简称闭环理论），是复旦大学附属华山医院贾杰教授于2016年提出的。自闭环理论提出后，该理论广泛应用于脑卒中后手功能康复的各项科学研究和临床实践。

手功能是人类日常生活、工作和社会活动的重要运动功能，其功能实现依赖于复杂的精细动作。由于控制手运动的大脑皮层区域广泛且手部位于人体最远端，脑卒中后的手功能康复变得极为困难，很多患者最终形成失用手。脑卒中手功能康复是指所有可以促进脑卒中手功能恢复的干预措施的整合，它贯穿于临床治疗、功能评估、康复训练、家庭社会支持等各个方面。脑卒中后物理治疗、作业治疗、康复工程及义肢矫形中涉及手功能康复的所有内容都归属于脑卒中后手功能康复这一大框架下。其核心理念是中枢干预和外周干预的统筹，即"中枢－外周－中枢"闭环干预模式。

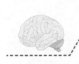

闭环理论包括外周干预和中枢干预两大治疗手段。"外周干预"是不直接作用于中枢神经系统的康复治疗手段，基于皮层可塑性理论的传统四大技术——Bobath、Brunnstrom、PNF 和 Rood 技术常用于手功能的外周康复。此外，针对脑卒中患者上肢功能的作业治疗、强制性运动疗法、双侧干预、抗痉挛治疗、生物反馈技术、电刺激技术等也常应用于康复治疗中。随着医工交叉，基于计算机技术的上肢康复机器人、外骨骼手套、VR 仿真游戏以及智能辅具也逐渐在康复领域普及。

随着康复治疗技术的不断发展，对于脑卒中后手功能康复，除了传统的作业治疗，一些中枢治疗技术也不断被应用，如经颅磁刺激、脑－机接口技术、经颅直流电技术、镜像（多模态镜像）治疗、运动想象等技术。上述中枢治疗技术是通过各种精准定位，在损伤脑区或功能脑区进行"直接精准"刺激。对于这种"直接精准"学界称之为"非侵入性脑部刺激"或"中枢干预"。与传统治疗技术不同，中枢刺激直接刺激受损脑区，从而达到精准调控，尝试从根本上解决问题。如何使这些"中枢干预"新技术在脑卒中后手功能康复治疗中发挥到最大作用，是目前关注的焦点。

闭环理论高度凝练了目前手功能康复的治疗模式，自 2016 年被提出，该理论被引用 60 余次。引用该文献的学者主要通过闭环理论进一步验证经颅直流电刺激、经颅磁刺激、镜像疗法、任务导向训练、肌电生物反馈、运动想象、外骨骼机器人、传统康复和脑－机接口对于脑卒中患者的治疗作用并进行作用机制探索。

一、结合闭环理论的经颅直流电技术治疗卒中后手功能障碍

经颅直流电刺激（transcranial direct current stimulation，tDCS）是一种非侵入性脑刺激技术。tDCS 可以刺激大脑产生皮层兴奋性改变，阳极 tDCS 刺激相应初级运动皮层后，可以增强健康受试者非

利手的精细活动能力。相较于经颅磁刺激，tDCS 体积更小，易于便携操作，因此患者接受 tDCS 治疗可以同时进行其他治疗技术。胡昔权等将 tDCS 联合虚拟现实训练治疗脑卒中患者上肢，结果表明 tDCS 联合虚拟现实技术治疗效果明显优于 tDCS 和虚拟现实训练单独训练。tDCS 联合双侧训练对脑卒中上肢功能恢复也有较好的疗效，双侧对称运动训练（bilateral isokinematic training，BIT）简称双侧训练，是指双侧肢体执行共同时间和空间的动作模式，通过双侧肢体的匹配效应来促进患侧上肢功能恢复。有研究表明，经过 4 周 tDCS 联合 BIT 治疗后，患者拇短展肌运动诱发电位、中枢运动传导时间明显缩短，上肢 Fugl-Meyer 及偏瘫上肢功能测试（香港版）得分显著提高。陈创等基于"中枢-外周-中枢"的康复模式采用 tDCS 结合任务导向性训练（Task-Oriented Training，TOT），利用 tDCS 调节大脑皮层兴奋性，解除大脑半球间不对称抑制，然后予以功能性电刺激辅助下的任务训练，以辅助丧失的功能肢体完成相应任务，从而实现脑卒中患者的大强度、重复性训练。经过 4 周的治疗，15 例患者 fMRI 的左侧颞下回和右侧小脑前叶的局部一致性增高并且伴随肌张力的明显降低。基于闭环理论的 tDCS 研究主要关注结合 tDCS 的治疗技术联合，这些治疗技术从外周出发，通过感觉神经纤维传导至中枢。而 tDCS 可以通过调节大脑皮层兴奋性，解除健侧大脑半球对患侧的过度抑制，使双侧大脑半球达到新的平衡，从而促进患者运动功能恢复。上述研究证明，基于闭环的经颅直流电技术治疗卒中后手功能障碍效果显著，未来的研究设计应着重于疗效机制的探索。

二、结合闭环理论的经颅磁刺激技术治疗脑卒中后手功能障碍

经颅磁刺激（transcranial magnetic stimulation，TMS）是一种用于调节和干预大脑功能的中枢干预技术。经典的针对脑卒中的

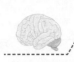

rTMS 方案一般对健侧行抑制性刺激（低频刺激），和（或）对患侧进行兴奋性刺激（高频刺激），通过调节受刺激部位的神经活动及其与其他脑区的功能连接而促进脑功能恢复和重塑。相关 Meta 分析显示，低频重复经颅磁刺激（repetitive transcranial magnetic stimulation，rTMS）在改善手部整体功能的同时还可以提高手指运动功能，并且不会对健侧手造成影响。

有研究通过 fMRI 结合临床行为学量表纵向观察卒中患者接受 rTMS 前后大脑皮层激活重塑的动态过程，探索运动皮层代偿、重组与肢体运动功能恢复间的关系。结果显示 rTMS 对于患者上肢功能改善有显著促进作用，fMRI 显示接受 rTMS 治疗的患者偏侧化指数显著高于假刺激组，低频 rTMS 不仅可明显降低健侧皮层兴奋性，使患侧皮层兴奋性增强，还可以加速大脑主要相关功能区域由健侧向患侧迁移，使运动功能改善，缩短康复周期。对侧功能性电刺激（contralaterally controlled functional electrical，CCFES）是在功能性电刺激的基础上改进的一种外周神经肌肉电刺激，与常规功能电刺激相比，CCFES 通过健侧肢体主动运动，由功能性电刺激装置反馈性输出电刺激至患侧，引导患侧肢体做出相似动作，促进脑卒中患者上肢功能恢复，有研究将 rTMS 与 CCFES 联合治疗脑卒中后手功能障碍，试验分为四组：对照组、同步治疗组（rTMS 与 CCFES 同时治疗）、延时 1 小时组（rTMS 在 CCFES 前 1 小时完成）及延时 3 小时组，连续治疗 10 天，发现延时 1 小时组患者的 MBI、FMA 评分显著高于其他三组，MEP 明显提高，CMCT 明显缩短。

经颅磁刺激同样也可以用于刺激外周神经，杨青等采用经典的 rTMS 方案结合周围神经肌肉磁刺激，针对受损的脑皮质和处于异常状态的周围神经肌肉进行双重刺激。基于神经康复的"中枢 – 外周 – 中枢"干预原则，神经系统的中枢和周围功能存在实时互动和影响，联合周围和中枢干预，可更好地促进功能恢复和代偿；与电刺激相比，周围神经肌肉磁刺激作用更好、更强，耐受度更好，可在患者痛阈下诱发更大幅度的肢体运动。肌肉能量技术是在本体感觉神经肌肉易化技术的基础上衍生而来，兼顾了结构性与动力性特点，相对于单纯的牵伸训练更有利于肌肉力量的恢复，袁梦哲等发现低频 rTMS 联合肌肉能量技术治疗脑卒中后上肢痉挛，能够显著改善患者上肢痉挛状态，提高患者上肢运动功能和日常生活活动能力。

三、结合闭环理论的镜像疗法及运动想象治疗脑卒中后手功能障碍

镜像疗法（mirror therapy，MT）也称镜像视觉反馈疗法（mirror visual feedback，MVF），在上肢运动康复及疼痛、认知治疗中广泛应用。患者在健侧肢体运动的同时观察其在镜像中的反射影像，使健侧肢体活动的图像与患侧肢体叠加，让患者产生肢体运动功能增强的视错觉。MT 是中枢干预手段，可能通过以下机制促进运动功能的康复。①视觉反馈 – 运动观察：患者通过不断的视觉反馈（包括运动观察成分）刺激人脑主要运动皮质，影响皮质的电活动及兴奋性，促进大脑功能重塑；②镜像神经元系统激活 – 大脑可塑性：MT 通过多种感觉刺激，能激活镜像神经元系统，促进大脑重塑，有助于上肢功能恢复；③运动神经通路易化 – 双侧运动：患者进行双侧运动训练时，运动皮层可以得到广泛激活，易化患侧部分运动通路，促进上肢运动功能康复；④习得性失用减轻 – 增强肢体存在感：MT 可以通过将患者注意力转移到患侧肢体，增强肢体存在感，减少习得性失用，促进上肢和手运动功能康复。

研究表明，早期镜像疗法的介入能明显加速缺血性脑卒中患者患侧上肢及手功能恢复进程，患者经过每天 45 分钟、每周 5 次，持

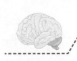
续 3 周的 MT 早期介入且配合常规康复训练，上肢及手运动功能得分明显提升。此外，有案例报道 rTMS 联合镜像疗法可以进一步促进上肢和手功能恢复，该患者经过 6 周的联合治疗，明尼苏达协调性测试和 Jebsen 手功能测试得分明显提高。MT 通过中枢干预发挥作用的同时也具有外周干预成分，陈慧等联合 tDCS 与镜像疗法，观察其对于改善患者上肢运动功能及大脑皮层兴奋性的联合效应，结果显示，联合治疗效果优于各种疗法单独使用；另一方面，阳极 tDCS 可以直接兴奋患侧 M1 区，而反复的 MT 训练可增加外周感觉运动输入，实现"中枢-外周"运动环路，中枢和外周的"双重刺激"，可以促进受损区域邻近完好的神经功能重建，加速改善患者上肢及手功能。因此 MT 疗法就其原理和机制而言，是中枢干预的重要手段，但其具体实施过程中的手法及动作又属于外周干预，可见 MT 兼顾了"直接"刺激损伤脑区或功能脑区等干预优点，同时又结合作业疗法、任务导向性训练、双侧训练等手段促进中枢神经系统重塑，从而加速脑卒中受损后的功能重塑。

运动想象（motor imagery，MI）是指运动活动在内心反复地模拟排练，而不伴有明显的身体活动。运动想象训练（motor imagery training，MIT）是一种具有潜力的中枢干预技术，能充分调动脑卒中患者的主观能动性。有研究将运动想象技术结合手部机器人辅助训练，前者让患者中枢神经系统直接参与训练，刺激神经功能恢复，激活脑功能网络重塑。机器人技术利用运动想象原理，强调运动过程中大脑对运动的控制，通过患者存在的视觉认知功能，提高运动认知和运动表达。

四、结合闭环理论的肌电生物反馈及任务导向训练治疗脑卒中后手功能障碍

肌电生物反馈疗法（electromyographic biofeedback therapy，

EMGBFT）是康复领域研究的热点，国内外研究认为该技术能够
促进脑卒中患者瘫痪肢体功能恢复，但关注点多侧重于下肢功能恢
复，对改善手腕部痉挛状态的研究较少。李放等采用肌电生物反馈
治疗早期卒中患者，观察其对患者手腕部痉挛状态的作用，发现经
过 8 周肌电生物反馈治疗，2 组患者的主动活动度、FMA 上肢部分
及 MAS 评分较组内治疗前改善（$P < 0.05$）。根据闭环理论，常规
康复训练在脑卒中康复应用中具有一定的局限性。EMGBFT 是以生
物反馈、运动及学习疗法为基础的物理治疗方法，把肌电活动转化
为可以感知的视听信号，患者根据信号进行自我训练。有研究将肌
电生物反馈与 tDCS 联合，前者属于神经肌肉电刺激和生物反馈有
机结合的一种治疗方法，属于外周干预手段，在临床应用中疗效确
切、应用成熟，而 tDCS 属于中枢干预手段。经过 6 周的治疗后，
联合治疗组疗效明显优于单独治疗的患者。

五、结合闭环理论的外骨骼机器人及脑 – 机接口治疗脑卒中后手功能障碍

机器人技术近年取得了巨大进步，手部机器人辅助手或上肢功
能训练被认为是一种有效的偏瘫上肢功能康复方法。有研究将机器
人辅助任务导向训练应用于脑卒中患侧上肢功能康复中，经过 2 周
的强化训练，两组患者上肢功能均较治疗前显著提高。上肢康复机
器人优点在于重复、高强度刺激通过感觉运动系统不断向运动系统
输入刺激，或是通过无错学习以促进中枢神经系统重塑，来实现脑
卒中患者手功能康复。双侧对称性训练在脑卒中后手功能康复中应
用广泛，双侧训练有助于健侧大脑对患侧肢体的同侧支配。脑卒中
会破坏双侧大脑胼胝体抑制通路的平衡性，采用双侧训练，可使得
双侧大脑抑制机制接近正常化。程迎等将手功能康复机器人联合双
侧对称性训练与镜像疗法疗效进行对比，经过对患者 2 周的治疗发

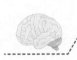

现，机器人联合双侧训练组 FMA 上肢评分优于镜像治疗组。脑机接口（brain-computer interface，BCI）技术是目前比较前沿的脑刺激中枢神经干预新方法之一，它不依赖于大脑常规输出通路（外周神经和肌肉组织），而直接通过脑电信号来控制外部设备的脑机通信系统，实现人与计算机之间的通信。有研究将 BCI 技术与 FES 相结合，探究它们对脑卒中后手功能障碍的治疗效果，患者经过 8 周的治疗，不仅上肢 FMA 和 Barthel 指数有显著提高，其 MoCA 评分也显著高于对照组，说明脑 – 机接口不仅有助于脑卒中后手功能康复，也在一定程度上有助于患者认知功能康复。

此外，仍有不少基于闭环理论的研究，在这里不再介绍。闭环理论创新性的将中枢干预和外周干预从理论的高度有机结合作用于脑卒中后手功能障碍患者。中枢干预可以直接作用于与运动相关的大脑皮层，再通过外周干预反复强化，利用中枢神经系统的可塑性促进病灶侧受损区的重组和代偿，最终实现运动控制网络的再建立。在这种中枢和外周的"双重刺激"下，加速提高患者上肢和手功能。综上，脑卒中后手功能康复仍是世界性的难题，在常规治疗效果不显著的情况下，不断尝试创新技术是突破治疗瓶颈的唯一方法。"中枢 – 外周 – 中枢"闭环康复为手功能康复创新技术发展提供理论指导，未来研究应重点关注如何更好地发展中枢干预和外周干预方法以及如何将二者更好地联合治疗，起到一加一大于二的效果。

参考文献

1. 贾杰. "中枢 – 外周 – 中枢"闭环康复——脑卒中后手功能康复新理念 [J]. 中国康复医学杂志，2016，31（11）：1180-1182.

2. 肖露，代菁，樊巍，等 . tDCS 联合肌电生物反馈改善脑卒中上肢运动功能障碍的疗

效观察 [J]. 中国康复，2020，35（9）：459-462.

3. 杨青，陈树耿，邓盼墨，等 . 周围神经肌肉磁刺激联合重复经颅磁刺激治疗脑卒中慢性期手功能障碍 1 例报道 [J]. 中国康复理论与实践，2018，24（12）：1384-1387.

4. 袁孟哲，郭小平，张长龙，等 . 低频重复经颅磁刺激联合肌肉能量技术治疗脑卒中后上肢痉挛的效果观察 [J]. 山东医药，2020，60（9）：63-66.

5. 陈慧，蔡倩，徐亮，等 . 经颅直流电刺激联合镜像疗法对脑卒中患者上肢运动功能的影响 [J]. 中国康复理论与实践，2020，26（3）：301-305.

6. 陈洁，邓远飞，张丽芳 . 镜像治疗与脑卒中后手功能康复 [J]. 中华脑科疾病与康复杂志（电子版），2019，9（5）：311-314.

7. 彭娟，杨仕彬，胥方元，等 . 早期介入镜像疗法对缺血性脑卒中患者偏瘫肢体功能恢复的影响 [J]. 中华物理医学与康复杂志，2019，41（3）：178-183.

8. 崔微，徐丽，黄林，等 . 镜像疗法对脑卒中偏瘫患者下肢运动功能的影响 [J]. 中华物理医学与康复杂志，2019，41（4）：277-278.

9. 王鹤玮，贾杰，孙莉敏 . 运动想象疗法在脑卒中患者上肢康复中的应用及其神经作用机制研究进展 [J]. 中华物理医学与康复杂志，2019，41（6）：473-476.

10. 侯莹，高琳，陈苗苗，等 . 基于运动想象的手部机器人辅助训练对脑卒中患者上肢运动功能的疗效 [J]. 中国康复理论与实践，2019，25（1）：81-85.

（徐硕　王鹤玮）

第26章

"上下肢一体化"理论的脑卒中应用及研究进展

一、理论解读

"上下肢一体化"理论是从良肢位角度出发,从步态方面切入总结,进而凝练出的应用于脑卒中康复的新理论。复旦大学附属华山医院贾杰教授课题组聚焦于上肢及手功能康复研究,以求促进患者整体功能的提高。手功能支具最初的研发思想源于帮助脑卒中后患者维持手的良肢位。在手功能支具的临床应用中,贾杰教授发现当患者接受手功能支具的干预时,下肢功能也将得到提升,具体表现为平衡控制功能的提高,步态表现的提升。由此,"上下肢一体化"的整体康复理论得以被提出。

脑卒中偏瘫患者尽早摆放于良肢位,能够有效预防或减少并发症,同时可以显著提高护理效果,保持患者身体血液循环顺畅,对抑制痉挛模式、预防肩关节半脱位、早期诱发分离运动等起到良好作用,有利于患者康复治疗的进一步进行,以及显著提高脑卒中偏瘫患者的生活质量和日常生活能力。该理论多维度地总结并拓宽了良肢位的理念,即指患者处在卧位、坐位、站立位,甚至行走时,全身肢体的正确摆放位置,有利于患者的功能恢复,能够有效预防或减少并发症的发生。

"上下肢一体化"理论的探索离不开运动学分析,也就是步态分析。依托步态分析，可全方位捕捉脑卒中患者的运动学数据，进而分析上肢、下肢以及躯干之间的动态关系，揭示其整体影响。正如理论所提到的，在患者出现步态异常时，使用下肢辅具，如踝足矫形器，能改善、纠正步态，上肢屈肌痉挛模式也相应有所改善，提示下肢干预对上肢及手同样能够产生影响。同样，在出现异常步态，如典型的偏瘫划圈步态时，让患者佩戴上肢手功能辅具，也能在纠正上肢屈肌痉挛的同时，改善下肢伸肌痉挛模式，诱发、促进分离运动产生。这种相互作用可在步态分析中得以挖掘与发现，进而应用于临床康复当中。

根据"上下肢一体化"理论，依托手功能支具进行上肢控制，让肢体处在良肢位，并结合关键点控制，改变患者运动模式，抑制肢体痉挛，可引导形成正确的活动模式。患者进行下肢步行训练时，治疗师可通过肩峰、拇指等关键点控制，改善上肢痉挛状态，促进下肢正常运动模式出现，以改善步态的协调性，促进身体两侧相互作用及步态的对称性。该理论基于"手功能支具"的应用，以"步态分析"为媒介，通过"关键点"来促通，进一步推进脑卒中患者的上下肢运动功能的提高。

二、理论的推广应用

该理论于 2017 年被提出，并刊登于《中国康复理论与实践》杂志。截至 2020 年 11 月，共被引 29 次，其中期刊文章 26 篇，硕士论文 3 篇。引用本理论开展相关研究的单位主要包括上海市第一康复医院、昆明市中医医院、苏州大学江苏省机器人技术与系统重点实验室、天津中医药大学第一附属医院、广州市第十二人民医院、陕西省康复医院、海南省人民医院、天津市北辰区中医医院、中国人民解放军总医院第二医学中心、福建医科大学省立临床医学院、深圳市光明新区人民医院甲子塘社区健康服务中心、泰州市人民医院、青海省人民医院以及广东省人民医院广东省老年医学研究所等。其研究覆盖的主题有"阶段康复护理""中医熏洗治疗""针刺""感觉训练""抛投运动""镜像疗法""社区康复""运动想象""全身振动疗法""穴位按摩""手功能定量化评估""Bobath 训练""重复经颅磁刺激"以及"功能性电刺激"等多个研究方向，进行了不断拓展。

引用该理论的团队主要聚焦于脑卒中患者的上肢和手功能的康复治疗，同时关注下肢的功能恢复。通过中枢干预的方法如镜像疗法、运动想象疗法、重复经颅磁刺激等，来探索上下肢运动康复的临床疗效。通过外周干预如 Bobath 训练、感觉训练、抛投运动等，研究上肢与手功能的康复。另外，研究内容还涉及康复护理技术以及社区康复等内容，覆盖面广。

有研究观察脑卒中后在下肢运动功能康复中采取镜像疗法的临床效果，发现在改善患者运动功能、下肢功能与膝关节功能，提高患者下肢肌力与屈伸度，优化患者日常生活中平衡情况，降低康复过程中并发症的发生方面，其较常规康复训练效果更理想。同时，有综述提及基于"上下肢一体化"理论，脑卒中后上下肢康复是一个整体过程，进而提出镜像疗法在下肢康复中的具体应用，这也是呼应该理论的另一层思考与应用。

国内相关学者研究发现，运动想象结合全身振动训练能有效地促进脑卒中患者肢体功能恢复，提高患者运动功能，改善患者生活质量，体现了"上下肢一体化"整体康复的理念。研究观察重复经颅磁刺激偶联功能性电刺激对脑梗死患者运动功能恢复的影响，发现其可以提高脑卒中患者整体的运动功能，提高 ADL 能力，加速患侧大脑皮质功能重组，并认为该联合疗法值得临床推广、应用。

再者，学者通过新 Bobath 技术结合智能运动反馈训练系统，探索其对脑卒中偏瘫患者手功能的影响。研究发现，新 Bobath 技术结合智能运动反馈训练能有效改善脑卒中偏瘫患者手功能，提高其生活自理能力。该研究将"上下肢一体化"作为新理念应用到其研究背景铺垫当中。有综述针对感觉训练对上肢及手整体功能恢复的必要性、感觉障碍及恢复的神经机制、感觉康复内容展开论述，并提及"上下肢一体化"新理论，表明上肢和下肢的功能密不可分。不同阶段的视觉反馈训练可以有效地提高偏瘫患者的平衡能力，康复训练后视觉参与比例下降，本体感觉参与比例上升，提示康复训练可以改变平衡感觉整合模式，改善平衡功能，这可能也是该新理论的新的研究切入点。针对手及上肢功能的灵活性与上下肢一体协调性康复，有研究选择了多关节协作、眼手协调、上下肢躯干协调配合的抛投运动训练，这也是"上下肢一体化"理论的具体应用，值得参考。

在康复护理方面，有研究针对老年脑卒中偏瘫患者提到，早期护理预防或缓解上肢及手功能障碍，对患者的康复治疗有促进作用，从整体康复的角度，能显著提高脑卒中偏瘫患者日常生活自理能力和生活质量。另外，医护康一体化延续管理可有效地提高老年卧床患者居家照顾者对压力性损伤的认知水平，降低压力性损伤的发生率，同时提高老年卧床患者的生存质量。该研究认为，对于无法进食者，可经鼻饲或胃造瘘管饲以保障患者出入量的平衡。同时对照顾者强调、宣教四肢整体康复的意义，并示范肢体摆放，并以牵拉、揉按、挤压等手法对患者的四肢进行被动运动。这也是上下肢一体化理论在康复护理方面的应用。

在中医康复方面，有研究观察针刺治疗脑卒中后手功能障碍的临床疗效，发现针刺可改善患者手及上肢运动功能，提高日常生活活动能力和生活质量。从"手"入手，提高患者整体生命活动能力，即中医的整体观念，其与现代康复理念"上下肢一体化"相一致。另外，据国内外研究表明，偏瘫肢体综合训练也是治疗脑卒中后踝关节功能障碍的有效方法，但目前采用熏蒸、康复训练、泡洗一体化治疗脑卒中后踝关节功能障碍的疗效尚未见相关报道。有研究通过熏动洗一体化治疗脑卒中后踝关节功能障碍，增加踝关节活动度、踝关节周围肌力，以及改善步态，并且当患者回归家庭及社会后，仍可使用该仪器在日常生活中帮助其改善步态。还有研究提示穴位按摩十宣穴联合中药熏蒸在改善脑卒中患者手功能障碍方面具有积极的作用，可增强患手运动功能，并将"上下肢一体化"理论作为新理念而提及。

在社区康复方面，有研究引用该理论，指出康复指导注重的是利用功能训练最大限度地改善患者的受损功能，认为对脑卒中患者进行社区康复教育和指导，有利于改善患者的脑部神经功能，能明显减轻患者的神经功能缺损，提高上下肢以至整体的功能，从而促使患者的生存质量也得以改善。

有功能性近红外光谱技术综述提到，大脑患侧激活可改善大脑半球活动的平衡性。随着脑卒中患者运动功能的恢复，左右半球主运动区的对称性得以改善。此外，在患者运动功能恢复过程中，前额叶皮质（prefrontal cortex，PFC）和辅助运动区（supplementary motor area，SMA）对运动平衡控制起重要作用。大脑是一个复杂的网络结构，各脑区相互连接，应该整体看待功能障碍而不能仅仅局限于某一受损脑区。该综述依托"上下肢一体化"整体康复新理念，认为应综合评估整体的功能障碍并且进行个性化干预，而不是只考虑受损区域。

多维视觉手功能康复定量评估系统在脑卒中患者手功能评估的可行性研究中引用该理论并提到，上肢痉挛模式的控制对下肢运动功能恢复有一定的促进作用，可能存在不同脑区之间相互影响、相互促进的内在网络联系，也再次提示了上下肢一体化康复与整体康复之间的重要价值。

在老年康复的临床应用方面，有研究引用"上下肢体一体化"的整体康复理念，提出要示范良肢位摆放，对四肢关节进行被动运动，并配合揉按、挤压、牵拉等手法；根据患者恢复情况逐渐增加转移训练、坐站训练、平衡训练、步行训练及上下楼梯训练等，逐步到主动活动，协助患者选择使用适合的辅助康复用具，该研究将"上下肢一体化"整体康复理论推向老年脑卒中的康复人群，充分凸显了良好的应用前景。

三、总结

参考并应用"上下肢一体化"理论，较多研究团队相继开展脑卒中功能康复的研究，同时逐步将其理论应用于临床康复治疗工作当中。其中，理论提到，通过上肢关键点控制，改善上肢状态，促进步态表现提升，对于患者建立正常运动模式有重要意义。基于这一理念，在良肢位的基础上，通过手部支具代替治疗师对脑卒中患者进行上肢关键点控制，有利于患者进行主动康复训练。手功能的康复是整体的康复，上下肢一体化以"手功能"为导向，研究人整体的功能康复、上下肢之间的大脑联系，以寻求更好的脑卒中康复治疗方法。

"上下肢一体化"康复理念以上肢及手为康复切入点，将上下肢康复训练有机结合，通过上肢干预促进下肢功能提高，同时避免下肢康复训练时上肢痉挛的加重，使患者获得正常的本体感觉输入，建立正常的运动模式。通过各种体位下良肢位摆放，体现上肢干预中手功能支具的临床价值，诱导步态改善，提高平衡能力；通过上肢等关键点控制，提高患者整体康复效果。

目前，针对脑卒中后康复的评估与治疗技术在不断更新、不断推进，而在临床康复治疗和科学研究过程中，不断涉及对康复理论的探索，"上下肢一体化"整体康复理论作为新理论孕育而生，具有很高的指导意义与临床应用价值，值得更加深入而全面的探索，应继续推进，为脑卒中的康复铺垫更坚实的理论基础。

参考文献

1. 贾杰."上下肢一体化"整体康复：脑卒中后手功能康复新理念 [J]. 中国康复理论与实践，2017，23（1）：1-3.

2. 庄金阳，贾杰.基于左右制衡理论的镜像疗法在亚急性脑卒中患者的临床应用 [J]. 中国康复理论与实践，2020，242（1）：104-107.

3. 杨延辉，张洁，贾杰.抛投运动训练对脑卒中患者手及上肢功能改善的临床应用 [J]. 中国康复医学杂志，2019，34（9）：99-101.

4. 贾杰.多模态创新驱动，促进脑卒中后手与上肢功能康复发展——ISP RM2019 手与上肢功能康复研究专题报道 [J]. 中华物理医学与康复杂志，2019，41（7）：554-558.

5. 付江红，陈树耿，钱叶叶，等.多维视觉手功能康复定量评估系统在脑卒中患者手功能评估中的可行性研究 [J]. 中国康复理论与实践，2018，24（12）：1380-1383.

6. 贾杰.脑卒中后左右制衡机制及其对上肢手功能康复的意义 [J]. 中国康复理论与实践，2018，24（12）：1365-1370.

7. 庄金阳，贾杰.镜像疗法在脑卒中后下肢运动功能康复中的应用进展 [J]. 中国康复理论与实践，2018，24（9）：1048-1051.

（张永丽　陈祥贵）

第27章

"左右制衡" 理论的脑卒中应用及研究进展

　　脑卒中，一种常见病，每四个人中就有一人终生受累，是全球第二大死亡原因和第三大致残原因。据《中国卒中报告2019》的数据显示：2018年中国卒中死亡人数为157万，约占全球卒中死亡人数的1/3。脑血管病已成为我国居民的第三大死因。根据2017年全球疾病负担研究结果，卒中已成为致死、致残的首位原因。中国卒中防治正面临巨大挑战。在遭遇卒中事件后，上肢和手功能障碍成为脑卒中患者最常见的功能障碍之一，是阻碍患者正常生活、工作和社交，以及重返家庭和社会的主要因素之一，给患者及家庭造成沉重负担。

　　贾杰教授基于多年临床经验与多项试验研究总结并提出了脑卒中后"左右制衡"机制的理论。认为左右制衡模式是上肢和手发挥正常功能的重要规律，制衡异常是脑卒中患者上肢和手功能障碍的重要机制，在对脑卒中患者上肢和手功能的康复评定和治疗中，应充分考虑左右制衡的正常和异常因素，以增进康复疗效。左右制衡理论内容涵盖了左右制衡的机制、表现与应用三个方面，分别包括了脑卒中患者在卒中事件发生前的左右制衡生理机制及其正常表现，卒中事件发生后的左右制衡病理改变及其异常表现，以及左右制衡理论在脑卒中患者功能康复评定与治疗领域的应用。

一、左右制衡生理机制及其正常表现

1.生理机制

在神经解剖结构上，胼胝体将左右大脑半球对应部位联系起来，使其在功能上成为一个整体；皮质脊髓束在锥体下端大部分交叉至对侧等都为左右制衡提供了生理基础。在功能实现上，涉及初级感觉和运动皮质（S1区和M1区），次级感觉和运动皮质，以及联合皮质等。一般而言，在不同功能层级、双侧半球之间，存在不同类型的制衡关系。初级感觉、运动活动主要由对侧大脑半球的S1区和M1区控制；双侧半球S1区和M1区之间还存在动态功能联系和相互抑制。一些高级脑功能有明显的偏侧化特征：对语言、文字符号、数学规则等的认知加工有左侧优势；空间注意、感知觉统合则多右侧优势。因此，来自双侧的感觉信息，可能需要传输到某一侧高级中枢进行加工，再将信息传导至双侧运动皮质，完成运动执行过程。大脑双侧半球间的信息交流、功能整合、竞争抑制关系处在动态左右制衡之中。

2.正常表现

上肢和手是目的性和工具性运动最重要的效应器官，这需要左右侧上肢和手在时间、空间上多重有序协调，不仅涉及左右配合，还涉及适度的相互抑制。在维持姿势等非目的性运动时，左右制衡表现为肌力、肌张力、肢体运动轨迹等的协调平衡，以保持身体重心稳定、效应肌处于最佳功能长度，以适应目的性活动等。在进行绘画等目的性活动时，需要左右侧协调配合。这种制衡模式既要有长期习得的模式化非意识成分，也需要不断根据目标变化，在有意识的指令指导下变化、调节。

人类的双手还是重要的感觉器官。双手提供的躯体感觉信息不仅种类丰富、分辨率高，是形成意识水平知觉活动的重要信息来源；还与手的运动功能密切配合，不断为目的性活动提供实时感觉反馈。由于躯体感觉信息在神经系统的加工中存在明显对侧支配的特点，有效的感觉信息分辨、整合、高级加工以及对运动的反馈，离不开左右脑之间的制衡。有研究发现，利用持续短阵脉冲刺激（continuous theta burst stimulation，cTBS）抑制单侧初级躯体感觉皮质，在抑制侧皮质功能活动出现的同时，对侧感觉皮质功能活动上升，为感觉功能相关的左右脑活动间动态制衡提供了实验证据。

正常的手功能需要左右脑认知等高级功能间的制衡：手的感觉输入是认知加工的重要信息来源，并受执行、记忆、注意等认知活动调控；手的运动功能是目的性运动实现的基础，并参与复杂运动的编码、执行等过程；与手功能相关的脑区/脑网络，和负责语言等高级认知功能的脑区/脑网络有重合。在书写时，多数人左右半侧的视觉信息需要在主要位于左半球的书写中枢处理，并协调右手进行书写动作，同时需要右半球主导的空间注意系统对空间信息进行动态调控。

正常人运动时需要整体的左右制衡使躯干、肢体的左右侧始终保持动态协调与平衡。

二、左右制衡病理改变及其异常表现

1. 病理改变

脑卒中以单侧发病多见，双侧脑功能间的正常制衡被打破，继发多种异常模式。目前研究发现，初级、次级运动皮质（包括前运动皮质、辅助运动区等），初级感觉皮质，小脑等较多脑区的结构损伤、功能活动和功能连接异常，均与脑卒中患者上肢和手功能障碍相关，并且表现出明显患侧和健侧脑差异化、特征性的功能改变，以及双侧脑半球功能活动的失衡。病灶侧运动皮质，尤其是初级运动皮质功能活动降低时，健侧运动皮质功能活动上升；当病灶侧皮质脊髓束损伤较重时，对侧运动皮质功能活动更强。病灶侧和对侧半球运动皮质间功能连接减弱，伴有病灶侧运动皮质对对侧正常抑制的降低，以及对侧对病灶侧的过度抑制。经典观点认为，这种双侧脑半球间正常抑制的失衡可能阻碍病灶侧脑功能恢复。目前临床上针对脑卒中患者运动障碍的无创神经调控方案即包括抑制对侧功能，以帮助病灶侧脑结构和功能恢复。但越来越多的研究发现，如果病灶侧脑受损过于严重，则患者的功能恢复可能需更多依赖对侧的功能代偿，这种代偿可能存在于双侧等位脑区之间，正常情况下有结构／功能连接的脑区之间，也可能形成半球间新的结构和功能连接。这时临床治疗可能既要促进健侧脑的有效代偿，又要减少无意义的病理性异常模式形成。前运动皮质和辅助运动皮质可能在这种功能重建过程中具有重要意义。除病灶侧脑损伤程度外，胼胝体白质纤维损伤程度、病灶位于优势或非优势侧，也与半球间活动失衡表现有关。非优势侧半球损伤患者有更广泛的脑区激活，而优势侧半球损伤患者则更多地表现为功能活动降低。对脑网络拓扑结构的分析发现，脑卒中患者运动相关脑网络内存在拓扑结构异常，这种异常包括网络结构趋近于随机网络、病灶侧运动皮质和对侧小脑局部中心度增高、健侧皮质运动皮质中心度降低等，可能反映局部脑损伤后，脑功能网络重构的特征。此外，由于高级脑功能的偏侧化，单侧损伤如果累及高级认知功能相关脑区，也可能影响双侧上肢和手的功能表现。

2. 异常表现

当病灶部位累及大脑初级运动皮质、次级运动皮质（包括前运动皮质、辅助运动区）、基底神经节和运动传导束时，可造成对侧肢体运动障碍，表现为肌力下降、肌张力增高和异常运动模式等。而患侧功能障碍可打破原有左右制衡模式，进而影响健侧功能：双侧肢体协作减少，导致健侧不能正常发挥部分功能（如系纽扣）；

过度依赖健侧，导致患肢习得性失用和（或）健肢过度使用引起继发损伤等。

由于脑卒中患者运动障碍症状常较为突出，感觉障碍常易被外界忽视，但脑卒中患者自身对感觉障碍的感受可能非常突出，并且感觉异常还有可能阻碍运动功能恢复，甚至导致继发损伤，如烫伤等。当存在单侧肢体感觉障碍时，患者可能会更多依赖健手获得精细感觉信息，造成患手失用，加剧健、患侧间功能失衡。部分脑卒中患者出现倾斜综合征，造成左右侧平衡协调异常，可能与患者对重力和姿势的感知觉异常有关。

当病灶累及左侧额、顶叶时，可能发生多种肢体失用（不限于单侧）；当右脑注意系统受损时，则可能出现半侧空间忽略，导致忽略侧空间所有感觉信息和运动执行不同程度障碍，同时右手执行左侧空间任务时也可能会出现异常。

当病灶累及小脑及其相关传导束时，出现共济、协调障碍导致左右失衡，目的性、工具性运动功能受损尤其严重。

三、左右制衡理论在脑卒中患者功能康复评定与治疗领域的应用

自 2018 年贾杰教授提出左右制衡理论以来，截至 2020 年 11 月该理论文献已被下载近 600 次，分别在探究康复评估量表的效度、中西医结合康复治疗技术的疗效评价、机器人辅助任务导向训练及镜像疗法等康复治疗技术的临床应用方面作为理论支撑被引用。

1. 康复评定

卒中引发左右制衡异常包括效应器水平以及相关的神经调控水平。康复评定也应在这两个水平上进行。关注效应器水平，避免由于外周结构异常导致的左右制衡异常，常用评定内容包括关节活

动度、肌力、肌张力、围度等。关注神经调控水平，评估双侧脑结构、功能以及双侧脑功能活动间的关系、功能连接状态等。常用评定技术包括功能性磁共振（functional magnetic resonance imaging，fMRI）、磁共振弥散张量成像（diffusion tensor imaging，DTI）、弥散加权成像（diffusion weighted imaging，DWI）、经颅磁刺激（transcranial magnetic stimulation，TMS）、功能性近红外光谱成像技术（functional near-infrared spectroscopy，fNIRS）及脑电检查等。fMRI 相关研究发现，脑卒中急性期患者在执行上肢和手运动任务时，如病灶侧初级运动皮质、辅助运动区、前运动皮质和健侧小脑等功能活动较好，则其慢性期上肢和手功能较好。通过 fMRI 数据计算的偏侧化指数被较多用于评估双侧半球间功能活动的差异性；初级感觉皮质、初级运动皮质的偏侧化指数提高可能与运动功能改善有关。同 fMRI 一样，fNIRS 记录血流动力学反应，在对大脑连接的理解上有着非凡的潜力，已被应用于认知和社会神经科学。DTI 可评估脑白质纤维束损伤情况。皮质脊髓束损伤程度，以及双侧皮质脊髓束结构参数间的不对称性，与脑卒中患者运动功能恢复程度有关；胼胝体白质损伤也与脑卒中患者运动功能障碍和双侧半球间功能活动不对称性有关。利用 TMS 可直接评定双侧半球间的功能抑制，并提供上肢和手（运动）功能代表区兴奋性和面积等信息。

2. 康复治疗

镜像疗法（mirror therapy，MT）：Ramachandran 等最早将镜像疗法应用于截肢后幻肢痛的治疗，此后不断有学者将其推广至脑卒中患者的感觉、运动障碍等方面，并且研究也证实了镜像疗法在改善脑卒中患者上肢运动功能、提高日常生活活动能力、降低疼痛、改善单侧忽略中的有效性。2020 年一项研究分析表明镜像疗法对脑卒中后急性期、亚急性期和慢性期患者的康复治疗是一种有效可行的方法。镜像疗法通过调节初级运动皮质（M1）的兴奋性，促进脑卒中后左右大脑半球平衡的正常化，这在各个时期各项功能障碍治疗方面都值得深度挖掘。

贾杰教授提出的多模态镜像疗法，作为一种康复治疗技术的新手段，是临床规范化的镜像治疗模式。丁力博士数字化镜像疗法结合"闭环康复"理论所设计的治疗方案能够显著提高脑卒中患者上肢运动功能以及日常生活活动能力。庄金阳等基于左右制衡理论的镜像疗法在亚急性脑卒中患者的临床应用研究中，运用双侧协调功能性训练的镜像治疗模式，选用治疗师参与下的双侧协同功能性活动，包括抱球、抓圆柱、叠毛巾和推磨砂板等双手任务性活动，基于镜像疗法"视错觉"原理，嘱患者尽可能在活动双侧肢体的同时，想象自己在进行双侧功能性活动，治疗师可根据患者患侧肢体功能状况，提供适当辅助活动，以确保患侧上肢实际参与活动，必要时给予言语指令强化动作。研究结果表明，该治疗范式可辅助促进亚急性期脑卒中患者手与上肢功能恢复，且治疗操作较为简便，整体体验较好，适于临床使用。以上研究很好地应用了左右制衡理论，将双侧上肢联系起来，进行双侧协调性功能活动，健侧带动患侧，患侧模拟健侧，从而产生左右侧肢体的制衡。与此同时通过镜像疗法产生视错觉，激活患者损伤侧相应脑区，可能使左右侧大脑抑制趋于平衡。也有研究将镜像疗法应用于下肢运动功能障碍、复杂性区域性疼痛及面瘫的康复治疗。基于左右制衡理论的镜像疗法的临床应用仍有进一步发展的空间。

限制性诱导运动疗法（constraint-induced movement therapy，CIMT）：根据患者功能水平鼓励其尽可能多地利用患手参与日常功能性活动，可以在一定程度上减轻或预防联合反应，增加患侧的感觉输入和运动体验，促进左右制衡下功能的恢复。临床研究表明，强制性诱导运动疗法对脑卒中患者上肢及手功能恢复、日常活动功能恢复均有益。

非侵入性脑部刺激技术（noninvasive brain stimulation, NIBS）：针对卒中后左右制衡的病理改变，可应用多种非侵入性脑部刺激技术，对局部脑功能活动及其与其他脑区的功能连接进行干预调节。目前临床应用较为广泛的有重复经颅磁刺激、经颅直流电刺激、脑机接口等；其中，高频 rTMS、间歇性 θ 脉冲刺激（intermittent theta-burst stimulation，iTBS）、tDCS 的阳极刺激可兴奋受刺激脑区，而低频 rTMS、连续性 θ 脉冲刺激（continuous theta burst stimulation，cTBS）、tDCS 阴极刺激可抑制受刺激脑区的功能。脑卒中患者的治疗一般选择兴奋病灶侧和（或）抑制对侧脑功能的方案，取得一定疗效。近年有研究者提出，应根据患侧脑损伤程度或患侧脑结构保留度、病灶位置、病程等综合选择治疗方案，但具体判断标准和治疗策略仍待进一步研究。此外，对慢性期脑卒中患者（病程＞1年，且长时间功能障碍无明显改善），也可考虑采用兴奋双侧脑皮质的方案进行治疗，以调动残余脑功能，促进双侧脑功能活动再制衡。

在 2019 年国际物理医学与康复医学学会第 13 届世界大会（the 13th World Congress of International Society of Physical and Rehabilitation Medicine，ISPRM 2019）中，与脑卒中后手与上肢功能康复相关的主题报道约占 2/3，包含大量创新性治疗及评估方法，呈现多模态交融发展趋势。其中作用于损伤半球的兴奋性 tDCS 结合运动训练显示出对运动平滑性（movement smoothness）的即时效应，这可能与弱化健侧半球对患侧半球的抑制作用有关；运用 rTMS 与 CIMT 相结合，提升卒中患者上肢及手功能，体现了"中枢-外周-中枢"闭环与"左右制衡"理论的交互应用，为上肢及手功能康复创新奠定了理念基础。

叶正茂，赵江莉等分别在机器人辅助任务导向训练对偏瘫上肢功能的影响和中文版上肢动作研究量表在早期脑梗死患者中的效度研究中引用左右制衡理论，表明上肢及手功能康复的重要性。同样左右制衡理论在中西医结合康复理念方面也具有启示作用，穴位点按与针灸等祖国传统医学结合现代康复手段综合治疗对于卒中患者上肢及手功能的康复有促进作用。

此外，主动肌和拮抗肌的制衡训练、步行中的上下肢制衡训练、骨盆控制训练、躯干两侧肌肉长度及肌张力的制衡均有助于脑卒中患者的功能恢复。

左右制衡理论从外周与中枢、结构与功能、运动与感知、肌力与张力、整体协调等多个层面对脑卒中后的功能康复进行了全面而细致的分析，但目前对于左右制衡理论的理解与应用还不够深刻与全面，该理论的应用多主要集中在运动功能方面，而对于感觉功能、认知功能等的分析应用较为缺乏，这也是未来可以进一步研究的方向。基于左右制衡理论的标准化、规范化、系统化康复评估与治疗，将进一步提高脑卒中患者上肢及手功能康复的疗效，同时也给康复从业者带来新的启发与思考，共同推动康复事业的发展。

参考文献

1. FEIGIN V L, NGUYEN G, CERCY K, et al. Global, regional, and country specific lifetime risks of stroke, 1990 and 2016[J]. N Engl J Med, 2018, 379（25）：2429-2437.

2. 王拥军，李子孝，谷鸿秋，等 . 中国卒中报告 2019（中文版）[J]. 中国卒中杂志，2020，15（10）：1037-1043.

3. 《中国脑卒中防治报告》编写组 .《中国脑卒中防治报告 2019》概要 [J]. 中国脑血管病杂志，2020，17（5）：272-281.

4. 贾杰 . 脑卒中后左右制衡机制及其对上肢手功能康复的意义 [J]. 中国康复理论与实

践，2018，24（12）：1365-1370.

5. VUKOVIC N，FEURRA M，SHPEKTOR A，et al. Primary motor cortex functionally contributes to language comprehension：An online rTMS study [J]. Neuropsychologia，2017，96：222-229.

6. 贾杰. "上下肢一体化"整体康复：脑卒中后手功能康复新理念 [J]. 中国康复理论与实践，2017，23（1）：1-3.

7. CAI J X，JI Q L，XIN R Q，et al. Contralesional cortical structural reorganization contributes to motor recovery after sub-cortical stroke：a longitudinal voxel-based morphometry study [J]. Front Hum Neurosci，2016，10：393.

8. VIDAL A C，BANCA P，PASCOAL A G，et al. Bilateral versus ipsilesional cortico-subcortical activity patterns in stroke show hemispheric dependence [J]. Int J Stroke，2017，12（1）：71-83.

9. PINTI P，TACHTSIDIS I，HAMILTON A，et al. The present and future use of functional near-infrared spectroscopy（fNIRS）for cognitive neuroscience [J]. Annals of the New York Academy of Sciences，2020，1464（1）：5-29.

10. GANDHI D B，STERBA A，KHATTER H，et al. Mirror therapy in stroke rehabilitation：current perspectives[J]. Therapeutics and Clinical Risk Management，2020，16：75-85.

（闫志杰　庄金阳）

第28章
手脑感知理论的脑卒中应用及研究进展

一、理论背景

脑卒中后肢体活动障碍是临床上较为棘手的问题之一。脑卒中后约80%的患者会出现上肢运动功能障碍，同时，50%～80%的急性期患者及约40%的慢性期患者存在不同程度的手部运动功能障碍。通过对目前临床工作的总结，发现脑卒中后80%以上患者同时存在手部触觉障碍，69%以上有本体感觉障碍。手脑感知作为上肢肌肉骨骼运动的先导，尽管临床上手部感觉功能受损的概率高于运动功能减退，但仍然很少有临床康复医师和治疗师关注手感觉功能受损带来的危害。整体上，相比于手运动功能和大脑可塑性的研究而言，感觉功能的临床研究和机制仍处于相对不明朗的阶段，手部感觉恢复与大脑神经机制的关系有待进一步明确。因此，由贾杰教授带领的手功能康复课题组创新性地提出了"手脑感知与手脑运动"的概念，希望呼吁临床康复医师、康复治疗师关注上肢及手的感觉功能恢复。

二、理论内涵

手部感觉功能包括浅感觉、深感觉/本体感觉、复合感觉。"手脑感知"是指手部在外部环境刺激下，各类感觉信息通过相应传导通路上行传导至中枢脑区，经过分析、整合、加工，继而将处理信息下行传导至肌肉骨骼等外周效应器，通过手部肌肉和骨骼的外在运动方式表现出来。在多通道感知觉代偿下，产生多模态感觉与知觉。大脑对多模态感知信息进行整合，最后产生肌肉骨骼的正确运动模式，形成"手脑感知"闭环通路。

手部运动功能包括手部的关节活动度、肌力、肌张力、协调性、握持、灵活性等。"手脑运动"指的是基于大脑的可塑性和神经调控机制，临床上通过外周干预及中枢干预等手段，促进中枢神经系统重塑，以加快手运动功能的恢复。手部运动功能障碍包括：肌张力异常，肌力不足，日常生活中使用双手的频率和效率、灵活性和协调能力等下降。针对手部运动功能障碍，常见的手运动功能康复技术包括镜像疗法、运动想象疗法、脑机接口技术等。

"手脑感知环境"是指手功能康复过程中，利用刺激工具或可接触到的康复手法、听觉环境、可视化或遮蔽的视觉环境，在大脑中通过大量不同类型的感觉神经元分析感觉环境和信号，继而选择性地执行手感觉和运动任务。同时，在多个层次阶段重复这些操作，使感觉环境和感知反馈能在大脑形成感觉记忆，从而解决手感知 – 大脑再计算这一难题。

初级感觉皮层和初级运动皮层紧密相连，在功能上密不可分。在 65% ～ 80% 的脑卒中上肢功能障碍患者中，37% 的患者有不同程度的活动困难，如上肢精细运动控制不良，因感觉功能受损使运动控制减弱，影响了手部最基本的"捏 – 抓 – 举 – 握"功能性任务，并且限制手部的握持力量。同时，感觉障碍使得手部随意操控物体的能力下降。发生脑卒中后，导致从中枢至外周的感觉传导通路发生障碍，手脑感觉区域与手部运动区域的突触连接效率下降，缺乏中枢神经系统的感知觉反馈，手运动模式输出持续出现错误，导致手的感觉和运动障碍进一步加重。

虽然躯体感觉与视觉、听觉等特殊感觉属于不同的传导通路，但它们的神经网络又相互紧密联系。大脑皮质的手部感觉区、视觉区、听觉区及手部运动区，均存在纤维联系，共同指导手部运动。在视觉参与下，人通过双眼观察动作完成的质量、关节位置等，产生的视觉信号经视觉皮层加工、处理和分析，继而由大脑输出感知信号并引起运动，以调整运动模式和状态，随后，视觉刺激进一步使手部的外周感觉反馈得到强化，"手脑感知"记忆进一步增强。另外，人脑的听觉皮层与初级感觉皮层中的触觉、视觉皮层也发生感觉整合。

　　在手脑感知康复中我们提倡使用多通道感知觉刺激，如进行基于躯体感觉刺激下的视觉刺激、语音反馈训练和体感联合训练，以尽可能恢复大脑中潜在的感觉、视觉和听觉传导通路之间的神经纤维连接、提高神经突触的传递效率，使手部有更多的运动选择性优势，以利于手部在各种感觉刺激环境下的运动适应性行为的有效输出（图 28-1）。

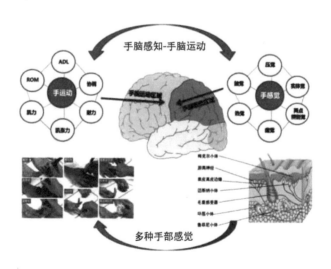

图 28-1　"手脑感知"与"手脑运动"

三、临床转化

1. 临床评估

（1）非量表评估

评定设备如下。大头钉若干个（一端尖、一端钝）；两支测试管及试管架；一些棉花、纸巾或软刷；4～5件常见物（钥匙、钱币、铅笔、汤勺等）；一套形状、大小、重量相同的物件；几块不同质地的布；音叉（256 Hz）、耳机或耳塞（图28-2）。

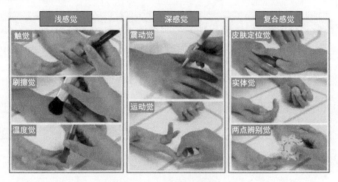

图 28-2　非量表评估

浅感觉评估如下。①温度觉：用分别盛有冷水或热水的试管两支，交替、随意地接触皮肤，试管与皮肤的接触时间为2～3秒；②痛觉：以均匀的力量用针尖轻刺患者需要检查部位的皮肤，让患者指出受刺激部位；③触觉：用棉签或软毛笔轻触患者的皮肤，让患者回答有无一种轻痒的感觉或让患者数所触次数，每次给予的刺激强度应一致，但刺激的速度不能有一定规律；④压觉：检查者用大拇指用劲地去挤压肌肉或肌腱，请患者指出感觉部位。

深感觉/本体感觉评估如下。①位置觉：将其肢体放在一定的位置，然后让患者说出所放的位置，或嘱患者用其正常肢体做与病侧肢体相同的姿势；②运动觉：检查者轻轻握住患者手指或足趾的两侧，上下移动5°左右，让患者辨别移动的方向；③振动觉：将每秒震动 256 次的音叉放置于患者身体的骨骼突出部位询问患者有无振动感和持续时间。

复合感觉评估如下。①皮肤定位觉：用棉花签、手指等轻触患者皮肤后，由患者指出刺激的部位；②两点辨别觉：让患者区别是一点还是两点刺激的感觉，两点须同时刺激，用力相等；③实体觉：嘱患者闭目，将一熟悉的物件放于患者手中，嘱其抚摸以后，说出该物的属性与名称；④图形觉：用手指或其他东西在患者皮肤上划一几何图形或数字，由患者说出所写的图形或数字；⑤其他大脑皮质感觉：通常大脑皮质感觉检查还包括重量识别觉（识别重量的能力）以及对某些质地（如软和硬，光滑和粗糙）的感觉。

注意事项：①检查感觉功能时，患者必须意识清醒；②检查前要向患者说明目的和检查方法以充分取得患者配合；③检查时注意将两侧对称部位进行比较；④先检查浅感觉，然后检查深感觉和皮质感觉；⑤根据感觉神经和它们所支配和分布的皮区去检查；⑥先检查整体，如果一旦找到感觉障碍的部位，就要仔细找出那个部位的范围。

（2）量表评估

改进的 Fugl-Meyer 评分表：改进的 Fugl-Meyer 感觉功能评定包括轻触觉和本体感觉 2 个维度。轻触觉检查部位包括上臂、手掌、股部、足部和肩部；本体感觉检查部位包括肩部、肘部、腕部、拇指、膝关节、踝关节和趾关节。每项评分分为 0 分（感觉缺失）、1 分（感觉减退）、2 分（感觉正常）。最高分为 24 分，得分越高说明感觉功能越好。

改良诺丁汉感觉功能评价量表：诺丁汉感觉功能评价量表由 Lincoln 在 1991 年正式提出，主要用于检测感觉功能障碍，改良诺丁汉感觉功能评价量表是 Lincoln 教授根据临床应用情况改良之后的版本。改良诺丁汉感觉功能评价量表共含有触觉、本体感觉、实体觉 3 个维度，共计 8 个条目，即轻触觉、温度觉、针刺觉、压觉、触觉定位觉、两点辨别觉、本体感觉及实体觉。触觉评估方法：患者保持坐立状态，分别予以轻触觉、温度、针刺、按压等相应刺激，由患者口述刺激情况，无任何感觉 =0 分，有感觉但描述不准确 =1 分，完全正常 =2 分。本体感觉评估方法：患者平躺，头与肩膀垫高，由测试者移动患者相应关节的肢体，由患者口述移动情况，无论如何移动都无任何感觉 =0 分，大幅度移动有感觉但无法描述清楚移动方向 =1 分，在移动幅度＞ 10° 时才能描述清楚移动方向 =2 分，移动幅度较小，关节弯曲幅度≤ 10° 时能清楚描述移动方向 =3 分。实体觉评估方法：患者坐立，遮挡双眼，用双手感知放在其手中的物品，口述是哪一种，所有物品都答对 =2 分，只答对一部分 =1 分，无法感知手中物体 =0 分。

2. 临床治疗

由贾杰教授带领的手功能课题组与上海电气公司共同开发了手脑感知训练设备。该设备为一体式设备，且该设备集感知训练与任务导向性训练于一体，由可遮蔽式屏幕和治疗桌构成。该设备在插电时可实现遮蔽视觉和开放性视觉两种训练环境（图 28-3）。

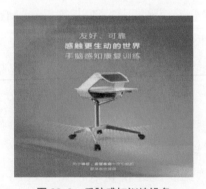

图 28-3　手脑感知训练设备

手脑感知训练五步骤。手功能课题组在手脑感知理论基础上提出了手脑感知训练的五步骤：感觉评估、感觉宣教、感觉训练、任务导向性运动功能训练和感觉认知再训练。

感觉评估作为手脑感知训练五步法中的第一步，对于整个训练过程十分重要，进行感觉与知觉的评估是手脑感知训练过程的基础，有利于了解患者的感觉功能情况，为接下来的训练做好准备。

感觉宣教是康复治疗常规流程中重要的一个步骤，也是必不可少的内容，它是联系患者和治疗师的桥梁，在我们初次评估完患者的功能情况后，我们需要为患者制定治疗方案，如何让患者清晰明确自己的治疗就是宣教的内容，患者对病情的恢复理解以及预后都来自治疗师宣教的能力，所以它不仅对治疗师的临床专业能力有要求，也非常考验治疗师与人沟通交流的表达能力。

感觉训练：在训练前，我们应从治疗师和患者的角度上，提及我们的训练原则。对治疗师而言，我们应掌握感觉恢复的基本顺序，痛觉 – 温度觉 –32 Hz 振动觉 – 移动性触压觉 – 恒定性触压觉 –256 Hz 振动觉 – 两点辨别觉。在感觉评估之后，我们应针对性地给予患者相关感觉障碍的重复刺激，我们先给予健手的感觉刺激，让患者感受正常的感觉输入，再在无视觉反馈的情况下，在相同部位给予患侧同等程度的感觉刺激并询问患者感受，矫正患者的感知结果；再在有视觉反馈的情况下，重复以上步骤，再次让患者感受在有无视觉反馈情况下的感觉刺激并不断比较直到患者能够准确辨别正常的感觉刺激，以此类推，重复每一项感觉训练。对患者而言，他们需集中注意力，主动感知，进行准确而简要的反馈。

任务导向性运动功能训练：人的运动离不开感觉，根据"闭环"理论，感觉在一定程度上是运动的基础。当训练以任务为导向时，将目的性、趣味性等融入于训练当中，有针对性地对不同的个案设计不同的训练任务，能够更好地使个案融入其中。

感觉认知：在最后感觉认知再训练的部分中，我们将更多强调认知的训练。我们先让患者回忆一次治疗的过程，包括前期的环境的准备、特殊感觉的刺激，到感知训练的具体内容，再到躯体的运动训练，回忆在此过程中所做过的具体的训练内容，看看患者所能回忆的内容有多少；对于那些回忆困难或者根本回忆不起来的患者，我们需要进行认知的训练，判断患者是哪一部分的认知障碍，再集中性的进行针对训练，这个过程非常重要，它是在"感知"过程结束后大脑的再次感知，可再次兴奋大脑皮层相关脑区，使感觉与运动的脑区联系得到再次改善，从而提高患者的手功能（图 28-4）。

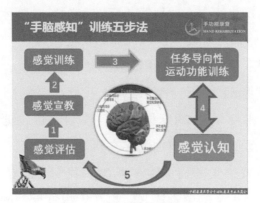

图 28-4　手脑感知训练五步法

四、未来展望

目前国内关于脑卒中后感觉障碍训练的研究仍处于萌芽阶段，随着手脑感知理论的提出，感觉功能康复得到越来越多的关注，未来的手脑感知理论发展应呈现以下趋势。

（1）之前对脑卒中后感觉训练以功能障碍为导向，主要对具体的功能障碍采用相应的训练方法。如患者存在触觉功能障碍，则采用各种方法去刺激患者感觉障碍部位来帮助患者触觉恢复。手脑感知训练五步骤的提出对临床感觉训练具有明确的指导意义，这意味着脑卒中后感觉功能障碍不再仅仅以功能障碍为导向，我们应该从感觉评估、感觉宣教、感觉训练、任务导向性运动功能训练和感觉认知这五个角度出发，形成感觉训练闭合式训练方法。未来临床上也应采用多中心、大样本的试验来验证该训练步骤的有效性。

（2）感觉元素在感觉训练中的作用需要进一步得到阐明，不同感觉元素具有不同的功能，且各感觉元素上、下行通路也有差异。在感觉训练中，需要我们明确各种感觉元素的功能及其之间的联系，在明确各种感觉元素的功能和与其他元素之间的关联性后，在临床治疗中治疗师才能从局部和整体的角度出发对患者进行综合训练和治疗。

（3）手脑感知到手脑运动的脑机制需要研究：目前感觉功能恢复的机制仍处于相对不明朗的阶段，从手脑感知到手脑运动是感觉和运动两种功能在脑中不同区域相互联系、相互制约的外周表现，其内在机制仍然需要进一步研究。

（4）感觉训练设备研发：目前手脑感知训练设备在第一代萌芽阶段，仍然还有很多需要改进的地方，针对感觉训练也需要其他的新科技的呈现，这样才能使感觉功能训练多样化、丰富化。

参考文献

1. 贾杰 . 脑卒中上肢康复：手脑感知与手脑运动 [J]. 中国康复医学杂志，2020，35（4）：385-389.

2. 贾杰 . "中枢 – 外周 – 中枢"闭环康复——脑卒中后手功能康复新理念 [J]. 中国康复医学杂志，2016，31（11）：1180-1182.

3. 贾杰 . 脑卒中后左右制衡机制及其对上肢手功能康复的意义 [J]. 中国康复理论与实践，2018，24（12）：1365-1370.

4. 付江红，陈树耿，钱叶叶，等 . 多维视觉手功能康复定量评估系统在脑卒中患者手功能评估中的可行性研究 [J]. 中国康复理论与实践，2018，24（12）：1380-1383.

5. RECH K D, SALAZAR A P, MARCHESE R R. Fugl-Meyer assessment scores are related with kinematic measures in people with Chronic Hemiparesis after Stroke[J]. J Stroke Cerebrovasc Dis, 2020, 29（1）：104463.

6. WU C Y, CHUANG I C, MA H I. Validity and responsiveness of the revised nottingham sensation assessment for outcome evaluation in stroke rehabilitation[J]. Am J Occup Ther, 2016, 70（2）：7002290040p1-8.

7. ZANDVLIET S B, KWAKKEL G, NIJLAND R H M. Is recovery of somatosensory impairment conditional for upper-limb motor recovery early after stroke?[J]. Neurorehabil Neural Repair, 2020, 34（5）：403-416.

8. 荣积峰，丁力，张雯，等. 康复机器人结合镜像疗法对脑卒中偏瘫患者上肢功能的效果 [J]. 中国康复理论与实践，2019, 25（6）：709-713.

9. BOLOGNINI N, RUSSO C, EDWARDS D J. The sensory side of post-stroke motor rehabilitation[J]. Restor Neurol Neurosci, 2016, 34（4）：571-586.

10. KESSNER S S, BINGEL U, THOMALLA G. Somatosensory deficits after stroke：a scoping review[J]. Top Stroke Rehabil, 2016, 23（2）：136-146.

（李冲　林佳丽　何洁莹）

第29章

心肺介导的"运动－肌肉－脑"外周中枢网络——康复干预理论的脑卒中应用及研究进展

　　最新的中国脑卒中协会脑血管病临床管理指南指出，依据2013年全国调查数据计算，我国每年有1100多万卒中幸存者，240多万新发卒中患者，110多万人因卒中死亡。脑卒中是我国成人致死、致残的首要原因，具有发病率高、致死率高、致残率高、复发率高、经济负担高的特点，给家庭和社会带来巨大负担。最新全球经济负担研究显示我国总体卒中终身发病风险为39.9%，据推测，2030年我国脑卒中发生率要比2010年升高约50%；目前我国40岁卒中人群有1318万，每年有190万人因卒中死亡。

　　脑卒中的预防和康复治疗任务艰巨，现有医疗对于遭遇卒中事件的患者能做的仍然极其有限。根据国际卒中协会最新的调查研究，卒中患者从什么时候开始给予康复治疗、给予什么手段的康复会有更好的效果是亟待解决的问题；国际卒中康复协会指出，目前极度缺乏对脑卒中康复恢复机制的理解，急性期最为显著。现有的各种康复手段虽然对脑卒中患者的功能恢复有积极影响，但是其影响程度有限，而且这一恢复很大程度是由于自身恢复，所有的康复手段都不能使脑卒中患者肢体功能恢复到患病前水平，而且个体之

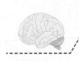

间差异很大。有学者通过整理分析发现大多数多中心大样本试验出现中性结果，表明现有干预方法存在局限性，康复效果存在瓶颈。

最新研究发现，心肺适能（Cardiorespiratory Fitness，CRF）是影响脑卒中人群功能恢复的重要影响因素。忽视 CRF 在脑卒中恢复中的作用，可能是脑卒中患者恢复时程长、治疗效果差、回归社会率低等瓶颈问题出现的重要原因之一，CRF 的改善可能会对整体功能康复产生短期和长期影响。CRF 是指人体在运动时，对心肺、代谢、骨骼肌、神经－内分泌系统的整合能力。其中，心肌泵血功能、氧运输能力、肌肉细胞组织利用氧气分解燃料的化学能力起着重要作用。CRF 通过标准的心肺运动测试测量得到，通常表示为最大耗氧量（$VO_2\,max$）和峰值耗氧量（$VO_2\,peak$）。通常替代方法：6 分钟步行测试。流行病学及临床研究证明，CRF 直接反映整体健康水平，独立影响心脏疾病、心血管危险因子（高血压、高血脂、高血糖）及死亡率。2016 年美国心脏协会推荐将 CRF 作为第 5 大生命体征在临床上应用，认为 CRF 比传统危险因子更能反映与健康的关系。CRF 值较高的脑卒中患者，寿命也相应延长。这些结果说明 CRF 对脑卒中可能有着系统且深远的影响。

2020 年，贾杰教授的研究团队在国际上首次发现脑卒中患者发病后急性期（发病 7 天之内）CRF 急速下降，卒中人群在亚急性期的心肺功能显著低于慢性期，在亚急性期，心肺功能呈现从低到高渐进增长的趋势，亚急性期、慢性期患者的 CRF 有所提高，但最高水平仍很难超过正常同龄人的一半，这种低水平的 CRF 几乎不能维持日常生活活动（图 29-1、图 29-2）。

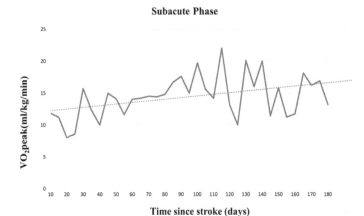

25 项研究 967 例受试者的 VO_2 peak 均值为 14.34 mL/（kg·min）。

图 29-1　亚急性期 VO_2 peak 的演变

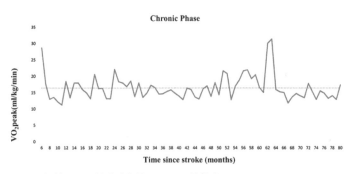

56 项研究 2115 例受试者的 VO_2 peak 均值为 16.54 mL/（kg·min）。

图 29-2　慢性期 VO_2 peak 的演变

　　随着卒中幸存者的不断增多，现有康复干预手段的局限性日益凸显，急需寻求新方法突破现有康复瓶颈，基于在 *Stroke* 上发表的揭示脑卒中患者心肺适能变化规律的研究结果，贾杰教授创新性地提出：心肺介导的"运动 – 肌肉 – 脑"外周中枢网——康复干预理论。该理论体系针对脑卒中康复机制、康复干预手段及康复效果目前所处的困境，建立了新的康复视角。该理论从脑卒中患者的健侧入手，以运动为基本手段，促进全身大肌群的有效激活，改善肌肉收缩能力、心肌泵血功能、氧气运输与利用、能量代谢与神经 – 内

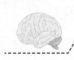

分泌功能，形成外周与中枢的交互影响效应，提升卒中患者整体结构与功能的基础水平，为进行全面系统的康复打好坚实的基础，这为获取更好的康复效果提供了重要保障。该理论创新性地成为脑卒中全周期康复的基石。

与此同时，心肺介导的"运动－肌肉－脑"外周中枢网络——康复干预理论认为，脑卒中康复作为卒中单元的重要组成部分，应该覆盖脑卒中治疗的全周期。美国 AHA/ASA 急性缺血性卒中早期管理指南 2019 更新版指出，康复项目应作为完整卒中单元的一部分，并且建议对院内急性缺血性卒中患者进行早期康复。依据国际卒中康复联盟定义的脑卒中恢复分期，建立心肺介导的"运动－肌肉－脑"外周中枢网络——康复干预理论下的脑卒中全周期 CRF 干预体系，全面覆盖超急性期、急性期、亚急性期和慢性期，并延伸至居家康复；单边功率车结合代谢气体分析的脑卒中 CRF 评价体系；通过健侧带动全身的脑卒中 CRF 干预方案；从超急性期、急性期开始进行健康宣教，强化脑卒中 CRF 全周期康复理念，提高依从性和康复效果。对所有脑卒中患者，应尽早开始给予心肺介导的"运动－肌肉－脑"外周中枢网络——康复干预体系的介入，提高患者 CRF 从而改善功能状态。

贾杰教授创新性地提出心肺介导的"运动－肌肉－脑"外周中枢网络——康复干预理论意在探索新的脑卒中康复模式和体系：创建该理论下的脑卒中全周期 CRF 评价与干预体系，形成脑卒中全周期康复的诊治规范，推广脑卒中全周期 CRF 康复体系并助力现有康复突破瓶颈。

在国际上也有不少相关研究，让心肺介导的"运动－肌肉－脑"外周中枢网络——康复干预理论有迹可循。Potempa 等1995 年首次报道了卒中患者的 CRF 水平，42 例患者完成了功率自行车测试，发现试验组和对照组的 $VO_2\,peak$ 平均水平分别为

（16.6±1.0）mL/（kg·min） 和（15.1±1.0）mL/（kg·min）。Mackay-Lyons 的研究团队从 2002 年开始持续跟踪调查脑卒中患者的 CRF 水平及运动对 CRF 的影响。他们的研究发现，脑卒中发生后（26.0±8.8）天 的 平 均 VO_2peak 为（14.4±5.1）mL/（kg·min），或是根据年龄和性别调整后的标准值预测的久坐个体 VO_2peak 的 60%±16%，这表明脑卒中患者的运动能力普遍低下。随后，更多的研究报道了不同时期卒中患者的 CRF 水平，也都发现了类似的结果。有团队跟踪调查了脑卒中患者 CRF 的持续变化，Baert 等报道了卒中患者在卒中后 3 个月、6 个月、12 个月内 VO_2peak 水平，分别为（18.1±6.6）mL/（kg·min），（19.8±8.0）mL/（kg·min），（19.7±8.4）mL/（kg·min）。Hinson 等报道了 118 例平均年龄为 62 岁的脑卒中患者，在卒中发生后 4 年，测得的 VO_2peak 值黑人为（13.7±4.2）mL/（kg·min），白人为（14.0±4.0）mL/（kg·min）。Tomczak 等报道了卒中 8 年后，VO_2peak 水平为 16.0 mL/（kg·min）。而在以上所有研究中，脑卒中患者均具备步行能力（支持或无须支持下的独立步行），卒中严重程度为轻到中度，可以看出，脑卒中患者即便是在能够行走之后，CRF 水平仍旧处于较低水平，没有明显改善，但这同时也意味着脑卒中患者的 CRF 水平有很大的提升空间，需要有效的康复干预手段改变这一现状。年龄与性别对个体的影响主要是 CRF 水平随着年龄的增加而下降，男性比女性要高。除此之外，卒中的严重程度也可能是影响 CRF 水平的一个原因。Billinger 等提出，除了卒中的严重程度外，在卒中发生后，长期卧床，肌肉成分发生变化（脂肪占比增多，体重减少），运动能力下降，心功能和肺功能下降都是可能引起 CRF 水平严重下降的因素。然而，这些需要进一步在临床研究中证实。贾杰教授研究团队的最新研究成果进一步发现，卒中患者 CRF 值在 10～20 mL/（kg·min），平均水平为 15.78 mL/（kg·min），这一水平处于同龄健康人群的

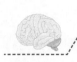

5%～25%。同时该研究指出，现有的康复方法和手段主要以功能康复为主，没有专门针对卒中人群 CRF 水平的有效康复干预手段，因而，卒中人群整体 CRF 水平在康复过程中没有明显改善，并成为制约康复疗效的重要因素。

不仅国内对如何提高脑卒中人群亚急性期及慢性期 CRF 尚无相关研究，而且在国际上贾杰教授研究团队提出的"卒中群体需要在全周期内给予提高 CRF 的干预"也属首次。心肺介导的"运动－肌肉－脑"外周中枢网络——康复干预理论指出，提高 CRF 的干预需要从急性期开始。在急性期提高 CRF 的干预可能是所有卒中康复中最需要的，是应该最先实施的；CRF 的改善是实现卒中群体更好康复的基础。此外，心肺介导的"运动－肌肉－脑"外周中枢网络——康复干预理论还提出，在急性期，针对所有不同损伤程度的患者，可以实施以健侧为主，带动全身的运动方式，用来提高患者的 CRF 水平。这一方式将打破现有脑卒中早期康复中以偏瘫患者患侧被动活动为主的运动干预方式。在急性期，传统的康复治疗策略通常是诱发患侧肌肉收缩，提升患侧肌力、肌张力，预防压疮、肌肉萎缩、关节挛缩等，相应的治疗手段常针对患侧肢体功能状态选用物理因子如电刺激、气压治疗等，以及良肢位摆放，被动关节活动或辅以肌腹叩击、关节挤压等手法。脑卒中患者因为长期卧床运动量缺乏，CRF 水平开始急剧下降；从亚急性期到慢性期，尽管脑卒中患者已经开始参与多项日常活动，但 CRF 水平仍显著低于正常值，并且由于脑卒中患者异常运动模式的存在导致其进行相同活动时消耗的能量比正常人高，这些矛盾点的存在揭示了心肺介导的"运动－肌肉－脑"外周中枢网络——康复干预理论下的脑卒中全周期 CRF 康复的紧迫性和必要性，以及现有卒中康复体系存在的不足；CRF 水平可能制约了现有卒中临床治疗与康复效果，因此提高脑卒中患者 CRF 水平至关重要。

运动是提高改善 CRF 的有效方式之一。但是，针对卒中人群，如何在改善肢体功能的同时，提高 CRF 水平，如何通过有效的方式在全周期内评估、检测卒中患者的 CRF 水平，如何让医生、患者及其家属接受针对 CRF 的长期干预和检测、评估机制，需要克服现有康复体系的不足；同时，也更需要全世界多中心卒中研究团队的共同努力，通过循证化、标准化手段和方法，从卒中康复指南入手，逐步建立并完善新的卒中康复模式和体系。

CRF 是整体健康水平的反映，最近几年的流行病学调查研究也指出，从年轻到老年，CRF 水平越低，罹患卒中的风险越高。有研究指出，CRF 越高，脑卒中后的住院时间越短。这些结果暗示 CRF 对卒中整体康复的影响。然而，目前还没有这样的研究来探讨 CRF 水平与卒中整体预后的关系。贾杰教授创新性提出的心肺介导的"运动 - 肌肉 - 脑"外周中枢网络——康复干预理论及其相关研究将弥补这一缺陷。在卒中后的全周期内实施提高 CRF 的运动康复干预，这不仅有可能改变卒中人群 CRF 低下的客观现象，也有希望通过提高 CRF 来改善卒中人群的康复现状。心肺介导的"运动 - 肌肉 - 脑"外周中枢网络——康复干预理论将重塑现有的康复路径，并为现有康复体系提供新的康复思路。

心肺介导的"运动 - 肌肉 - 脑"外周中枢网络——康复干预理论是脑卒中全周期康复的基石理论，我们相信，在不久的将来，全新的脑卒中全周期康复体系能使卒中患者功能康复、回归家庭与社会的道路愈发宽阔与平坦。

参考文献

1. WANG Y，HAN S，QIN H，et al. Chinese Stroke Association guidelines for clinical management of cerebrovascular disorders：executive summary and 2019 update of the

management of high-risk population[J]. Stroke and Vascular Neurology, 2020, 5（3）: 270-278.

2. 《中国脑卒中防治报告》编写组.《中国脑卒中防治报告 2019》概要 [J]. 中国脑血管病杂志, 2020, 17（5）: 272-281.

3. BERNHARDT J, BORSCHMANN K, BOYD L, et al. Moving rehabilitation research forward: developing consensus statements for rehabilitation and recovery research[J]. Neurorehabil Neural Repair, 2017, 31（8）: 694-698.

4. WU S M, WU B, LIU M, et al. Stroke in China: advances and challenges in epidemiology, prevention, and management[J]. Lancet Neurol, 2019, 18（4）: 394-405.

5. STINEAR C M, LANG C E, ZEILER S, et al. Advances and challenges in stroke rehabilitation[J]. The Lancet Neurology, 2020, 19（4）: 383-360.

6. FAN Q, JIA J. Translating research into clinical practice: importance of improving cardiorespiratory fitness in stroke population[J]. Stroke, 2019, 51（1）: 361-367.

7. ROSS R, BLAIR S N, ARENA R, et al. Importance of assessing cardiorespiratory fitness in clinical practice: a case for fitness as a clinical vital sign: a scientific statement from the American heart association[J]. Circulation, 2016, 134（24）: e653-e699.

8. POWERS W J, RABINSTEIN A A, ACKERSON T, et al. Guidelines for the early management of patients with acute ischemic stroke: 2019 update to the 2018 guidelines for the early management of acute ischemic stroke: a guideline for healthcare professionals from the American Heart Association/American Stroke Association[J]. Stroke, 2019, 50（12）: e344-e418.

9. IMBODEN M T, HARBER M P, WHALEY M H, et al. Cardiorespiratory fitness and mortality in healthy men and women[J]. Journal of the American College of Cardiology, 2018, 72（19）: 2283-2292.

10. KAMINSKY L A, ARENA R, ELLINGSEN Ø, et al. Cardiorespiratory fitness and cardiovascular disease - the past, present, and future[J]. Prog Cardiovasc Dis, 2019, 62（2）: 86-93.

（闫志杰　曲庆明　樊启为）

第30章

三维步态分析在偏瘫步态评估与康复中的研究进展

脑卒中具有发病率高、致残率高的特点，有 70% ～ 80% 的患者遗留不同程度的功能障碍。其中，步态异常是脑卒中患者的主要功能障碍，也是影响日常生活活动能力的主要因素。对偏瘫步态进行科学分析，是进行有效步态康复的前提。三维步态分析设备（three-dimensional instrumented gaitanalysis，3D-GA）由红外运动捕捉系统、三维测力台和表面肌电测试系统组成，能测得人体正常和病理步态的综合数据，如时空参数（步速、步幅、摆动时间等）、运动学参数（关节角度等）、动力学参数（地面反作用力、关节力矩和做功等）和肌肉活动定量评估（肌电图），近年来被逐渐应用于偏瘫步态分析中。本文将对三维步态分析在偏瘫患者步态评估和康复中的研究进展进行综述。

一、正常步态模式

正常步行是涉及中枢神经系统、周围神经系统及全身关节和肌肉的共同节律性运动。正常步态是高度自动化的协调、匀称、稳定的运动，也是高度节约耗能的运动，同时在此过程中时间 – 空间参数和关节屈伸等步态参数均处于良好的对称状态。相关专家认为正常步态的条件包括：①支撑期良好的稳定性；②摆动期足部放松；

③足够的步长；④膝关节在支撑期吸收震荡并且蓄积能量，在摆动期带动小腿和足部运动。

二、步态的神经肌肉控制

步态相关肌肉的神经控制已被证明是模块化的。目前，已经确定了 5 种协同作用来控制行走过程中的肌肉活动和协调。①协同作用 1：髋和膝关节伸展、髋关节外展被激活，在支撑早期提供身体支撑。②协同作用 2：踝关节跖屈肌的激活在支撑后期提供身体支撑。③协同作用 3：股直肌和胫前肌的激活，保证在支撑早期足跟触地和摆动早期产生踝背屈。④协同作用 4：屈膝肌和伸髋肌的激活，保证摆动后期减速和支撑早期使身体向前。⑤协同作用 5：髂腰肌的激活使同侧腿在摆动早期加速。协同作用 1、2 和 4 与支撑期和向摆动期转变相关联，协同作用 3 和 5 与摆动期相关联。研究表明，来自髋关节的负荷和运动及髋屈肌拉伸感受器的输入，对步态的支撑期和向摆动期过渡阶段很重要，说明外周输入对协同作用 1、2 和 4 的激活比较重要。而摆动期更受大脑皮层的控制，因此，皮层输入对协同作用 3 和 5 的激活更重要。

研究表明，运动协同作用主要由多个神经环路进行控制，包括基底节环路（基底节 – 丘脑 – 运动皮层环路）、小脑环路（小脑 – 丘脑 – 皮层）、脑干（中脑、脑桥）、脊髓步态中枢等，以及视觉、前庭、本体感觉信息传递的相关神经环路，共同完成步态的发起和调控。

三、三维步态分析在偏瘫步态评估中的应用

1. 偏瘫患者步态时空参数

时空参数指的是时间和空间参数，能够监测患者行走能力的变化。偏瘫步态是运动系统失去高位中枢神经系统的调控，使原

始的、被抑制的皮层下中枢运动反射释放，导致肢体肌群间协调紊乱、肌张力异常而产生运动障碍。与正常健康人相比，偏瘫步态的主要特征是偏瘫患者患侧步长、跨步长、步频明显减小、步速减慢、步宽增大、步态周期延长、双腿支撑期比例延长、单腿支撑期比例缩短。

步速作为评价患者行走能力的客观指标，与平衡功能、运动功能、日常生活活动能力均呈高度相关。患侧下肢负重和廓清能力较差，患者平衡功能较差，其步频也会受到明显影响。步宽是步行稳定性的指标之一，与重心的转移、平衡、下肢的支撑力和步态对称性有关。偏瘫患者步宽明显高于正常人，说明患者步行稳定性差。

2. 偏瘫患者步态运动学参数

研究表明，偏瘫患者在步态运动期间的躯干运动学参数表现为上躯干和下躯干的反相旋转减少，在矢状面和横断面上躯干运动增加，以及稳定性和对称性更差。躯干运动的改变可能是由内在躯干控制缺陷和补偿性躯干运动所致。内在的躯干控制缺陷是由脑卒中后躯干肌肉活动水平降低和同步性降低所致。补偿性躯干运动可以被认为是下肢损伤和其他步态问题的补偿。几项研究显示，腿和脚的运动恢复与躯干横向活动度存在高度的负相关，以及骨盆前部运动和髋关节屈曲、伸展、膝关节屈曲存在高度负相关，与髋关节内收和膝关节扭矩存在很强的正相关性。行走速度与骨盆旋转运动显著相关。

步行时人体髋、膝、踝关节不断协调变化，左右侧交替摆动。偏瘫患者髋关节站立相最大伸展角度小于正常人，导致身体前进幅度减小和步长缩短。因此，患者为使患肢能够迈步，患侧骨盆代偿性抬高，髋关节外展、外旋，以划圈的形态迈步，即形成典型的"划圈步态"。偏瘫患者的患侧膝关节摆动相最大屈曲角度较正常人减少，导致摆动相时足趾拖地，不仅缩短了步长，同时也使身体耗能增加，身体前进幅度减小，步速减慢，步长缩短，进而开始下一轮的异常步态。研究发现，膝过伸患者存在明显的踝关节活动受限。尤其是踝背屈受限。当患者踝背屈肌无力，还存在小腿三头肌痉挛时，患者常以足趾或足外侧接触地面，易出现踝关节支撑期不稳，通过下肢力线越过膝关节向前，使膝关节过度伸直代偿来稳定下肢。

3. 偏瘫患者步态动力学参数

步态动力学分析主要检测地面反作用力（ground reaction forces，GRF）参数，包括垂直 GRF、前后 GRF 和侧向 GRF 等。正常垂直 GRF 曲线呈现"双峰一谷"的特征，其中第 1 峰值取决于肢体初始触地的冲击速度，第 2 峰值是下肢离地的最大推动力。偏瘫患者由于步速慢，支撑力弱，支撑时间较长，踝关节缺乏背曲运动，垂直 GRF 峰值远小于正常人，导致垂直 GRF 曲线双峰变成单峰。前后 GRF 曲线表现为由负到正的反向尖峰图形，其中第 1 峰值为向后的制动力峰值，第 2 峰值为向前的加速力峰值。健康人步行时，支撑末期下肢小腿三头肌向心性收缩达到高峰，主动加速蹬地，从而产生向前上方的地面反作用力（anteriorly-directed ground reaction forces，AGRF），使从支撑相转变为摆动相，促进重心前移，并加快行走速度。脑卒中患者步行能力下降，患侧表现出 AGRF 不足，蹬地能力明显减弱，许多患者甚至出现靠屈髋把患侧下肢"拎起来"的异常姿势。研究表明，AGRF 的改善与步行速度的提高存在相关性，强调了 AGRF 在步态康复过程中的重要性。

人体下肢的运动是由力矩控制的，而力矩受关节周围肌肉力量影响，与人体的步态、平衡有密切的关系。在行走过程中，冠状面地面反作用力与膝关节力臂的乘积，称为膝关节内收力矩（external knee adduction moment，EKAM），它用来反映地面反作用力作用于膝关节使其产生内翻趋势的大小。一个步行周期中 EKAM 有 2 个峰值，一般在支撑早期和支撑晚期产生。

四、三维步态分析在偏瘫康复中的应用

　　一项研究利用三维步态分析系统，定量地评价全身振动训练（whole body vibration training，WBVT）对脑卒中恢复期患者步态的影响结果显示，WBVT 能够提高脑卒中患者步行中蹬地时的 AGRF，使蹬地时向前推进力增加，同时改善时空参数、关节运动角度、动力学参数等步态参数，调节了脑卒中患者步行时的异常姿势。另一项研究显示，三维步态分析可作为客观评价工具评估下肢机器人步行训练对偏瘫患者步行能力的改善作用。研究显示，三维步态分析训练结合等速肌力训练可改善脑卒中偏瘫膝过伸患者的步态功能，提高其下肢运动能力。

　　综上所述，三维步态分析的应用不仅可对患者步态情况进行客观评价，同时根据步态分析结果，找出异常步态的主要问题及相关原因，与其他康复治疗手段结合，针对性进行个体化康复治疗，对步态改善和步行功能的提高具有重要的意义。

参考文献

1.　RIST P M, CAPISTRANT B D, MAYEDA E R, et al. Physical activity, but not body mass index, predicts less disability before and after stroke[J]. Neurology, 2017, 88（18）：1718-1726.

2.　CHEHAB E F, ANDRIACCHI T P, FAVRE J. Speed, age, sex, and body mass index provide a rigorous basis for comparing the kinematic and kinetic profiles of the lower extremity during walking[J]. J Biomech, 2017, 58：11-20.

3.　徐博然，陈惠君. 步态运动想象疗法对脑卒中偏瘫患者步行功能的影响 [J]. 解放军护理杂志，2019, 36（5）：16-20.

4. GRABINER M D, TROY K L. Attention demanding tasks during treadmill walking reduce step width variability in young adults[J]. Neuroengineering Rehabil, 2005, 2: 25.

5. MAGUIRE C C, SIEBEN J M, DE BIE R A. Movement goals encoded within the cortex and muscle synergies to reduce redundancy pre and post-stroke. The relevance for gait rehabilitation and the prescription of walking-aids. A literature review and scholarly discussion[J]. Physiotherapy Theory and Practice, 2019, 35（1）: 1-14.

6. BEYAERT C, VASA R, FRYKBERG G E. Gait post-stroke: pathophysiology and rehabilitation strategies[J]. Neurophysiol Clin, 2015, 45（4/5）: 333-355.

7. PETERSEN T H, WILLERSLEV-OLSEN M, CONWAY B A, et al. The motor cortex drives the muscles during walking human subjects[J]. Physiology, 2012, 590（10）: 2443- 2452.

8. 陈慧敏，王伊龙. 重视临床步态评估 [J]. 中国卒中杂志，2020, 15（1）: 102-107.

9. 王丹，张文君. 偏瘫步态时空及运动学特征分析 [J]. 饮食保健，2020, 7（26）: 31-32.

10. WONSETLER E C, BOWDEN M G. A systematic review of mechanisms of gait speed change post-stroke. Part 2: exercise capacity, muscle activation, kinetics, and kinematics[J]. Top Stroke Rehabil, 2017, 24（5）: 394-403.

11. 朱童，冯玲，吴月峰，等. 运用三维步态分析评价下肢机器人训练对偏瘫患者步行能力的影响 [J]. 中华物理医学与康复杂志，2017, 39（4）: 267-271.

12. NADEAU S, BETSCHART M, BETHOUX F. Gait analysis for poststroke rehabilitation: the relevance of biomechanical analysis and the impact of gait speed[J]. Phys Med Rehabil Clin N Am, 2013, 24（2）: 265-276.

13. CHEN C L, CHEN H C, TANG S F, et al. Gait performance with compensatory ada ptations in stroke patients with different degrees of motor recovery[J]. Am J Phys Med R ehabil, 2003, 82（12）: 925 - 935.

14. VAN CRIEKINGE T, SAEYS W, HALLEMANS A, et al. Trunk biomechanics during hemiplegic gait after stroke: a systematic review[J]. Gait Posture, 2017, 54: 133-143.

15. HACMON R R, KRASOVSKY T, LAMONTAGNE A, et al. Deficits in inters egmental trunk coordination during walking are related to clinical balance and gait functi on in chronic stroke[J]. J Neurol Phys Ther, 2012, 36（4）: 173 - 181.

16. 杜玲玲, 夏清. 脑卒中偏瘫患者膝过伸步态运动学特点分析 [J]. 中国康复, 2018, 33（1）: 7-10.

17. 高丕明, 罗小兵, 虞亚明, 等. 慢性踝关节不稳患者三维步态动力学特征 [J]. 中国运动医学杂志, 2019, 38（3）: 182-186.

18. ZELIK K E, ADAMCZYK P G. A unified perspective on ankle push-off in human walking[J]. The Journal of Experimental Biology, 2016, 219（Pt 23）: 3676-3683.

19. LIU J, SANTUCCI V, EICHOLTZ S, et al. Comparison of the effects of real-time propulsive force versus limb angle gait biofeedback on gait biomechanics[J]. Gait Posture, 2021, 83: 107-113.

20. 杨凤娇, 王艿斌, 侯美金, 等. 三维步态分析比较青年人与老年人双任务下步态特征的差异 [J]. 中国组织工程研究, 2021, 25（3）: 344-349.

21. 王疆娜, 郑慧芬, 孙威. 下楼梯行走执行手机任务时下肢动态稳定性、运动协调性及关节力学的变化 [J]. 中国组织工程研究, 2021, 25（6）: 837-843.

22. 赵秦, 魏慧, 王威, 等. 全身振动训练对脑卒中患者步态的影响 [J]. 中国康复医学杂志, 2020, 35（6）: 676-681.

23. 雷德宝, 吴校林, 朱锐, 等. 下肢机器人训练对脑卒中偏瘫患者三维步态分析系统测试结果的影响 [J]. 临床和实验医学杂志, 2019, 18（12）: 1323-1327.

24. 马俊杰. 三维步态分析训练结合等速肌力训练对老年脑卒中后偏瘫患者膝过伸的影响 [J]. 实用中西医结合临床, 2020, 20（7）: 46-47.

（赵依双　郭双辉）

第31章

手脑感知脑卒中康复技术

一、手脑感知训练的基本概述

一句"手既是脑之母，又是脑之子"说明了大脑和双手的密切联系，深刻地阐释了动手能力和认知发展之间的相互关系。我们的双手用来触碰感知世界，这些信息通过一些传导通路传入大脑，然后我们的大脑就会处理这些通过双手感知到的信息，再由各种递质传递兴奋从而产生各种表现形式。这样的一个闭环结构就是手脑感知训练的理论基石，我们基于这样的一种理念，致力于解决临床上被忽略的以感觉输入为靶点从而诱发并提高运动功能的问题。

展开来说，我们的适应证不仅仅是脑卒中或周围神经受损等导致的部分或完全感觉障碍，这仅仅是归类于我们定义的感觉障碍类的病种，我们还将着眼于认知功能障碍的一些老年人或脑血管疾病患者，或者是那些感觉功能正常但运动功能障碍的患者。我们遵循感觉训练的原则，做到健患侧的对比治疗，并强化视觉反馈的加入，必要时，我们还会从治疗环境如一些特殊环境（如听觉、嗅觉）等入手，积极为患者营造最适宜的治疗环境，使治疗效果事半功倍。

我们从评估入手，除了选取最合适的感觉功能和运动功能的评估量表外，还将思考如何将这两类评估有效的结合在一起，从中可以探讨感觉与运动的客观联系。对于训练而言，我们将会以手为靶点，作为感觉输入的激发点，我们希望感觉的通路从手部的刺激由下而上传至中枢系统，我们的大脑相关脑区进行信息的处理与中枢调控，再由上而下传至手部由此形成一个"闭环通路"，在运动信号到达手部之后，我们辅以针对性的任务导向训练，从而强化感觉输入带来的运动诱发由此提高运动功能，使患者能更好地参与生活，回归社会。在整个训练的最后，我们还会回归到感觉认知再训练的过程中去，为的就是巩固之前的"闭环"所带来的治疗效果，我们将之前所做的感觉训练的内容再重复巩固一次，就是在感觉和运动通路都打开的情况下再一步的进行感知再教育，希望通过这样的治疗思路，更好地去突破目前临床中存在的疑难点，更好地为康复事业尽自己的绵薄之力，为康复患者降低疾病所带来的功能障碍，使他们回归更美好的生活。

以上内容是笔者对手脑感知训练所做的简单的赘述，指出了一个大概的轮廓，包括它的适应证、训练原则及训练步骤等，没有对此展开做大量的描述，在之后的章节中，我们会详细地介绍每一个步骤中所包含的具体技术及内容等。手脑感知训练乍一看可能是由五步法构成，但它的理论背景则包括比较复杂的运动想象、镜像神经元等，以及一些循证基础，比如手功能康复中的闭环理论、上下肢一体化理论和左右制衡理论，所以，手脑感知训练是多个理论研究背景的产物，当然，它也需要我们在此基础上不断地研究和思考。

所以，目前手脑感知训练的进展包括由此所引出来的一些治疗思路还停留在提出阶段，我们希望在未来的日子里能有更多的同道与我们一起在此方向上做更多的循证及临床科研的探究，使手脑感知训练能真正地成为治疗师都掌握的康复治疗手段。

二、脑感知训练的技术流程

在手脑感知理论的基石下，我们设计了一款集感知训练与任务导向训练相结合的康复训练器械，该产品的亮点就在于视觉反馈的加入，治疗师可以一秒钟切换视觉反馈模式，患者可以被动地接受视觉刺激以防止有些患者配合闭眼程度不高的情况发生，可以更好地提高治疗效果（图 31-1）。

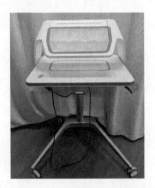

图 31-1　手脑感知训练器械

之前的内容有提及，手脑感知训练是融合多感官因素的康复治疗方法，在感知训练之前，我们的机体应处于一个准备完成阶段，也就是说，我们患者的整个机体功能应处于激活状态，是已经进行过听觉、嗅觉等特殊感觉的刺激，且我们大脑的相关皮层已处于兴奋状态，这时再开始我们正式的手脑感知训练。除此之外，在训练前，我们应从治疗师和患者的角度上，提出我们的训练原则。对治疗师而言，我们应掌握感觉恢复的基本顺序，痛觉 – 温度觉 –32 Hz 振动觉 – 移动性触压觉 – 恒定性触压觉 –256 Hz 振动觉 – 两点辨别觉。在感觉评估之后，我们应针对性地给予患者相关感觉障碍的重复刺激，我们先给予健手感觉刺激，让患者感受正常的感觉输入，再在无视觉反馈的情况下，在相同部位给予患侧同等程度的感觉刺激并询问患者感受，矫正患者的感知结果；再在有视觉反馈的情况下，重复以上步骤，再次让患者感受在有无视觉反馈情况下的感觉刺激并不断比较直到患者能够准确辨别正常的感觉刺激，以此类推，重复每一项感觉训练。对患者而言，他们需集中注意力，主动感知，进行准确而简要的反馈。接下来，我们将以感觉分类的方式，依次介绍具体的训练方法。

1. 感觉评估

感觉评估需要的材料：①大头钉若干个（一端尖、一端钝）；②两只测试管；③一些棉花、纸巾或软刷；④4～5个常见物：钥匙、钱币、铅笔、汤勺等；⑤一套形状、大小、重量相同的不同物件；⑥几块不同质地的布；⑦音叉；⑧两点辨别觉评估用具（图31-2）。

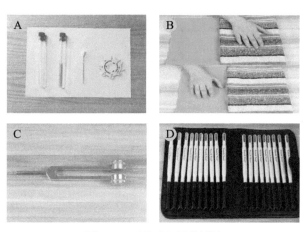

图 31-2　手脑感知评估材料

2. 评估部位

（1）浅感觉

所有浅感觉均评定以下部位（图31-3）。

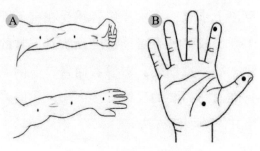

图 31-3 手脑感知评估部位

（2）深感觉

1）位置觉：上肢。

2）运动觉：手。

3）震动觉：中指指背、尺骨茎突、尺骨鹰嘴。

（3）复合感觉

1）皮肤定位觉：同浅感觉。

2）实体觉：手。

3）两点辨别觉：同浅感觉手部评估部位。

3.评估方法

（1）浅感觉评估

1）针刺觉：先用大头针尖端在受试者正常皮肤区域刺激数下，让患者感受正常刺激，再进行正式检查。正式检查中，以均匀的力量用针尖轻刺受试者上肢皮肤，嘱受试者回答"尖的"或"钝的"，同时与对侧比较，并让受试者指出受刺激部位。为避免受试者主观的不正确回答，可随机使用大头针钝端刺激皮肤，以判断患者回答是否正确（图 31-4）。

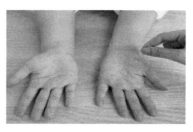

图 31-4　针刺觉评估

2）温度觉：准备两支试管，分别盛装冷水（5 ～ 10 ℃）和热水（40 ～ 45 ℃），交替、随意地接触皮肤 2 ～ 3 秒，嘱受试者说出"冷"或"热"的感觉（图 31-5）。注意使用试管壁进行接触。

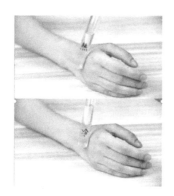

图 31-5　温度觉评估

3）触 / 压觉：采用 Semmes-Weinstein 单纤维感觉测定器。测定器由一组粗细不同的尼龙丝组成。嘱受试者闭目。用不同编号的尼龙单丝触碰检查部位，从数值最小开始，当受试者有触觉时及时告知检查者。单丝触碰皮肤 1 ～ 2 秒、提起 1 ～ 2 秒为 1 次。用 1.65 ～ 4.08 号丝时，每号进行 3 次。当单丝已弯而受试者仍然没有感觉时，换较大的一号再测试，直到连续两次都有感觉时，记下结果（图 31-6）。

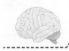

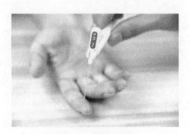

图 31-6　单丝评估

（2）深感觉评估

1）位置觉：将受试者一侧肢体放置于某一位置，然后让受试者描述这一位置，或用对侧肢体放相同位置上（图 31-7）。

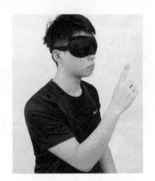

图 31-7　位置觉评估

2）运动觉：轻轻握住受试者手指，移动至约上下 5° 的位置，让患者辨别移动的方向（图 31-8）。

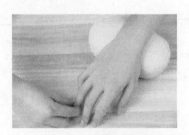

图 31-8　运动觉评估

3）震动觉：将震动的 128 Hz 音叉放置于患者上肢鹰嘴、尺骨茎突及指背，询问患者有无震动感（图 31-9）。

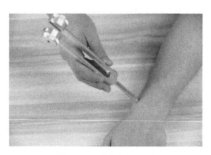

图 31-9　振动觉评估

（3）复合感觉评估

1）皮肤定位觉：用手指轻触受试者皮肤，由受试者指出刺激部位。建议与浅感觉部分一同评价（图 31-10）。

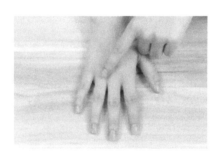

图 31-10　皮肤定位觉评估

2）实体觉：将日常生活中熟悉的物体（铅笔、钥匙、硬币等）放于患者手中，嘱其抚摸后说出该物体的名称。先测试患侧再测试健侧（图 31-11）。

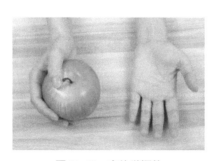

图 31-11　实体觉评估

3）两点辨别觉：用测试圆盘的一组尖端同时轻触皮肤，距离由大到小，测定能区别两点的最小距离（图 31-12）。

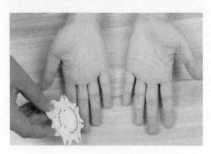

图 31-12　两点辨别觉评估

4.基于手脑感知训练系统的感觉训练

训练原则如下。

治疗师：①应给予患者特点感觉的重复刺激；②为患者设定有激励效果的训练任务；③视觉遮蔽及视觉反馈；④不断矫正患者的感知结果；⑤根据评估结果，设置循序渐进、足够强度的感知训练；⑥配合感知想象，效果更好。

患者：①需集中注意力，主动感知；②在治理过程中进行准确而简要的反馈。

（1）浅感觉训练

①轻触觉：用棉签或刷子轻触皮肤和黏膜，来回触碰，在偏瘫早期，尤其是软瘫期也可对患侧肢体进行轻拍、扣打、快速刷拂等。②痛觉：使用产生痛觉的硬纤维或大头针，轻刺患者皮肤，与健侧对比。③温度觉：用浸过热水（40～50℃）和冷水（5～10℃）的训练器相继接触患手相关部位，交替进行，每个部位停留2～3秒以让患者辨别温度觉。④触压觉：先恢复移动性触觉，再恢复固定性触觉。用触压训练器压在治疗部位并来回移动，要求患者注视压点以判断压点的位置，再利用视觉反馈，以同样方式训练，反复练习直到患者能够分别移动性触觉后再训练固定性触觉。

（2）深感觉训练

①放置训练：轻轻握住受试者手指，沿手指屈伸方向分别移动手指，要求患者注视并辨别移动的方向，再利用视觉反馈作用，以同样方式训练，直到患者能准确辨别手指方向。可由拇指到小指的顺序依次训练。②振动觉：将音叉放置于患者骨性突出处，如尺骨茎突或者各个掌指关节和指尖关节处，放置一定时间让患者感受振动程度和持续时间，再利用视觉反馈，强化视觉带来的影响，不断与健侧进行比较感受。

（3）复合感觉训练

此项训练要求患者手具有一定的运动功能，手指能自主进行伸展。①实体辨别觉：先让患者用健手尽可能通过触摸来识别和描述物品的特征如形状、大小、名称。然后再用患手训练，利用视觉遮挡设备起到闭眼作用，以同样方式训练，直到患者能准确描述物品，关闭视窗触摸辨认常见物品（钥匙、笔、牙刷、纽扣等）；或者让患者看图片，在手脑感知训练系统中找出相似物体。②质地觉：将塑料片、纸张、布料、毛皮等混在一起，让患者触摸辨别，若辨别错误可健手辅助。对于运动能力差的患者，可用不同质地的材料接触患者的手部，患者进行被动感知。③两点辨别觉：先在健手相关部位让患者感受正常的两点辨别，区分两点还是一点，或者两点间的间距大小，然后在无视觉反馈下进行患侧手的感知并给予反馈，再在有视觉反馈情况下进行强化，重复刺激直至患者能进行准确判断。

在进行过以上联合视觉反馈的躯体感知训练后，我们应及时进行运动功能的训练，就是说，在感觉通路打开后，我们要进行运动通路的训练以完善我们的上下行通路感知闭环流程，从而能强化运动功能的改善。我们遵循由近端到远端的训练顺序，以任务导向训练为基础，再给予适量的感觉输入，纠正患者的异常运动模式，实

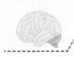

现最大化的手功能康复。以下是我们设计的一套完整的配合手脑感知训练的运动疗法，从肩关节到手部的所有训练动作，为的是强化在感知训练后的运动功能的提高，当然，它也并不是固定不变的，我们需要结合患者的具体情况进行训练以践行针对性。

5. 基于手脑感知训练系统的作业训练

（1）肩关节运动

1）滚轴放松：患者坐于桌前，双手 Bobath 握手放于滚轴上，主动或助动做伸肘运动带动肩关节前屈至牵伸位，每 10 个为一组，每次两组（图 31-13）。

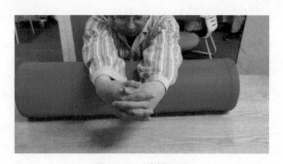

图 31-13　滚轴训练

2）肩胛骨活动：患者坐于桌前，两肩一起做肩胛骨的上提、下沉、前伸、后撤运动，每组各 10 下，每次两组（图 31-14）。

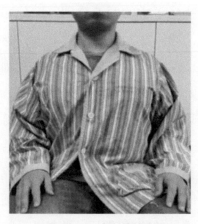

图 31-14　肩胛骨活动

3）向前够物：患者坐位或站位，肩前屈去触碰置于身体正前方50 cm、高 60 cm 的物体，每 10 下为一组，每次两组（图 31-15）。

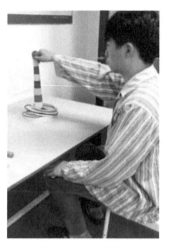

图 31-15 向前够物

（2）肘关节运动

1）Bobath 握手套圈训练：患者坐于桌前，Bobath 握手将散布在桌面上的塑料圈放于套圈杆上，一个一拿，每 20 个圈为一组，每次两组（图 31-16）。

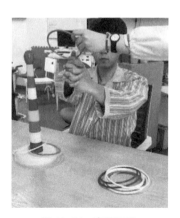

图 31-16 套圈训练

2）模拟倒水训练：患者坐位于桌前，双手各握一个塑料杯或纸杯（有视觉反馈作用），里面放置小木块模拟水，主动或在治疗师助动下完成双手配合轮替倒木块运动，注意姿势控制，每10轮为一组，每次两组（图31-17）。

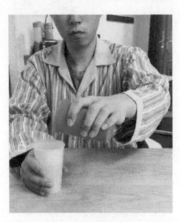

图 31-17　倒水训练

（3）手腕及其以下关节运动

1）拿钥匙开关门训练（或侧捏卡片）：患者站立于门前，患手侧捏钥匙，插入门锁，前臂旋前或旋后完成开关门活动（或患者坐于桌前，主动或助动侧捏置于身前的卡片），每10次为一组，每次两组（图31-18）。

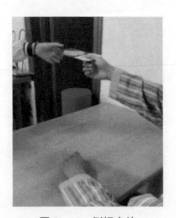

图 31-18　侧捏卡片

2）指捏铅笔：患者坐于桌前，患手指捏放置于桌面的铅笔，再转移至健手为一轮回，每 10 次为一组，每天两组（图 31-19）。

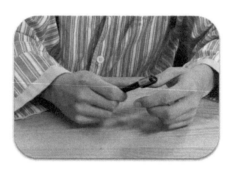

图 31-19　指捏铅笔

3）拿插木块训练：患者坐于桌前，在身体正前方 20 cm 处放置木插板，患者主动或助动进行拿插木块训练，每 10 个木块为一组，每次两组（图 31-20）。

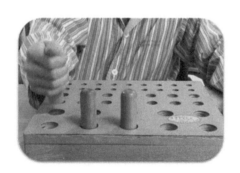

图 31-20　拿插木块

4）双手握杯并松开训练：患者坐于桌前，在身体正前方 30 cm 处放置一个水杯，结合运动想象和治疗师的助力，嘱患者双手打开并抓握杯身再打开，每 10 次为一组，每次两组（图 31-21）。

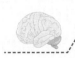

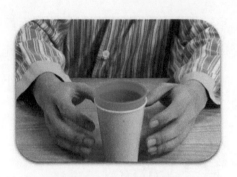

图 31-21　双手握杯并松开

6. 感觉认知再训练

（1）感知上下行通路的闭环训练

前面的四个部分从评估、宣教到感知训练再到任务导向训练，基本是完成了从手"感"出发、大脑"知"的整合、躯体"动"的呼应一个闭环模式，但这并不代表我们手脑感知理论的完整性，我们在训练的最后，仍然强调并回归手"感"的过程，真正意义上形成了感知上下行通路的闭环训练。

值得一提的是，在最后感觉认知再训练的部分中，我们将更多强调认知的训练。我们先让患者回忆一次治疗的过程，包括前期的环境准备、特殊感觉的刺激，到感知训练的具体内容，再到躯体的运动训练，回忆在此过程中所做过的具体的训练内容，看看患者所能回忆的内容有多少；对于那些回忆困难或者根本回忆不起来的患者，我们需要进行认知的训练，判断患者是哪一部分的认知障碍，再集中性地进行针对训练，这个过程非常重要，它是在"感知"过程结束后大脑的再次感知，再次兴奋大脑皮层相关脑区，使感觉与运动的脑区联系得到再次的改善，从而提高患者的手功能。

（2）手脑感知与 ROOD 技术融合下的感知再训练

经典四大理论之一的 ROOD 技术源于 19 世纪发育学和神经生理学理论的发展，其主要观点是：感觉输入决定运动输出；运动反应按一定的发育顺序出现；身、心、智是相互作用的。其技术强调有控制的感觉刺激，按人体个体的发育顺序，利用运动以诱发出有目的的反应。这和我们手脑感知提出的理论思想有相似的观点，所以，在这里我们也可以利用 ROOD 技术中的相关理论基础来强化我们手脑感知的感觉认知再训练过程。

其中的促进技术和抑制技术可以借鉴使用。对于一些手部软瘫或者感觉障碍明显的患者，我们可以使用促进技术来再次强化感觉的输入，我们还是以手为靶点，对手部的皮肤、本体感觉等刺激来诱发肌肉反应，包括刷子的快速刷擦、轻触摸手指或背侧皮肤、用冰快速地擦过皮肤一次、轻扣手背指间和掌心、快速牵伸手的固定肌群、用力挤压关节来刺激高阈值感受器等。对于一些手部肌张力高或者感觉过敏的患者，我们采用抑制技术，包括在手部肌腱附着点加压、持续的肌肉牵张或者挤压关节缓解痉挛等。

我们想通过结合 ROOD 技术中的一些治疗手法来强化手脑感知的最后感觉认知再训练过程，利用这种外周干预方式来再次兴奋脑区皮层，让患者在接受感觉输入的同时回忆手脑感知的感觉训练，起到外周和中枢联合治疗的闭环训练作用，更好地利于肢体功能的康复。

参考文献

1. 贾杰. 脑卒中上肢康复：手脑感知与手脑运动 [J]. 中国康复医学杂志, 2020, 35（4）：385-389.

2. 邵芃，徐英，丁力，等. 老年患者脑卒中后手、上肢触觉和两点辨别觉改变及其与上肢运动功能的相关性研究 [J]. 老年医学与保健, 2018, 24（6）：646-649.

3. TURVILLE M L, CAHILL L S, MATYAS T A, et al. The effectiveness of somatosensory retraining for improving sensory function in the arm following stroke: a

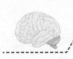
systematic review[J]. Clinical Rehabilitation, 2019, 33（5）: 834-846.

4. KESSNER S S, BINGEL U, THOMALLA G. Somatosensory deficits after stroke: a coping review[J]. Top Stroke Rehabil, 2016, 23（2）: 136-146.

5. CHEN X, LIU F, YAN Z, et al. Therapeutic effects of sensory input training on motor function rehabilitation after stroke[J]. Medicine（Baltimore）, 2018, 97（48）: e13387.

6. HEJAZI-SHIRMARD M, TAGHIZADEH G, AZAD A, et al. Sensory retraining improves light touch threshold of the paretic hand in chronic stroke survivors: a single subject A-B design[J]. Somatosensory & Motor Research, 2020, 37（2）: 74-83.

7. DE DIEGO C, PUIG S, NAVARRO X. A sensorimotor stimulation program for rehabilitation of chronic stroke patients[J]. Restorative Neurology and Neuroscience, 2013, 31（4）: 361-371.

8. CAREY L, MACDONELL R, MATYAS T A. SENSe: Study of the effectiveness of neurorehabilitation on sensation: a randomized controlled trial[J]. Neurorehabilitation and Neural Repair, 2011, 25（4）: 304-313.

（束贝贝　赵月华　乡靖楠）

第32章

多模态同步反馈手功能脑卒中康复技术

一、镜像视觉反馈疗法概述

镜像疗法（mirror therapy，MT）也称为镜像视觉反馈疗法（mirror visual feedback，MVF），1995年由Ramachandran等学者首次提出，并应用在幻肢痛患者的疼痛治疗中。在上肢运动康复及疼痛、认知等治疗中应用广泛。有Meta分析显示，该疗法作用于中枢神经系统能够改善脑卒中后患者上肢手运动功能、降低疼痛、改善单侧忽略和提高日常生活活动（activity of daily life，ADL）能力。目前国际上多采用传统的镜像疗法，即平面镜成像，从治疗设备上限制了其操作实施和疗效。丁力等提出视频引导下的多模态镜像疗法，通过合理设计，改造传统成像设备，利用摄像头拍摄健手影像，处理后将镜像翻转的影像反馈到患侧，并据此进行规范、系统的训练，以更好地形成视错觉，达到激活特定脑区的目的。目前，该方法被应用于1例慢性期脑卒中患者，训练后患者手部精细功能恢复显著（图32-1和图32-2），fMRI显示大脑运动皮质激活增强，提示该方法在中枢神经方面具有一定的促进作用，同时增强外周功能提高的效果。

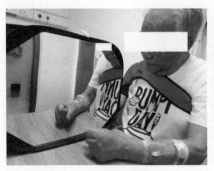
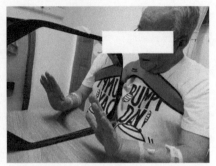

图 32-1　镜像的手抓握　　　　　　图 32-2　镜像的手张开

二、镜像视觉反馈疗法原理与机制

1.镜像视觉反馈疗法原理

作为中枢干预手段的一种，镜像视觉反馈疗法利用平面镜成像原理将患者健侧活动的画面复制到患侧，让患者想象患侧运动，通过视错觉、视觉反馈及虚拟现实结合康复训练项目而成的治疗手段，使受试者产生错觉——认为其患侧的肢体能够正常的运动，对中枢进行刺激，促进功能恢复。1995 年，Ramachandran 等学者首次提出利用平面镜制造镜像视觉反馈为截肢幻肢痛患者进行疼痛缓解。1998 年，Altschuler 在第 28 届美国神经科学年会上首次报告了镜像疗法应用于脑卒中后运动功能康复，并在 1999 年发表了镜像疗法应用于卒中后期患者上肢功能康复的临床研究。随后镜像疗法逐渐被应用到上下肢体的运动、感觉以及认知等功能障碍康复中，并且研究证实镜像疗法能够抑制疼痛、提高上肢运动功能及提高日常生活能力。

视觉作为知觉的重要成分，镜像视觉反馈疗法主要通过视觉信息输入产生治疗效果。在疼痛抑制方面，镜像视觉反馈疗法借助平面镜利用错觉"欺骗"大脑，纠正错误的本体感觉与视觉信息的不匹配，修正大脑运动图，以减轻疼痛。在中枢神经损伤后的运动功能障碍恢复方面，通过对患者肢体进行正常运动的视错觉信息输入，引起大脑视觉皮层、认知相关皮层（楔前叶及额叶等）以及感觉运动皮层的广泛激活，研究也认为，这样的广泛激活与大脑脑区或皮层之间网络连接增强有关。除了引起脑区激活外，长期的镜像视觉反馈疗法干预，同样还能促进大脑半球之间平衡，使得大脑激活模式正常化或易化皮质脊髓束的输出，达到神经重塑的作用。此外，患侧视觉信息输入还能引起对患侧肢体的感知，减轻习得性失用。镜像神经元系统作为人体运动理解、模仿以及学习的重要结构，一直被认为与镜像视觉反馈疗法有关。目前，相关研究认为镜像视觉反馈下只有部分与感知觉和运动相关的镜像神经元区域处于激活状态，因此不能单纯地将镜像视觉反馈与镜像神经元系统联系起来。

至此，镜像疗法应用逐步转移至卒中后的肢体康复，并多从运动恢复、控制，动作观察、学习等方面进行研究。作为较新的康复治疗手段，镜像疗法在上肢运动康复、疼痛及认知等治疗中应用广泛。

2. 镜像视觉反馈疗法机制

镜像疗法作为近二十年来才发展起来的一种疗法，在镜像的不同应用角度其机制也有不同，目前主要分两类，即疼痛抑制和运动功能恢复。

（1）疼痛抑制方面，目前主要有以下几种机制理论。

第一，基于疼痛的感觉运动不协调理论。研究表明，当一个系统存在运动输出和感觉反馈的不相符时，镜像疗法可提供感觉反馈的纠正。我们都知道，神经系统的基本功能是感知－处理－反应，其中感觉整合起到了一个关键的作用。正常身体部分的镜像帮助重建和整合移动身体的本体感受和视觉反馈，因而促进了患侧的感觉恢复。有研究表明镜像疗法可以缓和慢性疼痛的感受，通过多模态的感觉刺激纠正伴随歪曲的身体感知和身体表征。当感觉系统和运动系统不协调时，右侧背外侧前额叶皮层和顶叶皮层兴奋性提高。慢性疼痛患者的初级运动和感觉系统均会发生变化。研究显示疼痛感知和皮层的重新映射程度有直接的关系，当躯体位置图开始倒退时疼痛减少。镜像疗法通过视幻觉促进患侧肢体的感觉输入，进而使疼痛产生变化。

第二，基于镜像神经元理论。镜像神经元作为一类神经元，起初被发现于恒河猴的运动皮质前区，它们不仅在个体执行特定动作时兴奋，而且在个体观察其他同类执行相同动作时也兴奋。后来很多研究也表明人类大脑中也存在镜像神经元系统，最早的证据是由 Fadiga 等通过 TMS 首先提供的。MN 是近十年来最重要的神经科学领域发现之一，分布于不同脑区的 MN 构成了 MN 系统，即 MNS，该系统能较好地协调动作感知和动作执行功能。镜像神经元提供了观察者内在的识别体验，使其理解他人的行为、意图和情感状态。基于此，在镜像疗法中，患者通过体验健侧肢体的运动感觉，减少了动作和感觉系统的不协调，从而减少了患侧肢体的疼痛。

第三，镜像疗法提高患者对于疼痛肢体的关注导致其对该肢体的支配度提高。镜像疗法要求患者在治疗过程中尽可能多地活动患手并将看到的健手镜像想象成自己的患手，从而使健侧肢体的感觉转移到患侧。根据这一观点，镜像疗法通过减少患侧肢体疼痛信息的输入以及减少患者的"习得性失用"进而缓解疼痛。

第四，还有一种说法是镜像疗法可能通过转移注意力来缓解疼痛。

（2）运动功能恢复的机制主要如下。

第一，镜像干预的即时效应。

由于视错觉干扰了正常的视觉信息输入，使得受试者预期的视觉反馈与实际视觉信息不匹配；此外，MVF 还会引起受试者患侧肢体本体感觉反馈与视觉反馈的不匹配，这样的"错误匹配"将会引起中枢神经系统相关脑区兴奋性改变，产生神经调制作用。Lee 等也通过延迟镜像视觉反馈（delayed MVF）发现，两次"错误匹配"引起的脑区兴奋性改变均在脑电信号中体现。MVF 下脑区兴奋性改变具体表现在主要运动皮层、初级视觉皮层、次级体感觉皮层、扣带回后部以及顶叶的楔前叶区域等。次级体感觉皮层与运动、感觉信息整合有关；楔前叶和扣带回后部与行为认知、自主控制动作活动、视觉空间信息处理和空间注意相关。这些脑区的兴奋性改变或许提示 MVF 通过视错觉影响大脑内部连接，提高受试者对于肢体的感知和注意水平。此外，也有研究表明 MVF 能够改善后顶叶皮层、枕上回、颞上回以及背外侧前额叶等区域的兴奋性。Matthys 等在对正常人进行镜像视觉反馈下的功能性磁共振研究时发现颞上回与枕上回激活。其中，颞上回兴奋性增加提示 MVF 与运动观察有关；由于枕上回与负责视觉运动信息转化的后顶叶皮层联系，猜测 MVF 或许可影响后顶叶皮层进而引起枕上回兴奋性改变。因此，MVF 可能通过视错觉、运动观察等视觉信息输入，引起受试者对患侧肢体的意识，并通过视觉皮层、运动感觉皮层等脑区的相互作用提高大脑内部网络连接，最终提高运动皮层兴奋性进而产生康复效果。

　　除了相关脑区兴奋性改变外，MVF 的神经调制作用也体现在大脑半球间的平衡上。许多研究指出，MVF 能够调节同侧主要运动皮层兴奋性或发生偏侧性改变，即患侧主要运动区兴奋性提高，并易化皮质脊髓束，提示 MVF 有能力调整大脑半球间平衡。Richard 等在研究视觉刺激调节皮质脊髓束抑制时发现，MVF 能够改善大脑半球间抑制作用并增加同侧皮质脊髓束易化。Rossiter 等也发现 MVF 下进行双侧上肢运动能够促使主要运动皮层激活向对称模式发展。因此，MVF 或许能促进主要运动皮层的兴奋性向平衡模式发展，提高患侧运动网络连接，有助于患者手与上肢运动功能恢复。但仍有部分研究报道未能见到明显的 MVF 诱导的主要运动皮层兴奋性的改变。除主要运动皮层外，Mehnert 等在利用功能性近红外光谱分析 20 例右利手健康人 MVF 下主要运动皮层与楔前叶的兴奋性改变时，观察到大脑半球间的偏侧性变化表现为楔前叶兴奋性向着同侧（运动手侧）偏向，而主要运动皮层未见明显偏向性改变。

镜像神经元系统包括 Broca 区、运动前区腹侧、后顶叶皮层及前额叶等皮质区域，传统理论认为 MVF 与镜像神经元系统有关，但随着认知领域研究的逐步深入，许多研究并未发现 MVF 与镜像神经元系统的激活直接关系。Wang 等在探究镜像运动与运动观察下大脑偏侧性改变时，虽然发现顶枕叶皮层的激活，但没有发现其他镜像神经元系统分布区域的激活。顶枕叶相关脑区的激活可能是与患侧肢体外形、位置等视觉信息处理有关，但也不排除镜像神经元系统在运动观察等所有类型的视觉刺激下都有其固定的激活模式。与 MVF 相关的镜像神经元系统主要存在于感知觉和运动相关脑区，由于镜像神经元系统在 MVF 下只是部分激活，因此也有学者认为不能单纯地把 MVF 与运动观察和运动想象归为一类。镜像神经元系统在 MVF 的神经调制中的作用尚值得探究。

第二，镜像干预的重塑效应。

研究指出，接受镜像视觉反馈疗法的卒中患者患侧手运动功能具有明显改善，甚至也有研究报道 MVF 可以提高健康人手的运动表现。受试者运动表现的提升被认为与皮层兴奋性提高、半球间或皮质间抑制减弱以及皮质脊髓束易化有关；具体表现为 MVF 干预后，受试者运动诱发电位幅值提高，皮质脊髓束易化增强以及运动阈值的降低。Chang 等通过对比运动观察和 MVF 干预前后脑电信号改变，发现 MVF 干预后主要运动皮层、运动前区及前额叶的兴奋性提高明显。Nojima 等的研究指出，MVF 干预后右手运动功能训练能够提升左手运动表现，通过经颅磁刺激检查发现运动诱发电位幅值增强且运动阈值降低；结合神经电生理检查认为皮质脊髓输出易化主要由主要运动皮层的兴奋性增强引起。因此 MVF 干预后，对侧手活动时主要运动皮层的激活向着患侧半球偏向性改变，即患侧主要运动皮层兴奋性提高，健侧兴奋性降低。这样的结果进一步提示 MVF 干预后大脑内部平衡得以重新建立。Hamzei 等通过进行 MVF 下右手运动训练（即右手放于镜前），发现受试者（正常人）左手的运动表现优于非 MVF 组。对受试者进行 fMRI 检查发现，完成运动观察及握拳任务时受试者右侧运动前区背侧、左侧运动前区腹侧以及左侧运动感觉皮层有明显的激活；此外，功能连接网络分析提示，MVF 干预后受试者两侧运动前区以及左侧辅助运动皮层的联系增强，或者说提高了左侧的感觉运动皮层的功能性连接。由此认为，MVF 干预后的运动功能的提升可能与同侧的主要运动皮层兴奋性提高和皮质脊髓束易化增强有关。

第三，习得性失用减轻，肢体存在感增强。

偏瘫侧肢体运动功能障碍、神经输入 – 传出环路的病理生理破坏将引起患侧肢体习得性失用。镜像疗法可以通过将患者注意力转移到患侧肢体，增加肢体存在感并结合康复训练动作，在患侧肢体被"治愈"的错误图像刺激下，多次反复训练，能减少习得性失用，促进运动功能恢复，并且可通过此方法纠正单侧忽略（图 32-3 和图 32-4）。

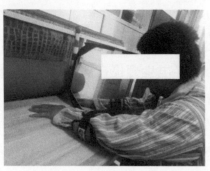

图 32-3　镜像的手放松

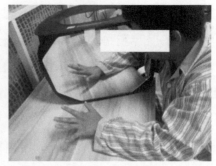

图 32-4　镜像的伸指

三、镜像视觉反馈疗法应用

1. 镜像视觉反馈疗法应用原则

镜像视觉反馈疗法通过视错觉到达相应的治疗作用，因此在实施治疗时治疗师应时刻尝试保证患者注意力集中并处于视错觉中，即认为自己的患侧肢体正在像健康侧肢体一样进行运动。此外，作为中枢干预的一种，因作用机制里包含运动想象成分，被认为是分级运动想象中的一种类型。因此在进行镜像疗法的时候也应该遵循一定的原则和顺序以更好地发挥其治疗作用，提高疗效。

目前对于镜像视觉反馈疗法的规范化操作以及原则没有足够的循证依据，较多仍是根据临床总结，因此阻碍了镜像视觉反馈的临床发展与应用。例如，对于镜像视觉反馈疗法中遮蔽健侧肢体是否可以使患者注意力更加集中在患侧，学界目前没有统一标准，但有研究称单侧镜像视觉反馈能够助于产生视错觉和引起大脑兴奋性改变。笔者认为基于"中枢－外周－中枢"闭环康复理论，或许能够在一定程度上规范镜像视觉反馈疗法的应用。以脑卒中患者手与上肢运动功能障碍康复为例，在结束镜像视觉反馈治疗后，大脑整体兴奋性提高，应让患者继续接受随后的作业治疗或肢体运动疗法，进一步强化脑区激活促进神经重塑（图 32-5）。

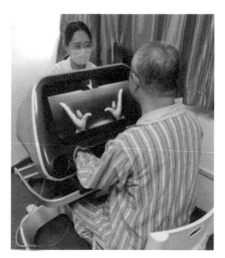

图 32-5　治疗中的镜像

2.镜像视觉反馈疗法应用现状

（1）疼痛：镜像视觉反馈疗法在疼痛抑制上具有显著的疗效，包括截肢后幻肢痛、复杂性局部性疼痛综合征等单侧肢体疼痛。此外，通过透镜结合平面镜产生改变肢体大小的镜像视觉反馈能够在一定程度上增强或降低疼痛感。

（2）运动功能障碍：自 1998 年镜像视觉反馈疗法被应用到脑卒中后肢体运动功能障碍开始，越来越多的学者展开了对镜像视觉反馈疗法作用于运动功能障碍恢复的有效性研究，并认为镜像视觉反馈疗法能够显著地提高上肢运动功能，提升日常生活能力。除了单独的利用平面镜提供镜像视觉反馈外，针对运动功能障碍恢复，镜像视觉反馈疗法也结合了神经肌肉电刺激、感觉刺激手套、作业治疗器具等，以及联合其他的中枢干预手段如经颅直流电刺激等，形成完成的闭环刺激或强化感觉信息输入。

（3）其他功能障碍：镜像视觉反馈疗法同样对单侧忽略有显著的改善。此外，镜像视觉反馈结合透镜将缩小的肢体影像输入患侧，甚至能够缓解因运动诱发的肢体水肿。镜像视觉反馈疗法在临床中应用已经超过 20 年。通过利用平面镜实现视错觉，在感觉、运动、疼痛、认知甚至肢体形态方面都有应用。随着对镜像视觉反馈疗法机制研究的进一步深入，其应用原则及规范操作也更加完善。同样，近些年来镜像视觉反馈治疗也不再单纯依靠平面镜，类似结合摄像、虚拟现实等技术，通过提供多模态感觉输入及规范操作流程的镜像视觉反馈治疗系统也逐渐出现，丰富了镜像视觉反馈临床应用（图 32-6）。

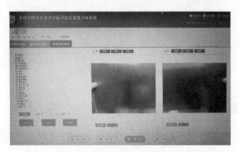

图 32-6　镜像治疗界面

参考文献

1. BEKRATER-BODMANN R. Mirror therapy for inflammatory rheumatic pain. Potentials and limitations[J]. Z Rheumatol, 2015, 74（9）: 793-800.

2. LEE H M, LI PC, FAN S C. Delayed mirror visual feedback presented using a novel mirror therapy system enhances cortical activation in healthy adults[J]. Journal of NeuroEngineering and Rehabilitation, 2015, 12: 56.

3. FRANZ E A, FU Y, MOORE M, et al. Fooling the brain by mirroring the hand: Brain correlates of the perceptual capture of limb ownership[J]. Restorative Neurology and Neuroscience, 2016, 34（5）: 721-732.

4. WANG J, FRITZSCH C, BERNARDING J, et al. Cerebral activation evoked by the mirror illusion of the hand in stroke patients compared to normal subjects[J].

NeuroRehabilitation，2013，33（4）：593-603.

5. CHRISTOPHER M，MARIELA R，PINAR K，et al. Do mirror glasses have the same effect on brain activity as a mirror box? evidence from a functional magnetic resonance imaging study with healthy subjects[J]. PLoS one，2015，10（5）：e0127694.

6. MEHNERT J，BRUNETTI M，STEINBRINK J，et al. Effect of a mirror-like illusion on activation in the precuneus assessed with functional near-infrared spectroscopy[J]. J Biomed Opt，2013，18（6）：66001.

7. SALEH S，YAROSSI M，MANUWEERA T，et al. Network interactions underlying mirror feedback in stroke：A dynamic causal modeling study[J]. Neuroimage Clin，2017，13：46-54.

（阮璎璐　金毅）

第33章

多维度视频定量视觉评估技术的
脑卒中应用及研究进展

一、研究进展

据流行病学统计，脑卒中发病人群广、致残率高，其所带来的功能障碍往往给患者生活带来严重影响，特别是手功能障碍的后遗症，康复过程难度大、进展慢。然而纵观国内外，对于脑卒中后手功能的治疗与评估均显示出不精准、不完善的状况。目前，用于手功能评估的比较有代表性的量表有徒手肌力评定法（manual muscle test，MMT）、改良 Ashworth 痉挛量表、Brunnstrom 量表、Fugl-Meyer 评定量表（fugl-meyer assessment，FMA）、运动功能状态量表（motor status scale，MSS）、运动评估量表（motor assessment scale，MAS）、上肢运动研究量表（action research arm test，ARAT）、Wolf 上肢功能测试（wolf motor functional test，WMFT）等。其中，针对患者的评估如对于手功能最基本的关节活动度（range of motion，ROM），表现为前臂旋前/旋后、腕背伸、尺偏、桡偏、拇指内收/外展、拇指屈曲/伸展、四指（除拇指外）内收/外展等，以及功能性动作如手球状抓握、手柱状抓握、手指对捏、手指侧捏等，这一系列体现手功能基础的评估动作在目前评估量表如 Brunnstrom 量表上只能以定性形式或者是在 Fugl-Meyer 评定量表中

以 "0-1-2" 粗打分，MSS 运动功能状态量表等量表中的主观性半定量形式，未能达到客观性定量评估的要求；另外医生或治疗师使用量角器等器械进行的人工定量评估往往也带有很大的主观性与随机性，所得评估结果并不符合 "精准医疗" 的新时代目标。

按照 "精准医疗" 的社会发展需求，针对脑卒中患者手功能康复训练期间的精准训练、精准评估要求，需要重点了解不同的康复训练过程与手段应用于患者的效果与反馈。临床上主要依赖医生与患者之间的主观交流以及各类定性的量表测评，目前还没有一种在行业内或者临床上可以执行运用的定量手功能评估标准，这一领域目前还属于空白。

获得患者手指、手掌、手腕等部位的定量运动数据的方法，目前基本上分为穿戴式传感器方案与不接触式视觉方案两大类。基于各类穿戴式模块的传感器方案主要借助加速度传感器、电子陀螺仪等电子测量芯片，得到肢体的加速度、位移等运动参数，进一步借助各类算法模拟出肢体的运动过程和空间位置。优点是计算相对简单、得到的加速度等信息精度较高，缺点是针对空间定位等手功能康复中要求比较高的评估需求无法满足其精度需要，而且由于患者年龄、性别等的差异，无法做到穿戴设备的统一性，也就无法做到评估数据的一致可比性。基于摄像机采集视频数据的不接触式方案，虽然可以做到对患者的手部没有任何差异性需求，仅仅需要放置在指定位置即可，但是由于目前计算机视觉和模式识别算法与工程技术的发展还远没有到可以识别任意人手动作的程度，即使有一些很复杂的算法经过多种深度学习，对人手动作有较高识别率，但是由于脑卒中患者的患手在运动、屈伸等方面功能比较弱，非正常人手的运动特性可以比拟的，所以进一步增加了完全依靠视觉算法识别的难度，何况在实际测试中还存在手部关节遮挡、重叠、动作多义性等无法解决的难题。

作为国内康复领域的领头羊，复旦大学附属华山医院康复科在多年的手功能康复经验基础上，采用"产学研医"模式，积极拓展合作渠道，与行业企业、相关高校等各有专长的单位进行产业产品开发、学术研究、人才培养、临床应用等，进而促进手功能康复事业的发展。本项目针对目前手功能康复定量评估标准缺失、评估技术难度大等问题，进行了较长阶段的交叉学科合作，经过初期的实验室预研样机、实验室测试用草样机两个研究阶段，已经完成了完整的硬件功能性测试、算法与软件的可行性测试，并已经提交了多项发明专利与实用新型专利申请，形成了目前"多维视觉手功能康复定量评估系统"的完整方案。本系统整理了与目前手功能康复训练定性评估 Brunnstrom 量表等所对应的一套脑卒中后手功能康复评估动作，例如腕背伸、尺偏、桡偏、拇指内收/外展、拇指屈曲/伸展、手指侧捏等动作，借助最新的光学智能动作捕捉设备与计算机视觉技术，通过多维度精准视觉采集与智能分析，在手功能康复领域首次提出了基于多维视觉智能分析的手功能定量评估标准。在多维视觉手功能康复定量评估系统中借鉴了传感器方案与单纯视觉方案的优缺点，采用光学动作捕捉与视觉动作监测的综合性方案。利用采集的视频信号，进行计算机视觉分析，基于手位置的自动检测与动态跟踪，结合智能语音提示模块，动态监测患者在健手建模与患手评估过程中手部放置与实时动作的空间位置。利用光学智能动作捕捉设备，实时获取手指、手掌、手腕各个关节点的三维空间数据与多项运动矢量信息，结合最新开发的针对不同手功能评估动作的特定智能分析算法，进行特征数据降维与特征点模式匹配，进而分析出手部关节的多种运动参量，作为手功能康复定量评估标准的系统评估参数。

本系统已在上海大学实验室完成正常人数据测试 20 例，在华山医院门诊及病房完成脑卒中患者测试 15 例，提示系统测试的可行性与可用性，系统评估数据与临床量表结果具有一定的一致性，但需要进一步多中心的大样本支持。

多维视觉卒中后手功能康复定量评估系统基本原理：系统将计算机视觉与光学动作捕捉技术相结合，对患者的手部运动参数进行空间实时采集，其数据采集精度达到 1 毫米。同时通过智能动作评估算法，系统可针对十余种卒中后手功能康复动作进行自动定量评估，整体评估误差小于 3%。系统接入云平台，所有节点设备由云平台进行统一管理，评估数据也可实时进行传输与存储。多维视觉卒中后手功能康复定量评估系统突破了原有领域内人工评定定性、主观性强的特点，以定量、精准、非接触、非介入的评定方式保障了整体评估过程客观、规范。目前该系统已经申请发明专利 5 项、实用新型专利 1 项、外观专利 1 项，发表核心期刊论文 4 篇，获得信息技术与康复医学相关比赛多个高水平奖项，正在积极投入产业化。

二、临床应用

脑卒中后手功能康复定量评估云平台，即在原有手功能康复定量评估系统中，对手功能障碍患者的手运动功能，如尺偏、桡偏、腕背伸等活动度，进行定量评估，设计一套包括标准手、健手、患手的规范化定量评估过程与实施方法，将数据全部都上传到云平台里面，操作者或者受试者可以随时随地查看数据并进行分析（图 33-1 和图 33-2）。该云平台改变了现有手功能康复欠规范化、欠一致性定性评估的现状。样机切合精准康复医学需求，通过计算机视觉技术实时监测患者手放置与对应动作的空间关系，通过光学动作捕捉实时获取手多个关节点三维空间数据与运动矢量，进而由特征点智能算法得出评估结果。系统支持远程多点网络连接，同时支持围绕后台数据库中患者定量评估结果开展手功能康复定量数据综合分析与可视化研究。

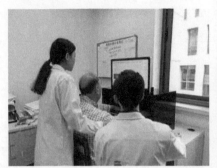

图 33-1　评估的宣教

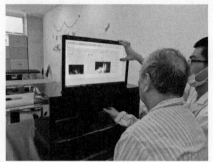

图 33-2　评估的过程

（1）云平台在原有手功能康复定量评估系统中，对手功能障碍患者的手运动功能，如尺偏、桡偏、腕背伸等活动度，进行定量评估，设计了一套包括标准手、健手、患手的规范化定量评估过程与实施方法，将数据全部都上传到云平台里面，操作者或者受试者可以随时随地查看数据并进行分析。

（2）结合脑卒中患者单侧偏瘫特性，设计健侧健手建模、患侧患手评估为核心的定量化自对比研究方法（图 33-3）。

（3）制定了十余种脑卒中后手功能康复评估标准动作，验证了与定性量表评估的一致性与信效度。

（4）研发了完全自主知识产权的手部动作计算核心技术，研制出属于本领域首创的工程样机（图 33-4）。

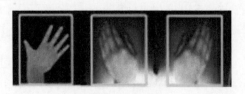

图 33-3　建模界面

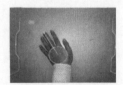

图 33-4　技术界面

三、云平台设备的科学性和先进性

（1）我们也做了一个可视化的 web 页面，web 页面可以查看到设备信息和患者就诊评估的数据，医生可以通过云平台进行远程数据分析，使得远程会诊等高效进行，从而制定出更佳的康复训练方案。

（2）在康复训练方案的制定和实施中，目前主要依据 Fugl-Meyer 评定法等上肢功能类量表进行定性的康复程度评估，主观性强，不能细致规范地评估患者康复程度，本平台结合脑卒中患者单侧肢体瘫痪的特点，设计了健侧手建模与患侧手定量评估进行自我对比的创新评估方法。

（3）与工程技术人员共同确定了十余种脑卒中后手功能康复评估标准化动作，设计了规范化的临床测试方法与流程，通过已入组病患实测，平台定量测试结果与现有定性量表测试基本一致，验证了其有效性与信效度。

（4）手部精细动作识别是一个较为复杂的问题，脑卒中患者手部更是具有肌张力改变等特点，而且作为一种评估设备，非接触式、非介入、对患者无不适感是基本要求，目前的穿戴式传感器方案或者单纯依靠视觉识别都不适用。本平台结合脑卒中患者手部功能动作特点，利用光学智能动作捕捉与计算机视觉这一融合方案较好地解决了这一难题，得到了预期的定量数据结果。

（5）项目研制的手功能康复定量评估工程样机，属于国内首创，弥补了现有手功能康复功能评估环节的不完善。

（6）整理脑卒中后手功能康复训练定性评估量表对应的多种动作，首次提出了手功能定量评估标准。

参考文献

1. 陆雅婷，陆小锋，王聪，等 . 基于手功能评估系统的"腕背伸"动作定量评估 [J]. 电子测量技术，2017，40（10）：133-139.

2. 赵泽伟，陆小锋，朱民耀，等 . 卒中后手功能康复评估多终端云平台设计 [J]. 电子测量技术，2018，41（18）：10-14.

3. 付江红，陈树耿，钱叶叶，等 . 多维视觉手功能康复定量评估系统在脑卒中患者手功能评估中的可行性研究 [J]. 中国康复理论与实践，2018，24（12）：1380-1383.

（金豪　贾杰）

第34章
脑卒中创新手功能支具技术

一、概述

手功能支具手套首先用于脑卒中后上肢手功能障碍的患者。脑卒中后上肢手功能的康复是一个世界性的难题。脑卒中是一种临床上常见的脑血管疾病，具有发病率高、死亡率高、致残率高的特点。脑卒中后有 55% ～ 75% 的患者会遗留肢体功能障碍，而手功能障碍占到其中的八成以上，这其中只有 30% 的患者能实现手功能的完全恢复。由大脑皮层躯体运动代表区功能示意图可知，手所涉及的中枢神经调控占了大脑中枢很大的一部分，手功能康复的难度可想而知。手操控精细功能，对于人们的日常生活来说占了很重要的地位。一个人的手功能长期存在问题而无法正常使用时，其生活质量也会大大降低，对其心理方面也会造成影响。

关于手功能的康复，有许多的治疗方法，包括作业治疗，物理治疗，物理因子疗法，传统的康复治疗，如针灸、艾灸等，而支具也是不容忽视的一个方面。在强调功能锻炼之外，有许多值得我们关注的地方，比如手部的肿胀，血液循环的问题，手部痉挛，单侧忽略等。这些常见的手部问题，除了传统的治疗外，结合支具进行治疗往往可以取得很好的效果。

手功能支具最初的研发思想源于脑卒中后手的良肢位。传统的支具如分指板、手部矫形器、手部外骨骼装置、手夹板等，这些在临床上已经得到了广泛的应用，在应用中也发现了不少的问题。如传统的夹板，往往体积太大、材料过硬，不透气容易出汗，不美观，外形比较笨重，影响患者自尊心，手心有刺激易导致穿戴不适和诱发手掌部位屈曲痉挛。而矫形器制作工序复杂，代价高，易损坏且佩戴不方便，不美观，患者依从性较差，体积大携带不方便，固定手指时，受力点过于集中，易造成对手指的刺激等。这些都对手部支具的临床应用提出了挑战。如何让患者戴起来方便、美观而又具有多方面的作用，手功能支具手套从某种程度上来说适应了这种需求。本章节主要介绍手功能支具手套及其在上肢手功能康复中的应用，手功能支具手套如图 34-1 所示。

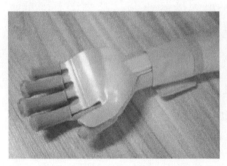 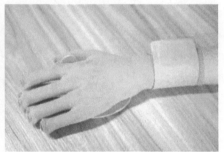

图 34-1　手功能支具手套

二、手套的组成

手功能支具手套由插件、全成型无缝针织手套及腕带等 3 部分构成，如图 34-2 所示。插件由高分子化合物材料制成，其作用是使患肢良肢位摆放和固定，防止手指屈肌痉挛；手套以远红外涤 / 氨纶包覆纱为原材料，应用针织全成型技术编织而成，可确保佩戴者在手套较大压力作用下无侧缝引起的不舒适感。

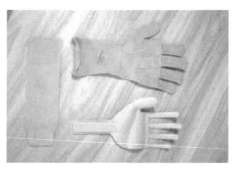

图 34-2　手功能支具手套的组成

三、佩戴的相关事宜

1. 注意事项

手套佩戴时根据患者的不同手型应选择不同型号的插件和手套。佩戴方法并不统一，根据患者以及使用目的的不同可以采取不同的佩戴方法。而佩戴前，应先确认佩戴手是否有伤口或感染，佩戴时应使患者充分放松，避免由于佩戴不当造成患者患手病情进一步加重，如用力过大，患者前臂没有适当支撑和固定导致患者肩关节的脱位。

（1）佩戴：佩戴前告知患者及其家属手套插件的作用和用法。

（2）示教：治疗师为患者进行首次佩戴，并教会患者及其家属如何操作和配合。

（3）观察：佩戴过程中，需要通过手套的手指末端小孔观察手部的血液循环情况，如发现有问题或佩戴达 2 个小时以上时应取下手套观察手部血液循环情况，如无明显不适症状，休息 1 小时后再佩戴，可以避免持续性牵伸引起的手部不适。

（4）处理：当患者手部有不适症状时，立刻脱下手套，观察手部情况。

2. 手套佩戴的时间参数

每天佩戴时机：每天可佩戴 3 次以上，每次佩戴 2 ～ 3 小时，以保证治疗的效果。训练前，静态的持续牵伸使手指的肌张力得到缓解，降低了训练的难度，训练后佩戴可将牵伸治疗延续到运动治疗后，更好地起到辅助牵伸的治疗作用。

3. 禁忌证

局部有皮肤感染破溃、过敏性皮炎、神经性皮炎、手部骨折、疼痛、严重骨质疏松患者，以及手掌容易出汗的患者等。

四、手套的适应对象

目前手功能支具手套的使用对象仍比较局限，临床总结有以下几种类型。

（1）脑卒中后软瘫期和痉挛期（改良 ashworth 评定：肌张力≤3级）。

（2）脊髓损伤后手部瘫痪状态。

（3）手外伤后活动受限。手部外伤后引起的关节主动活动不能和制动后引起的关节活动受限。

五、手功能支具手套使用的原理

1. 牵伸

将手功能支具的牵伸功能作为辅助手段，结合牵伸技术、被动活动、神经肌肉促进技术等以打破肌痉挛模式，缓解患者的肌张力。

2. 体位摆放

体位摆放或者训练过程中，可以兼顾到上肢的位置，使用手功能支具手套将患者的上肢固定于良肢位，从而实现患者的整体康复。

3. 温热效应

远红外对人体具有温热效应，可使毛细血管扩张，促进血液循环，强化各组织间的新陈代谢，从而起到促进身体健康的作用。手套采用远红外涤纶变形丝与氨纶制作的远红外涤 / 氨包覆纱，运用针织全成型技术制成。

六、手功能支具手套在临床上的应用

1. 良肢位摆放

脑卒中后，患者会存在很多的功能障碍，同时由于大脑中枢损伤导致其对躯体运动的调控出现错乱，进而出现错误的运动模式和姿势。对于脑卒中和脊髓损伤患者，有研究表明，患肢早期保持良性功能位，可以明显降低瘫痪肢体的肌张力，缓解肢体麻痹引起的血液循环障碍和淋巴循环障碍，以及减少肌痉挛早期诱发分离运动，从而促进患者神经功能和肢体运动功能的恢复。

在进行良肢位摆放时，手部的摆放往往容易被忽视。使用手功能支具手套可以对患手进行固定从而兼顾到上肢的位置。同时用手套进行患手的固定可以使患者感觉更舒适，更容易接受，如图 34-3 所示。

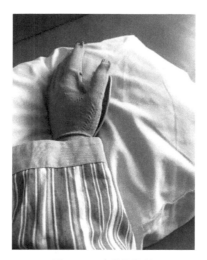

图 34-3　良肢位摆放

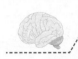

2. 降低肌张力

佩戴手套时，手套本身对于患手有固定和牵伸的作用，因而对于脑卒中后患手有一个降低肌张力的作用。肌张力是影响脑卒中后患者肢体功能恢复的一个很重要的原因，特别是上肢手，而环境、情绪和药物等均会对肌张力产生影响。控制肌张力对于患者的重要性毋庸置疑。脑卒中或脊髓损伤后，患者上肢通常会表现为屈肌痉挛的模式，通过长时间佩戴手功能支具手套，可以对患手进行长时间的牵伸进而抑制患手的屈肌模式，打破上肢的屈肌模式。

同时，我们应该考虑到脑卒中患者特别是早期的患者有联合运动的表现，这里的联合运动同我们正常人都有的联合反应是不一样的。针对这种现象，临床上，我们可以将其用于软瘫期患者患侧的活动。而对于肌张力来说，在手法干预降低患者张力时，健侧往往会有联合运动，这不是我们希望看到的，因此在这里可以将手套佩戴于健侧从而抑制联合运动，减少患者的用力，避免不必要的能量消耗，进而减低患者的疲劳度。

3. 消除肿胀

偏瘫侧手部肿胀是脑卒中常见的并发症之一，手部肿胀和疼痛将影响患者偏瘫上肢功能改善和日常生活活动能力的恢复。脑卒中后偏瘫手肿胀的发生率为 16.0% ～ 82.8%，病发后 1 ～ 3 个月会骤然出现继发性的手部肿胀和疼痛。常见手部肿胀如图 34-4 所示。相关报道认为手部肿胀是神经系统受损、反射性交感神经营养不良、神经血管萎缩所致。康复支具手套同压力衣一样，治疗水肿的原理为压力治疗，通过提高周围组织的压强抑制组织液的进一步渗出，促进组织液经淋巴的回流和血液静脉回流，从而达到消肿的目的。王佳佩等针对手套进行了随机对照实验，结果发现对患有患侧手部肿胀的脑卒中患者，长期且定时穿戴合适的康复支具手套具有一定的消肿效果。

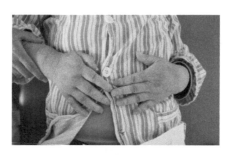

图 34-4 卒中后手部肿胀

4. 改善血液循环

手功能支具与其他支具一个很大的不同点是它对于血液循环有一个良好的改善作用。首先，手套采用远红外涤纶变形丝与氨纶制作的远红外涤/氨包覆纱，具有远红外效应，即对人体具有温热效应，当远红外辐射达到足够强度时，产生热效应，由热效应引起一系列生理效应，从而起到促进身体健康的作用。其次，利用从远到近的梯度压力作用于肌肉组织，由肌肉组织把压力传给静脉，促进静脉血液回流，改善血液循环。有研究者发现，功能手套对健康人和患者都具有增加手部血液灌注量的作用。脑卒中患者佩戴功能手套后的手部血液灌注量接近健康人的状态。

5. 协助肢体活动

脑卒中后，患者由于肌张力的问题往往会影响其训练的效果。软瘫期时，患者的患肢由于低张力，处于无支撑的状态，使用手功能支具手套可使患肢得以支撑。便于治疗师早期对患者进行被动活动训练以防止肢体的萎缩。当患者肌张力高时，手套又有降张力的效果，便于患者进行主动协助活动。此外，对于卒中的患者，我们往往强调双侧肢体的活动，以防止患肢的肌肉失用性萎缩。手套可以使患者对于患肢的注意力提高，同时手套可以增加患肢的本体感觉和深压觉的输入，增加患侧中枢感觉 – 运动环路的重建，利用大脑中枢的可塑性原理，促进患者的恢复。

基于此，可以将手套佩戴于患者的患侧手，在床边进行双侧的肢体活动，如肩前屈、肩外展、伸肘、前臂旋前旋后等。同时可结合 Bobath 球训练患侧的展翅反应，以及设计一些任务导向性训练，如伸手够物等，如图 34-5 所示。

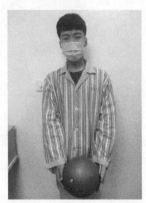

图 34-5　手功能支具手套结合 Bobath 球促进肢体的活动

6. 强制性运动疗法

强制性运动疗法又称强制性治疗，许多临床及基础研究表明，其对脑卒中后上肢功能障碍的恢复有积极治疗作用。该方法通过限制健侧上肢，达到强制使用和强化训练患肢的目的，提高卒中患者上肢运动功能和日常生活能力。

手功能支具手套可以介入强制性运动疗法，治疗师等可将手套佩戴于患者的健侧肢体，相当于使健侧肢体处于活动受限的状态，进而强迫患者使用患肢进行一些主被动活动以及功能性活动，如抓杯子、够物、挤牙膏等。根据不同时期的患者可设计不同的活动，如当患者分离运动出现时，可以进行适当的主动活动；而当患者手部有一定抓握功能时，则可以进行更精细的活动。卒中后的患者，由于对于健侧具有依赖性，而习惯性忽略患手，进而对于使用患手缺乏信心。

通过结合手套进行强制性运动疗法，对于患者患手的恢复有很大的促进作用。

7. 步态平衡训练

现代康复应该是一个整体性的过程，正如同传统中医康复一样，强调功能性和整体性。贾杰提出了"上下肢一体化"的理念，在上下肢一体化康复理念下，通过上肢干预促进下肢功能提高，使整体性康复得到了充分体现。脑卒中后，人们普遍会关注患者下肢在步行方面的功能，而忽略了上肢手对于步行的作用。其实无论从哪方面来说，手对于肢体躯干的平衡性和协调性都起到了重要的作用。正常人走路时，双上肢都有前后摆臂的过程，以配合行走时躯干的启动，协调步态的变化。但是如何结合上肢干预，以促进下肢功能的提升？除了传统的手法技术、矫形器、功能性电刺激等干预外，手套的使用也是一个很好的结合点。使用手套可以增加患者的本体感觉输入，降低肌张力，协调躯体和下肢在步行过程中的变化，进而改善患者的步态以及整体的平衡和协调性。

手功能支具手套在临床上有许多种用途，针对不同的患者，其作用的效果也不尽相同，医护人员应熟悉手套的具体使用流程和使用的范围，进行规范化的临床操作。

七、案例分析

结合具体的临床实例来分析手套的功能性作用，发现手套在减低肌张力、减轻水肿等方面具有良好的疗效。

【案例一】男性患者，62 岁，临床诊断为右侧脑梗死，高血压病 3 级，左侧偏瘫，左上肢表现为肩手综合征，远端手部肿胀，左上肢肌力为 0 级。2017 年 5 月 8 日入院，经检测患手体积为 550 mL。为降低患手的肿胀程度，提高手腕部的活动能力，促进血液循环，给予手功能支具手套穿戴支持。后于 5 月 15 日和 5 月 22 日分别进行监测，手部的体积分别为 500 mL 以及 470 mL，患者的手部活动能力明显得到改善。

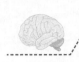

【案例二】女性患者，73岁，临床诊断为左侧基底节脑出血、吞咽及言语功能障碍，右上肢肌张力增高，具体表现为屈肘肌2级，旋后肌群2级，屈腕肌群3级，屈指肌群3级，活动能力受限。2017年6月3日入院后，给予手套穿戴支持，于6月10日评估检查，其屈肘肌群为2级，旋后肌群2级，屈腕级2级，屈指肌群2级。6月17日再次进行评估，发现患者的屈肘肌群为2级，旋后肌群1+级，屈腕肌群为2级，屈指肌群2级。综合分析发现佩戴手套后，患者的整体高肌张力得到了很好的改善，特别是远端手腕部的肌张力改善明显。

临床上在进行手套穿戴时，应做好宣传和指导。做好患者的评估工作，对患者家属或护工讲解佩戴的方法、时间、作用并做好示范。此外在患者的穿戴过程中，应观察患者是否有不良反应出现。对于出院患者在使用手套过程中，应定期进行随访，并对患者和家属给予指导和鼓励，促使患者早日康复，回归家庭和社会。

八、其他类型手及上肢辅具与手功能训练

1. 适用于脑卒中急性期康复治疗的手及上肢辅具与手功能训练

脑卒中后的患者急性期表现最典型的特征是肌肉瘫痪和肌肉痉挛，异常的肌肉表现均可引起运动功能障碍，造成肢体的畸形。针对患者不同阶段运动功能的主要特点，装配合适的功能支具对功能的恢复很有必要。

急性期采用腕手休息位、功能位矫形器固定手腕部（图34-6），能保护患者的抓握功能，控制手的姿势，防止屈肌挛缩。

在痉挛期可利用抗痉挛矫形器进行持续牵伸（图34-7），降低手部屈肌过高的张力，防止手部的屈曲挛缩，屈肌痉挛会引起肢体疼痛，装配支具后可减轻疼痛。穿戴分指板时间在20分钟左右时应予以取下，观察手指挤压处有无压痕产生。

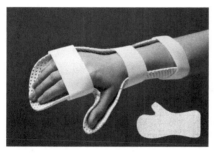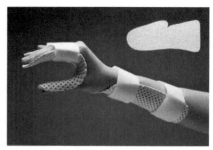

图 34-6　手休息位及手功能位矫形器

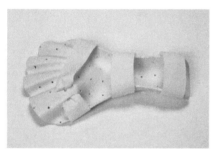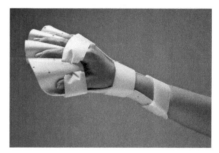

图 34-7　手抗痉挛分指矫形器

　　脑卒中患者会遗留各种功能障碍，其中运动功能障碍会造成患者不良的姿势与运动模式。不良姿势可能由于患者肌力与肌张力的不协调、原始粗大共同运动的再现、反馈系统的紊乱等原因造成，而患者不正确的体位摆放则是给患者造成二次损伤的重要原因。

　　因此"良肢位摆放"被提出。早期患者在床上良好的肢体摆放位置对预防、缓解痉挛，预防肩关节半脱位、肩痛、肩手综合征、骨盆后倾、髋关节外展外旋，以及早期诱发分离运动等均具有一定作用。

　　2. 适用于脑卒中恢复期康复治疗的手及上肢辅具与手功能训练

　　由于脑卒中后患者恢复期范围广泛，涉及的手及上肢矫形器与手功能训练的内容亦非常广泛。篇幅有限，下面只简单介绍几类具有针对性的手功能辅具。

　　在脑卒中的恢复期，可装配动力型功能辅具，辅助上肢的功能训练。

一种新型手功能康复训练手套（图34-8）应运而生，腕夹板螺旋形的设计能将腕关节固定在功能位，限制腕关节桡侧偏。在运动时还可利用等长收缩的原理调用前臂的残余力量。可用张紧器将腕夹板上的手部附着点与手套上的手指挂钩相连，用于伸直掌指关节。张紧器分不同拉力大小，可在各指间关节、掌指关节中调节伸展力度的大小，帮助做抓握运动，提升肌肉力量，降低肌张力。考虑到每个指间关节的运动及拉伸，手指挂钩分别设置在每根指骨的近远端。手套在掌侧无遮挡的设计，更好地避免了对掌侧肌肉的刺激。

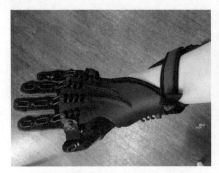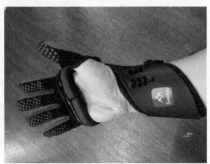

图34-8　手功能康复训练手套

手功能损伤在脑卒中患者中较为常见，卒中后为恢复手的功能需要患者进行高强度、持续性的康复训练。持续高强度的重复训练可以提高患者手部肌肉的力量，有助于手部功能的恢复。

手部外骨骼是一种固定于人手上的主动控制的机械驱动系统，能够带动手指同步活动，而手指和外骨骼受力运动的过程是互相反馈，相互变换的。手部外骨骼可以协助患者进行重复性的手指康复训练，在此过程中手部外骨骼可以通过不同的控制模式带动手指实现不同自由度的动作以达到康复训练的目的。下图就是气动手指外骨骼训练装置（图34-9）。

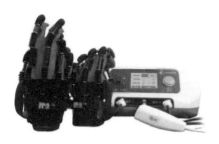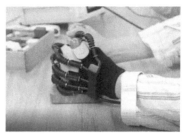

图 34-9 气动手指外骨骼训练装置

肌电驱动机械手（图 34-10）具有 5 个手指，每个手指都有两个自由度，拇指可以旋转。通过收集手指相关控制肌肉的表面肌电信号，并放大反馈至处理系统，以驱动机械手，应用于脑卒中患者手功能的康复训练当中。该设备质量轻，携带方便，设计精致，未来有望用于家庭社区康复。

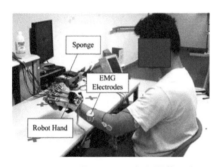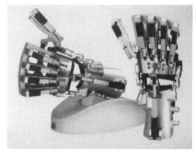

图 34-10 患者佩戴肌电驱动机械手训练及机械手实物

3. 适用于脑卒中后遗症期康复治疗的手及上肢辅具与手功能训练

脑卒中后遗症期的康复治疗更多适用于社区和家庭，下面介绍一些最新的用于手功能训练的手及上肢辅具。

脑卒中患者由于中枢神经系统受损，破坏了大脑与周围神经之间的有效联系，从而使得患者出现了一系列肢体功能障碍，其中以手功能障碍尤为明显。脑机接口康复设备通过神经生理活动与手部运动之间的联系来控制一个上肢矫形器，从而实现手功能的恢复与提高。如下图就是 BCI 驱动手部矫形器（图 34-11）。

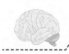

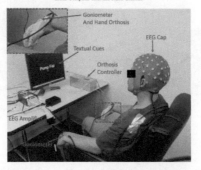

图 34-11　BCI 驱动手部矫形器装置

上肢智能康复系统（图 34-12）及上肢康复机器人（图 34-13）等都是具有综合性的针对上肢运动功能的训练的整体装置。这些系统大多都整合了最新的科技产品，如虚拟现实技术、脑机接口、脑电、经颅直流电刺激、经颅磁刺激等。通过多系统多功能的整合，让整个设备具有更加全面的训练上肢功能的方法，从而达到脑卒中患者康复的目的。

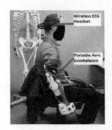
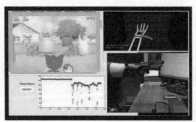
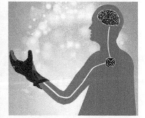

图 34-12　便携式手臂康复系统及上肢智能康复训练系统

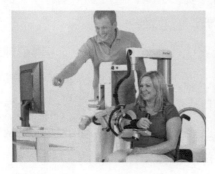
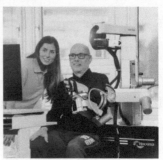

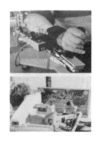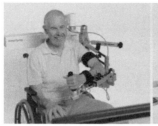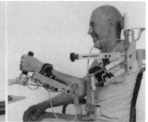

图 34-13　上肢康复机器人

参考文献

1. KIM M S，LEE S J，KIM T U，et al．The influence of laterality of pharyngeal bolus passage on dysphagia in hemiplegic stroke patients[J]．Ann Rehabil Med，2012，36（5）：696-701.

2. 王佳佩，沈为，路微波，等．康复支具手套对脑卒中患者偏瘫侧手部肿胀的应用效果[J].国际纺织导报，2016，（6）：52-54.

3. 张娜，高姝一，王佳佩，等．远红外支具手套对脑卒中患者手部血液循环作用的研究[J].产业用纺织品，2016，（1）：12-14.

4. 贾杰．"上下肢一体化"整体康复：脑卒中后手功能康复新理念[J].中国康复理论与实践，2017，23（1）：1-3.

5. 贾杰．"中枢 – 外周 – 中枢"闭环康复——脑卒中后手功能康复新理念[J].中国康复医学杂志，2016，31（11）：1180-1182.

6. 唐朝正，贾杰．脑卒中后手功能障碍康复辅助器具的应用研究[J].中国康复，2013，28（4）：252-254.

7. 陈树耿，贾杰．脑卒中后手功能作业训练思路新探讨[J].中国康复，2016，31（1）：14-17.

8. 陈学斌，高海鹏，刘文勇，等．手外骨骼康复技术研究进展[J].中国医疗设备，2016，31（2）：86-91.

（陈祥贵　丁力　何志杰）

第35章

脑卒中上肢机器人技术的应用及研究进展

一、概述

脑卒中的幸存者中，约60%的患者存在单手或双手的运动或感觉功能障碍，这种障碍可以通过重复、大强度、任务导向性的康复训练来修复，但以康复治疗师介导的康复治疗很难实现，且存在康复治疗技术的不均一性，因此常规的康复治疗对手的运动能力及日常生活能力的提高极其有限。近年来，脑卒中后手功能康复方面的技术进步，使得康复机器人通过精确的重复动作提供安全、密集的训练成为可能，设计合理的手功能康复机器人在保证经济效益的基础上提供重复性、高强度的手功能训练，并通过引入游戏或交互式的手功能任务模式提供特定的任务治疗。康复机器人的出现为手功能的康复带来了希望。

二、康复机器人的发展现状

当然，目前关于手功能康复机器人的研究进展仍然缓慢，这主要是由于手结构的相对复杂性，单单人手就有21个自由度，而由腕关节到肩关节却只有7个自由度。手的这种复杂结构给康复机器人的研发带来许多困难，比如说手的哪个关节需要直接控制，需要训练什么样的抓握模式等，甚至关于手是否要与上肢一起训练也是目前一直困扰我们的问题。总之，康复机器人研发的主要目的是尽可能地模仿康复治疗师在康复过程中与患者互动的方式。并且在设计过程中应该让患者感受最小化的技术入侵感。除此之外，设备美学和用户使用舒适度都很重要。

康复机器人系统除了提供辅助康复治疗外，还应提供跟踪患者病情进展所需要的数据。理想的状态是这些数据可以直接从设备检索作为原始数据，也可以作为后数据进行访问，以便于分析。这种监测可以在患者和康复治疗师交互过程中进行，可以作为康复治疗师向患者解释病情的辅助工具。如果可行的话，该设备也可以作为远程居家康复治疗的选择。康复治疗师可以通过远程操作控制设备，以便对使用该设备的患者进行实时研究，也可以通过训练过程中监控收集的信息进行分析，前提是这些信息可以被上传到一个基于云的系统中以便共享。

三、康复机器人分类

1. 按结构装置分类

目前存在的手功能康复机器人根据结构装置可分为外骨骼式、末端执行器式、可伸缩的柔性物体式。这三种康复机器人在临床中均有应用。

末端执行器式康复机器人是通过接触点与患者接触，该触点可以附着或握在患者的手上，这种单一触电的装置可以帮助患者完成既定的任务，并且在显示器上以真实的形式展示，可以通过控制关节的运动路径，确保患者正确的运动范围，并且可以在一定程度上达到对上肢的支撑。如果对健侧肢体进行信号输入，可以实现双侧治疗，可以使健侧手记录的运动数据转换为患手的运动。末端控制器式康复机器人具有每个手指独立控制、设置方便的优点，但对手指近端关节的控制有限，可能导致异常的运动模式。

外骨骼式机器人与末端执行器式不同，他的自由度是与解剖关节的自由度相对应的，可以对每个关节活动进行直接控制，避免手关节的异常活动。然而，在多自由度的情况下，也必须在某些关节上做出妥协。同样外骨骼式装置也会增加患者额外的重量。

柔性物体式提供了简单的、易于患者设置的优点，但是较大的关节活动范围很难实现，一般在手指背面会有相应的装置防止异常运动模式的出现，柔性物体式的康复机器人可以根据驱动力的不同分为不同种类。

2.按康复系统模式分类

根据康复系统的属性康复机器人可以分为助动、被动、主动或主－助动及主从模式。在助动系统中，患者有自身的运动，但不能正常活动，靠康复机器人在整个活动过程中给予帮助；在主动系统中，患者只是在适当的活动范围内实行主动运动，在这个过程中系统是没有驱动力的；在被动系统中，患者没有主动活动能力，完全靠康复机器人给予辅助帮助来完成关节活动；主－助动系统是一种混合型系统，在允许主动模式存在的情况下也允许助动模式的存在。该系统没有阻力，在患者需要的情况下可以给予辅助帮助来完成任务；在主从模式中，健手作为患者运动的开关，以健手的运动启动偏瘫侧手的运动，运动形式并非健患手的同步运动，而是患手跟随健手的运动，在这个过程中有镜像神经元的参与。

3.按驱动方式分类

根据康复机器人的驱动方式不同分为气压驱动、电机驱动、记忆合金驱动、电池驱动等。

（1）气压驱动。气压驱动是手指康复最常使用的驱动方式，气压驱动有安全性高、舒适度高、能源洁净、卫生环保等优点。气压驱动的驱动过程为利用真空泵与电磁阀配合对大气中的空气进行压缩，再对执行器进行充气或放气，改变执行器内部气压，造成执行器的外形发生变化，形成驱动。

（2）电机驱动。常用的有脉宽调变调速电机驱动电路，以及电机配合钢丝绳 – 绳套传动系统。钢丝绳 – 绳套传动系统是一种连杆＋铰链的组合执行结构。电机驱动带动铰链传动，而引起连杆＋铰链的组合的改变，从而驱动康复手套。电机驱动的脉宽调变调速中交流电机与直流电机的调速原理各不相同。交流电机的调制方式是调频，直流电机的调制方式是调幅。交流电机的脉宽调变调速原理是通过一个频率可变的交流低频信号，去调制一个高频方波驱动电压，从而在电机电枢中得到一个随调制信号频率变化的驱动电流。于是交流电机电枢就在这个电流驱动下，产生与调制信号频率一致的旋转磁场，使得电机转子旋转速度发生改变。直流电机的脉宽调变调速原理与交流电机调速原理不同，它不是通过调频方式去调节电机的转速，而是通过调节驱动电压脉冲宽度的方式，并与电路中一些相应的储能元件配合，改变输送到电枢电压的幅值，从而达到改变直流电机转速的目的。而脉宽调变调速电机驱动电路常常配合真空泵工作，形成电机 – 气压混合驱动方式。

（3）记忆合金驱动。记忆合金驱动是近几年来国内外手指康复装置驱动方式的研究对象。记忆合金驱动利用记忆合金在常温下类似普通金属可以发生形变，但合金温度升高后会自动恢复到温度较低时合金的形变状态的性质。尽管以记忆合金为驱动元件是一种新型的驱动方式，但市面上已有记忆合金驱动的手指康复装置。记忆合金驱动的优势在于耐用性高、可重复使用次数高、能源绿色环保洁净，劣势在于合金状态形变程度仅由温度决定，而在装置中较难达到温度的急速变化并且温度变化大小较难控制，因而影响装置的反应速度。况且作为手功能康复仪而言，若机器的内外部有较大的温度变化会对患者的手部造成损伤。其次记忆合金的形变速度还受

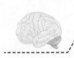

合金属性的影响，对装置的驱动速度会产生一定的限制。

（4）电池驱动。以电池能量提供驱动力。

4. 按控制系统分类

根据康复机器人的控制系统可以分为开/闭环控制的康复机器人系统、主从控制的康复机器人系统、肌电信号控制的康复机器人系统、主动诱导式康复机器人系统，其中后三者是目前研究的热点。主从控制的康复机器人系统是采集健侧运动数据，通过控制器传输给电机，控制患侧运动。肌电信号控制的康复机器人系统是将来自人体内部肌肉运动的电流信号，通过手臂上的电极采集，感知控制手指运动的肌肉运动趋势，利用分离肌电可以对机器人进行控制，此外分析肌电信号还可以用来驱动肌肉完成康复训练。主动诱导式康复机器人系统搭载了主动诱导的控制策略，通过计算机强大的运算功能，利用现实技术和图形化界面，搭载人机交互接口，使患者主动参与康复训练中，提升康复治疗效果。现阶段主动诱导式的康复训练系统对于患者的康复训练是最为友好和有效的，其不但包含有开闭环系统进行传统训练的模式，还能通过不同的手段调动患者的康复参与性，最大化康复效果。这种康复模式对康复系统提出了几个重要要求：成熟的机械结构和控制系统的基础，友好的康复人机交互界面，科学的康复训练目标。

康复机器人是由各种各样的人机交互模式形成的，那么什么样的模式才是最优的呢，辅助运动模式应该是最可取的。第一，机器人的辅助模式可以最小限度地干扰肌肉激活与运动之间的输入－输出时间。这是因为运动传入反馈与输出同步到达时可以增强运动皮层的可塑性。这种同步性可以在主从模式下的双任务设备实现，健侧肢体可以控制患侧肢体运动，或者也可以实现患侧肢体的运动由患侧扩大的神经肌电信号控制。第三种方法依赖于肢体位置而与时间无关，适当的重力补偿可以促进主动运动增强，从而增加传入反馈。第二，康复机器人需要适应使用者的运动。这一点尤其适用于手部康复，手部的屈肌张力在一定时间段内会发生变化，这一般是靠在每次治疗前对机器人辅助水平的调整来实现的。如果患者没有达到运动目标，辅助就会增加，如果达到运动目标，辅助就会减少。第三，康复机器人应该让患者积极参与，避免让患者产生疲劳或沮丧等不适。从本质上讲，如果任务过于简单，受试者就会丧失注意力，如果任务太困难，受试者就会感到沮丧。目前，这种评估是由治疗师主观上进行的，部分使用生物传感器来实时定量测量心理状态，达到计算器辅助水平的自适应算法。第四，机器人应该产生生理上与人相同的运动模式。异常的运动模式，爪形手等不是功能状态并且可以导致关节和软组织的劳损。从逻辑上讲，即使不正常的姿势或运动模式是一种有效的补偿策略，机器人干预也不允许这些异常模式的产生，对正常模式的再训练会导致居家大部分肢体的运用。

四、临床应用

随着科技的发展，康复机器人在临床上得到了广泛的应用，以下主要介绍我们在临床上应用的两款不同驱动力的软体材料上肢康复机器人。

1. 线驱动康复机器人（手盼）

线驱动制动器也被称作肌腱制动器，它将绳线固定在软体机器人特定的部位，通过绳线驱动机构对绳线进行拉伸收缩，从而控制软体机器人的运动。手盼康复手套利用软轴被动手套进行康复训练，通过传感器进行主动训练和康复评估，由主机进行相应的数据存储，提供训练手套的动力来源，处理患者评估等相关信息。

本产品分为三种手套（图 35-1），如下。①健侧数据采集手套：通过安装在手套内部的传感器，可以计算手套当前的弯曲角度，从而得到患者当前手指弯曲角度,通过蓝牙模块传输至主机。②评估手套:和健侧手套原理相同,通过手套内部传感器读取手指弯曲角度,将数据传输至主机,同步得到患者患手的弯曲状态。③康复训练手套:手套内预先放置线束,可通过控制线束的拉拽来控制手套的弯曲角度,进而控制患者手指做屈曲伸展动作,实现康复训练的目的,由主机进行相应的数据存储,提供训练手套的动力来源,处理患者评估训练等相关信息。

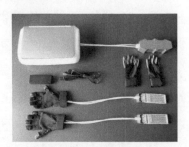

图 35-1　产品组成示意

该产品分为三种模式进行康复训练。

(1)被动式模式(图35-2):适用于早期脑卒中患者,该类患者手功能处于软瘫期,应进行大强度重复被动康复训练。该时期的被动训练包括集团抓握伸展、柱状抓握伸展、钩状抓握伸展、对指、对捏、侧捏等精细动作的手套操,以全面训练患者的手功能。

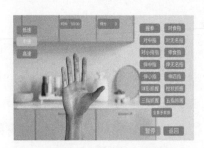

图 35-2　被动式训练模式

(2)主从式训练(图35-3):基于镜像原理,健侧主动端手部运动带动患侧手部运动,进行自主意识操控,是利用镜像疗法治疗脑卒中后手工能障碍的一种新兴技术，通过激活运动相关脑区和顶下小叶，使大脑皮层产生可塑性改变和功能重组，改善脑卒中患者单侧忽略和运动功能障碍。同时也是"左右制衡"理论的一种体现。

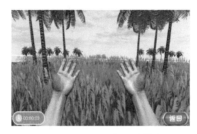

图 35-3 　主从式训练模式

（3）游戏式（图 35-4）：结合虚拟现实游戏完成康复训练，根据多个游戏场景，健手动作，带动患手完成游戏康复训练，使患者康复过程更有乐趣。富有主动性，提高患者康复的依从性。在此过程中视觉反馈到大脑，大脑控制肢体进行康复运动，形成"中枢 –外周 – 中枢"闭环，促进手功能康复。

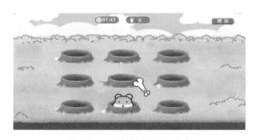

图 35-4 　游戏式训练模式

2. 气压驱动康复机器人（司奕）

人工气动肌肉，也叫 McKibben 制动器，该制动器由一个可膨胀的弹性管在其周围缠上编织网构成，能实现物体的抓取和移动等功能（图 35-5）。司奕的康复手套具有以下优点。

（1）气动柔性手功能康复机器人，可以基本实现主从性对侧训练的镜像训练模式，偏瘫患者的健康手穿戴融合了运动信息采集装置的数据手套，瘫痪手穿戴人工肌肉动力手套，实现健手控制患手完成对称性的"镜像"动作，而提供给患者实时的双侧肢体同步运动的视觉、运动触觉反馈，这种视觉反馈相对于"视错觉"可能会对大脑皮层的刺激更为显著和有效。

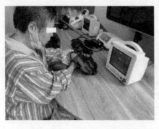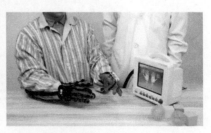

图 35-5　气动驱动康复机器人

（2）具有分指功能，能帮助患者完成手功能的精细化、功能性动作训练。柔性手功能康复机器人采用气体驱动手套去实现手指分指甚至手指功能精细动作，患者可自主独立完成精细化、功能性动作训练，同时康复训练以日常生活情景动作为任务导向，进行手功能训练，增强现实感，从而实现了创新型的任务导向性训练，如抓握网球等。

（3）柔性纺织弯曲传感器，具有柔韧性好、灵敏度高、贴合度高等优点，更适用于手指弯曲度数的实时测定。

（4）实现智能化自主康复：首先设备本身以人工肌肉作为动力手套的材料，人工肌肉一侧连接手套，另一侧连接驱动器，以驱动器带动人工肌肉伸缩，再带动手套运动，完成手部运动，具备足够的安全性和自主性，可不依赖于治疗师，同时多感官刺激（视觉、听觉、触觉）与手指活动训练相结合。

（5）智能化康复评估：将临床上常用的手功能评估测试表加入手功能康复机器人中。

五、家庭康复

对于脑卒中患者，尤其对于慢性期患者，手功能障碍伴随着疾病的整个过程，是其最大的困扰。对于患者而言，已无须再住院接受系统的康复治疗，此时，家庭治疗方案的重要性就凸显出来。轻便的、易于操作的手功能康复设备是最佳选择，如果可以实现远程云端数据上传，针对患者的功能特点制定个性化的康复治疗方案，更能为患者的居家康复保驾护航。目前康复机器人可以很好地满足这一需求，简易版的家庭康复机器人（图 35-6）可以让患者在居家的过程中享受专业的手功能康复治疗，打通患者居家康复的最后一环。

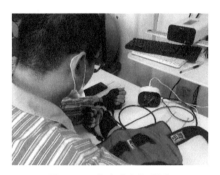

图 35-6　家庭康复机器人

参考文献

1. 贾杰."中枢 – 外周 – 中枢"闭环康复——脑卒中后手功能康复新理念 [J]. 中国康复医学杂志，2016，31（11）：1180-1182.

2. 贾杰. 脑卒中后左右制衡机制及其对上肢手功能康复的意义 [J]. 中国康复理论与实践，2018，24（12）：1365-1370.

3. MCCONNELL A C，MOIOLI R C，BRASIL F L，et al. Robotic devices and brain-machine interfaces for hand rehabilitation post-stroke[J]. J Rehabil Med，2017，49（6）：

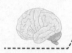

449-460.

4. LUM P S, GODFREY S B, BROKAW E B, et al. Robotic approaches for rehabilitation of hand function after stroke[J]. Am J Phys Med Rehab, 2012, 91（11Suppl 3）: S242-S254.

5. TIMMERMANS A A, SEELEN H A, WILLMANN R D, et al. Technology-assisted training of arm-hand skills in stroke: concepts on reacquisition of motor control and therapist guidelines for rehabilitation technology design[J]. J Neuroeng Rehabil, 2009, 6: 1.

（林赢男）

第36章

基于心肺适能理论的脑卒中康复技术

一、心肺评估

除了脑卒中患者常用的一些认知、ADL、肢体功能等评估之外，我们还需要对他们进行心肺功能的评估，主要用到六分钟步行测试（6 minute walking test，6MWT）以及10米步速测试两个评估，这两个测试都对患者有如下要求：①应该着舒适的服饰；②应穿着适合走路的鞋子；③在测试过程中应使用他们一贯的行走辅助工具（如拐杖、助行器）；④不应停止原治疗方案；⑤受试者可以在清晨或下午较早的时间测试，测试之前进食清淡的食物；⑥测试开始前2小时不应进行剧烈运动。

1. 六分钟步行测试（6MWT）

6MWT应在室内进行，沿着一条长直线且平坦封闭的过道步行，过道应该是硬质地面且无人干扰。行走过程必须在长30米的过道上进行。过道长度应标明，每3米应该有标识，在这条60米距离的起始和结束处应标注颜色鲜艳的标记。

6MWT宣教示范："此测试是为了确定6分钟内你能走多远。你从起点开始沿过道一直走到终点的标记处，再转身往回走。在6分钟内你要尽可能多地来回走。走路期间你可能会觉得疲乏或气急。如果需要可以减速、停止，必要时可以休息，直到觉得可以继续走。现在我将向你演示，沿过道从起点一直走到终点标志处，轻松绕过，再转身往回走。你准备好了吗？我将使用计圈计数器来记录你完成的圈数。请记住，最重要的事情是你在 6 分钟内尽可能多地走路，但不要快跑或慢跑。当你准备好时开始。"

同时，时间每经过 1 分钟，对患者进行剩余时间的提醒以及鼓励。例如，当计时器剩余 3 分钟时，鼓励患者："你做得很好，时间还剩 3 分钟。"在其他情况下，不要和任何人说话，以免分心忘记圈数。最终计算受试者 6 分钟步行的距离。

2. 10 米步速测试

用彩色胶布从直线距离为 10 m 的平地上标记测试的起点、2 m 点、8 m 点和终点。让患者尽可能以最快的速度和正常速度自起点走至终点，用秒表记录患者从 2 m 点至 8 m 点所需的时间，记录时间精确到 0.1 秒，每位患者重复测试 3 次，两次测试间隔可以休息，取 3 次重复测试中最快的结果作为最大步行速度（m/s）。我们需要注意的是在测试之前，不能让患者知晓我们只测量 2 m 至 8 m 之间所用的时间，这样他们会在前面的加速和后面的减速阶段刻意放慢速度，影响测试成绩。

这个测试十分简单，对场地要求较低，且适合卒中患者，可以通过这个测试判断受试者的心肺功能、步行能力及步行预后等。

二、心肺康复技术

心肺康复技术在脑卒中心肺康复中可以起到十分重要的作用，下面给大家介绍三种在脑卒中肺康复中常用的技术。

1. 气道廓清技术

气道廓清技术是一种利用物理或机械手段来控制气流，协助排出气管中遗留分泌物的技术。

（1）有效咳嗽：咳嗽是日常生活中频繁出现的生理现象，它是一种有趣的现象，同时是最有效的将分泌物排出肺部的方法，呼吸动作、重力辅助引流、人工技术和机械设备都可以引发咳嗽。但是咳嗽可以是无效的，无效的咳嗽并不能帮助分泌物排出体外，所以心肺物理治疗师需要教会患者如何进行有效咳嗽来帮助廓清气道。

有效咳嗽可以分为 4 个阶段：①充分吸气；②声门闭合；③增加胸内压和膜内压；④声门开放，气体快速排出。

心肺物理治疗师可以利用一些手法来帮助患者进行咳嗽，治疗师将手掌根放置于患者剑突下方与最低肋齐平处，并注意避免不要触碰肋骨。给患者指令："深吸一口气并屏住，然后咳嗽"，在患者咳嗽时，手掌根以较快速度在膈肌下向上向里推动，促进咳嗽。

（2）振动和叩击治疗：叩击，治疗师的拇指和其他四指内收，掌心呈空心状，同时腕关节、肘关节和肩关节保持放松，使叩击时的声音是空洞的，再平稳、低频率地叩击患者的胸壁。叩击对于长期卧床、行动受限的患者有较好的效果和接受度，而且叩击简单，无论是在家中或医院，照护者都可以简单进行。

振动，温和、高频率的力施加在患者的胸腔处，将体内分泌物振松使其更容易排出体外，不同于叩击的是，振动只在患者呼气时发生，所以需要治疗师掌握患者的呼吸频率或者让患者配合完成。

（3）主动循环呼吸技术：主动循环呼吸技术由三个阶段反复循环构成：呼吸控制、胸廓扩张训练和用力呼气技术。

呼吸控制，患者采取放松体位（坐位、半卧位、仰卧位）进行缓慢迅速的呼吸，控制膈肌的收缩。

胸廓扩张训练，需要治疗师将双手放于患者两肋处，让患者的胸廓扩张至最大，同时在呼气时可以配合振动或叩击，帮助排出分泌物（图 36-1）。

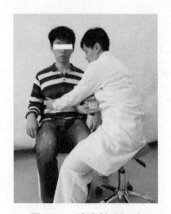

图 36-1　胸廓扩张训练

用力呼气技术，患者主动深吸气，并用力将气体呼出体外，发出"呵"声，此方法可以将分泌物从肺深处向外推送（图 36-2）。

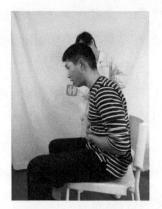

图 36-2　用力呼气技术

2.体位摆放

脑卒中患者除了常规的体位摆放（仰卧位、患侧卧位、健侧卧位）之外，我们需要让患者尽可能地远离平卧的姿势，使其上半身能够直立起来，并不断变换体位。

3.呼吸肌训练

呼吸肌作为泵的能力在呼吸系统中是极为重要的，呼吸肌促发机体通气，而脑卒中后长期卧床以及活动的减少会导致呼吸肌肌力下降，呼吸模式改变（潮气量减少，呼吸频率增加）可以预防呼吸肌无力和下降。本节会介绍呼吸肌临床相关评估与训练。

（1）呼吸肌力量评估：临床上，我们通过测试最大吸气压和最大呼气压来评估判断呼吸肌的力量。这些压力通过一个椭圆形咬嘴来测量，测量时我们可以利用鼻夹来防止气流从鼻子溢出。

（2）呼吸肌力量训练：相对于外周肌肉力量训练，呼吸肌的训练主要目标是提高呼吸肌的肌力和耐力，训练方式较为单一，需要使用呼吸肌负荷训练装置。在一个可以调节吸气和呼气阻力的训练装置上进行训练。

（3）长期卧床患者：对于长期卧床患者而言，预防肺部感染是非常重要的，其引发肺部感染的原因如下。①丘脑下部及脑干受损。易引发严重肺水肿及肺淤血，大量分泌物淤滞于肺及气管内，进而引起肺炎。②意识障碍或咳嗽反射消失。造成误吸、营养不佳等现象，进而引发吸入性肺炎。③卧床时间过长，患者的身体抵抗力较差，易受细菌侵袭。④并发症较多，免疫功能低下，易发生肺部感染。⑤应用抗生素时间过长导致菌群失调，易发生真菌感染。

吸气肌和呼气肌训练可以提高患者呼吸功能，减轻呼吸障碍，提高运动能力，此外，训练后可以减少因长期卧床而引发的并发症。

三、卧床患者呼吸管理

脑卒中发病后，对于情况严重的患者来说，长期卧床治疗和生存已成为其最主要的生活方式。肺部感染是脑卒中长期卧床患者的常见并发症，脑梗死合并意识障碍的患者，出现肺部感染的概率甚至高达 83.13%，严重影响患者的康复预后以及生存质量。

四、脑卒中患者心肺康复

本节基于心肺体适能理论的脑卒中康复技术以 Brunnstrom 分

期（表 36-1）来划分阶段，分别为 Brunnstrom Ⅰ / Ⅱ 期卒中心肺康复、Brunnstrom Ⅲ～Ⅴ期卒中心肺康复以及 Brunnstrom Ⅵ期卒中心肺康复。治疗开始前需要排除心肺功能训练禁忌证（疾病急性发作期及进展期、心血管功能不稳定等）以及确保患者生命体征平稳（心率、血压、血氧饱和度、体温等）并留下运动开始前的体征评估记录，运动结束后及休息 5 min 后再分别测量 1 次。训练前先根据患者实际情况制定运动处方，包括运动的强度（靶心率为指标）、时间（15～40 min）、频率（每天或隔天 1 次）。

表 36-1　Brunnstrom 分期

	运动特点	上肢	手	下肢
Ⅰ期 迟缓期	无随意运动	无任何运动	无任何运动	无任何运动
Ⅱ期 痉挛期	出现痉挛和共同运动	仅出现协同运动模式	仅有细微屈伸	仅有极少的随意运动
Ⅲ期 联合运动	共同运动达到高峰，痉挛加重	可随意发起协同运动	可做钩状抓握，但不能伸指	在坐位和站位上，有髋膝踝协同性屈曲
Ⅳ期 部分分离运动	共同运动模式打破，痉挛开始减弱，开始出现分离运动	出现脱离协同运动的活动：肩 0° 肘屈 90° 下前臂旋前和旋后；肘伸直肩可屈 90°；手背可触及腰骶部	能侧捏及松开拇指，手指有半随意的小范围伸展活动	坐位屈膝 90° 以上，可使足后滑到椅子下方，在足跟不离地的情况下能使踝背屈
Ⅴ期 分离运动	以分离运动为主，痉挛明显减弱	出现相对独立的协同运动活动：肘伸直肩外展 90°；肘伸直肩前屈 30°～90° 时前臂旋前和旋后；肘伸直前臂取中间位，上肢上举过头	可做球状和圆柱状抓握，手指同时伸展，但不能单独伸展	健腿站，病腿可先屈膝后伸髋，在伸膝下做踝背屈（重心落在健腿上）
Ⅵ期 正常	运动接近正常水平	运动协调近于正常，手指指鼻无明显辨距不良，但速度比健侧慢（＜5 秒）	所有抓握均能完成，但速度和准确性比健侧差	在站立位可使髋外展到超出抬起该侧骨盆所能达到的范围；坐位下伸直膝可内外旋下肢，能完成合并足的内外翻

1. Brunnstrom Ⅰ / Ⅱ 期心肺康复

处于 Brunnstrom Ⅰ / Ⅱ 期的脑卒中患者的特点是整体功能活动受限较为显著，卧床时间居多，患侧肢体基本仍处于运动迟缓期，即患侧肢体自主动作很少或没有，患者有氧代谢能力和日常生活活动能力显著下降，因而此阶段的心肺康复主要对健侧进行运动训练，通过健侧引导全身大肌肉群、核心肌群的节律性运动，达到减缓甚至抑制患者心肺功能下降的目的；运动顺序从上到下（上肢、下肢和躯干），动作次数逐渐增加，难度增大；此阶段训练以徒手训练为主，可借助哑铃、弹力带等简单器具辅助训练（图 36-3）。

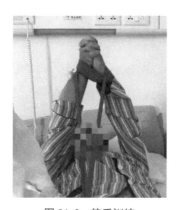

图 36-3　徒手训练

仰卧位下，上肢运动可选择健侧上肢徒手或抗阻条件下前屈（肘关节 0°，肩前屈）、健侧上肢徒手或抗阻条件下水平外展以及内收（肘关节 0°，肩水平外展及内收）、Bobath 握手时健侧上肢带动患侧上肢徒手或抗阻条件下肩前屈等；下肢可选择健侧下肢徒手或抗阻条件下屈髋、屈膝及直腿抬高，以及患侧下肢置于健侧下肢之上后，健侧下肢带动患侧下肢屈髋、屈膝及直腿抬高等；躯干运动可选择徒手或抗阻条件下双侧臀桥、健侧臀桥，Bobath 握手时健侧带动患侧翻身（往健侧、患侧皆可）等（图 36-4）。

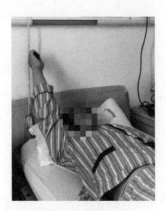

图 36-4　抗阻训练

2. Brunnstrom Ⅲ～Ⅴ期心肺康复

处于 Brunnstrom Ⅲ～Ⅴ期的脑卒中患者患侧肢体功能有了一定的提升，出现共同运动以及分离运动，患者的体位也以卧位为主逐渐改为以坐位及站位为主，并根据患者的实际肢体功能情况进行适当的步行。此阶段训练除了之前的哑铃、弹力带等辅助器械外，还可以加入功率自行车、坐姿推胸器、坐姿划船器等。

此期心肺功能训练以坐位和站立位为主，当然根据患者实际肢体功能情况也可选择一些 Brunnstrom Ⅰ／Ⅱ期康复的内容继续训练。坐位下，上肢运动可选择健侧／患侧上肢徒手或抗阻条件下前屈（肘关节 0°，肩前屈）、健侧／患侧上肢徒手或抗阻条件下外展及内收（肘关节 0°，肩外展及内收）、双手同时握住木棍或弹力带肩前屈等（图 36-5）；下肢运动可选择健侧／患侧下肢徒手或抗阻条件下屈髋及伸膝等；躯干运动可选择锻炼患者坐下站起能力或者器械辅助如功率自行车、坐姿推胸器、坐姿划船器等大型器械。站位下训练考虑患者的平衡能力实施，可选择单侧或双侧上肢徒手或抗阻上举／外展、健侧／患侧下肢徒手或抗阻屈髋屈膝，躯干徒手或抗阻旋转等（图 36-6）。

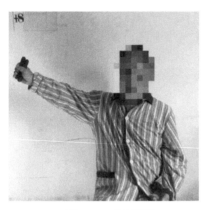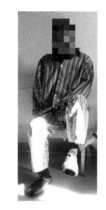

図 36-5　外展训练　　　　　図 36-6　抗阻屈髋屈膝

3. Brunnstrom Ⅵ期心肺康复

处于 Brunnstrom Ⅵ期的脑卒中患者的特点是整体功能基本趋于正常水平，日常生活活动基本可以完成自理，步行能力也有了较大的改善。

此期患者的心肺功能训练可选择范围较广，建议以大型器械训练为主，也可适当加大训练强度，前两个阶段的训练方法均可继续，还可适当参考健康正常人群健身方法加入训练方案，如全身健身操、长距离行走、器械阻抗训练等。

五、小结

心肺适能（cardiorespiratory fitness，CRF）是人体运动时机体对心肺、代谢、骨骼肌、神经 - 内分泌系统的整合能力，直接反映人体的整体健康水平，患者发生卒中后，CRF 显著低于正常水平，极大地影响了患者的日常生活水平。心肺运动训练可有效降低心脑血管意外发生、提高活动耐力，是脑卒中康复训练的重要部分。临床上，应根据患者的实际情况制定个体化的训练方案。运动前应有 5 ～ 10 分钟的热身活动，运动后至少有 5 分钟的放松活动。需要注意的是，脑卒中患者在进行心肺功能训练时，不一定严格遵循已制

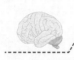

定的运动处方实施治疗方案，还需考虑其他因素如主观疲劳程度、当天的精神状态是否良好等，根据患者的实际情况进行适当调整。脑卒中患者的心肺功能训练需要按照科学制定的方案循序渐进、长期坚持，以更好地提高患者的整体功能，保证患者的生存质量。

参考文献

1. 窦华芬. 脑卒中长期卧床患者肺感染 72 例临床观察 [J]. 医学信息，2014，（18）：426-427.

2. 毛伟，陈新，白杨，等. 脑梗死患者肺部感染的中医预防与治疗 [J]. 中医临床研究，2019，11（7）：59-61.

3. 杨青青，唐巧梅. 慢性阻塞性肺疾病急性加重患者排痰方法的护理现状 [J]. 现代医药卫生，2014，30（22）：3413-3414.

4. 叶苏，金继业. 主动循环呼吸技术对慢性阻塞性肺疾病患者的疗效观察 [C]. 中国医师协会康复医师分会第三届骨科康复论坛暨 2014 年浙江省医学会物理医学与康复学分会年会论文集，浙江：[出版者不详]，2014：276-277.

5. ROSS R，BLAIR S N，ARENA R，et al. Importance of assessing cardiorespiratory fitness in clinical practice：a case for fitness as a clinical vital sign：a scientific statement from the American heart association[J]. Circulation，2016，134（24）：e653-e699.

6. FAN Q W，JIA J. Translating research into clinical practice：importance of improving cardiorespiratory fitness in stroke population[J]. Stroke，2020，51（1）：361-367.

（刘承弘　程冰苑）

第37章

基于上下肢一体化理论的脑卒中康复技术

一、概述

随着康复治疗技术的发展，康复理念不断更新，对脑卒中患者肢体功能的康复不再局限于单纯上肢或下肢的康复，而是需要将其作为一个整体综合对待。由贾教授课题组提出上下肢一体化康复训练模式，即在脑卒中患者下肢康复训练的同时，给予上肢必要的支持，如姿势控制、支具矫正等，通过控制上肢异常运动模式，减少躯干不必要代偿或下肢的异常模式，使患者尽可能获得接近正常的步行模式，减少体力消耗，在行走时能把注意力集中在其他活动上。

虽然许多与步行和步行相关的运动都可以卧位练习，但这种相对简单的控制与拮抗肌群在垂直姿势为保持平衡所必需的快速反应还是有很大区别。因此，虽然卧位训练似乎能为运动损害者保持直立做准备，但控制身体各节段直立的方法只能通过垂直姿势获得。为了促进正常运动顺序和平衡反应，治疗师可通过控制上肢或躯干关键点来促进或抑制相关运动模式。

二、理论基础

步态训练时，许多患者健侧上肢保持在固定位置，以维持躯干稳定；同时患侧上肢肌张力增高，出现联合反应，引起持久的屈曲模式；这一现象还将导致足趾屈曲痉挛，严重影响患者的步态。根据上下肢一体化理论，依托手功能支具进行上肢控制，让肢体处在良肢位，并结合关键点控制，改变患者运动模式，抑制肢体痉挛，引导形成正确的活动模式。患者进行下肢步行训练时，治疗师可通过肩峰、拇指等关键点控制，改善上肢痉挛状态，促进下肢正常运动，以改善步态的协调性，促进身体两侧相互作用及步态的对称性。

三、理论延伸

通过上肢关键点控制，改善上肢状态，促进步态表现提升，对于患者建立正常运动模式有重要意义。基于这一理念，在良肢位的基础上，通过手部支具代替治疗师对脑卒中患者上肢关键点控制，有利于患者进行主动康复训练。手功能的康复是整体的康复，上下肢一体化以"手功能"为导向，研究人整体的功能康复、上下肢之间的大脑联系，以寻求更好的脑卒中康复治疗方法。

四、解剖下的力学分析

首先，让我们从躯体层面进一步理解"上下肢一体化"这一理论。

当我们的上肢或下肢做出随意一个简单的开链动作，例如站立位前屈肩关节将手举过头顶，主要的发力肌肉是三角肌前束，协同的肌肉有胸大肌、喙肱肌等。三角肌收缩的力将会同时作用于三角肌前束的起点与止点，作用于止点肱骨三角粗隆的力将带动肱骨前屈，而作用于起点锁骨外三分之一前侧缘的力理论上将带动锁骨向前下方移动。然而锁骨并未向三角肌作用力的方向移动，这是因为斜方肌上束给锁骨提供了一个与三角肌前束的作用力方向相反的力，以稳定锁骨，使锁骨完成正常的肩肱节律所需的位移。那么同理，斜方肌上束收缩产生的力也应是双向的，当其止点提供力的同时，也会给其起点部分椎骨棘突和颅骨枕部矢量总和方向相反的力。但是，不论是脊柱和颅骨，通常在此情况下都不会发生位移，这是因为对侧的多裂肌、头颈夹肌、竖脊肌、菱形肌等提供了维持脊柱和颅骨稳定的力。当我们利用肌肉的起止点与相互作用力继续往下推，不难发现，站立位时的上肢肌肉动作都会借核心肌群将负荷传递至下肢乃至足底。

当我们的下肢随意做出一个开链动作，如屈髋伸膝踝背屈向前迈步，主要的发力肌肉是髂腰肌，协同肌肉有股直肌、缝匠肌等。髂腰肌的发力需要腹直肌、腹内外斜肌帮助稳定骨盆和脊柱。当卒中患者腹内外斜肌因固有肌力缺失无法产生足够的力，将会动用对侧竖脊肌代偿，而此时对侧竖脊肌发力又需要同侧斜方肌发力以达到平衡，即出现耸肩，而耸肩又可能会导致一系列非良性的上肢协同动作。

通过上述分析我们不难发现，对于卒中患者甚至常人，上肢或者下肢的动作在站立位都无法独善其身，因此，治疗师在制定治疗方案时需格外注意上下肢动作间的关联，更要考虑到上下肢关联媒介——核心肌群的强度。

五、康复技术

1. 急性期心肺训练

心肺功能与步行功能有关，良好的心肺功能可以为将来的步态训练提供坚实的基础。然而卒中后患者大都心肺功能水平极低，无法供其独立完成日常活动。研究表明，卒中患者心肺水平要低于久坐的健康人群。卒中急性期，由于长时间卧床且活动量极少，患者有氧代谢能力和行走能力显著下降，这可能会进一步影响其呼吸功能及糖脂代谢能力，形成恶性循环。因而，急性期的心肺训练对于打破这一恶性循环，减缓甚至抑制患者心肺功能的下降，就变得尤为重要。另外，脑卒中患者通常伴有睡眠障碍的症状，大多数患者因情感与功能障碍，导致心理和躯体不适，从而出现入睡、维持睡眠困难等失眠症状。睡眠障碍又会加重患者的病情，影响患者的治疗效果。适量的有氧运动可以改善患者的睡眠障碍。

研究表明，急性脑卒中幸存者在活动期间可以达到稳定状态，故而他们能够进行心肺运动。另有研究显示呼吸肌训练可促进脑卒中患者呼吸功能恢复，减少肺部感染。有证据表明，呼吸肌训练在脑卒中后是有效的。基于 5 项试验的 Meta 分析表明，30 分钟的呼吸肌训练，每周 5 次，持续 5 周，会增加脑卒中后非常虚弱的个体的呼吸肌力量。此外，呼吸肌训练有望降低脑卒中后呼吸并发症的风险。有试验证明类似单腿膝关节伸展的孤立有氧运动训练可以在骨骼肌中诱导更多的氧化表型，改善患者对最高强度运动的心肺反应；与孤立的单腿运动类似的低心血管负担训练可能是临床人群骨骼肌功能障碍或心血管功能受限的一种有用的训练方法。

2. 急性期核心肌群训练

研究表明，在脑卒中偏瘫急性期，常规药物治疗和康复训练结合躯干核心肌群训练有利于患者改善平衡功能和步行能力；核心肌群训练与躯干神经肌肉电刺激对急性或亚急性脑卒中坐位平衡不良患者躯干平衡的恢复有促进作用。下肢肌力不协调是卒中患者步态异常的重要原因，试验证明核心稳定性增强的训练对改善偏瘫影响的下肢躯干肌肉活动是有效的。另外，核心稳定性训练对脑卒中患者的躯干功能、站立平衡和移动性有有益的影响。伸髋肌群无力导致骨盆前倾是卒中患者步态异常的另一重要原因，髋骨关节炎患者进行 1 周 2 次的核心肌群与髋关节肌群训练，发现 6 周内患者伸髋力矩明显提高（图 37-1）。

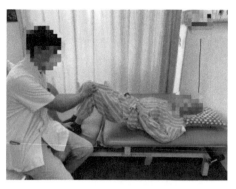

图 37-1　核心及心肺功能训练

研究发现，弯曲躯干位置的后倒骨盆可显著增加外斜和臀大肌的激活；躯干伸展的前倾骨盆显著增加多裂肌活动；中性骨盆位置导致所有肌肉的活动明显降低，腹直肌激活以维持身体姿势在所有运动中都是相似的，不受骨盆和躯干位置的影响。通过调整骨盆位置，可以更全面地激活核心肌肉。

3. 恢复期下肢肌力训练

刚刚进入恢复期，此时的患者由于病情轻重以及前期干预程度不同，下肢肌力也不同。笔者认为此时的肌力训练应利用协同运动，尽可能多地激活下肢的每一部分肌肉，为后续步态训练提供力量基础；训练至少应持续至患侧下肢可支撑超过患者一半体重。

研究表明：早期的孤立和抵抗运动训练有助于预防和治疗脑卒中和偏瘫患者的膝过伸和偏瘫步态，且加强对脑卒中患者膝关节的稳定训练，可以减少其膝过伸，有效地改善其步态。统计发现，脑卒中患者在下肢大部分主要肌肉群中有明显的力量丧失，受影响最严重的肌肉群是髋关节伸肌（平均肌力为对照组的 34%）、踝关节背屈肌（35%）和髋关节内收肌（38%），受影响最小的肌肉群是踝关节跖屈肌（62%）、足底屈肌（57%）和髋关节屈肌（55%）。故而此阶段在整体肌力训练的基础上建议加强对伸髋肌、髋内收肌和背屈肌的训练。研究发现，相比于开链运动，只有闭链运动对患者踝关节周围肌肉的激活明显增加，且随着闭链运动介入，患者步态会有明显改善。除针对卒中患者患侧下肢的常规训练，研究证明双侧等速强化训练对增强两侧肌肉、改善功能参数、稳定步态平衡和提高生活质量也有一定的效果（图37-2）。

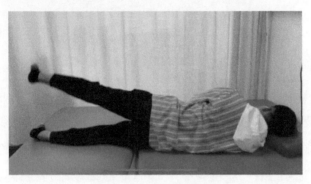

图 37-2　髋外展训练

4. 恢复期上肢肌力训练

上肢的所有动作都是以肩关节为根基完成，坚实的根基将使上肢功能训练效果事半功倍。而肩关节的训练首先需要考虑肩胛骨的运动，因为上肢借肩胛骨与躯干相连。肩胛骨的动作有上移、下移、前伸、后移、前外旋和后内旋，上述动作完成程度将直接关系到患者上肢功能恢复的阈值。另外，在肩胛骨功能不全时过早进行肩肘关节训练极易造成患者肩痛与大臂软组织损伤。

此时上肢的训练需要严格控制上肢屈肌训练量，并将伸肌协同与分离作为主要训练内容，以降低屈肌张力升高风险。伸肌功能改善将有利于腕关节背伸肌力的诱发与增强，从而为手指功能训练打好力量基础（图37-3）。

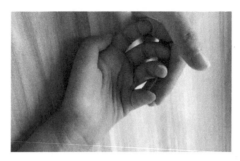

图 37-3　手指伸肌训练

六、理论总结

上下肢一体化康复理念以上肢及手为康复切入点，将上下肢康复训练有机结合，通过上肢干预促进下肢功能提高，同时避免下肢康复训练时上肢痉挛模式的加重，使患者获得正常的本体感觉输入，建立正常的运动模式。通过各种体位下良肢位摆放，体现出了上肢干预中手功能支具的临床价值，诱导步态改善，提高平衡能力；通过上肢等关键点控制，提高患者整体康复效果。这种康复理念要求治疗师以整体观念看待患者功能障碍，发现各类障碍间的内在联系，而非局限于某种功能障碍。

目前关于作业治疗、物理治疗等康复治疗亚专业的界限日趋模糊，作业治疗、物理治疗分分合合。人的各项肢体功能相互联系，构成整体；康复治疗作为以功能障碍为导向的科学，也应该是整体性治疗，不能把患者的功能割裂开。课题组聚焦手功能，关注的是人的整体功能，手功能不仅仅局限于手部，而且能延伸到上肢、下肢。以"喝水"这一作业活动为例，患者在理解该项任务后，将执行伸手拿杯子送至嘴边，最终完成喝水这一动作。在这个过程中，"手拿杯子"这一功能动作是康复治疗的重点，但肩、肘、腕，甚至躯干、骨盆等其他部位也为该任务完成提供功能支持。此外，该过程中大脑在认知水平对运动的理解、执行进行有效控制，最终实现手功能。

手功能支具作为一种外周干预方法,其作用不限于良肢位摆放,还用于抗痉挛牵张、压力治疗、本体感觉强化训练、健手辅助性强制性疗法等。相对"中枢－外周－中枢"康复理论的中枢干预而言,外周干预是不直接作用于中枢神经系统的促进手功能恢复康复治疗手段的统称。除了传统的四大技术——Bobath 技术、Bmnnstrom 技术、促进疗法、Rood 技术外,针对脑卒中后患者上肢功能的作业疗法、强制性运动疗法、双侧训练、抗痉挛治疗、生物反馈技术、电刺激技术、上肢康复机器人技术、辅助支具、任务导向性训练等也被广泛应用于康复治疗中。

随着患者对脑卒中康复的需求和期望逐步增加,单纯的外周干预在脑卒中患者手功能康复应用的局限性已逐步显现。中枢－外周－中枢闭环康复理论通过中枢干预促进功能脑区激活,提高神经可塑性;通过外周干预强化感觉与运动控制模式对中枢的正性反馈与输入,促进脑功能的重塑。基于闭合环路模式,有效利用中枢与外周干预之间的有机融合,形成闭环式信息反馈,最终作用于患者特定脑区或功能相关脑区,促进功能恢复。中枢－外周－中枢是一个闭环的康复理论,上下肢一体化是个整体观念的康复理念。在上下肢一体化康复理念下,通过上肢干预促进下肢功能提高,并结合闭环康复理论进而促进人体整体功能提高。

参考文献

1. KRAMER S F, CUMMING T, BERNHARDT J, et al. The energy cost of steady state physical activity in acute stroke[J]. Journal of Stroke and Cerebrovascular Diseases, 2018, 27(4): 1047-1054.

2. XU Q, PAN Y, ZHANG X F, et al. A clinical study on cardiopulmonary exercise

testing in people with hemiplegia after stroke[J]. Chinese Journal of Rehabilitation Medicine, 2016, 31（12）: 1334-1338.

3. ZHANG X, RONG L, LI F, et al. Clinical research of ventilatory muscle training on rehabilitation of respiratory function in stroke patients[J]. Henan Medical Research, 2018,（16）: 2903-2905.

4. MENEZES K K, NASCIMENTO L R, ADA L, et al. Respiratory muscle training increases respiratory muscle strength and reduces respiratory complications after stroke: a systematic review[J]. Journal of Physiotherapy, 2016, 62（3）: 138-144.

5. WOLFF C A, KONOPKA A R, SUER M K, et al. Increased cardiorespiratory fitness and skeletal muscle size following single-leg knee extension exercise training[J]. J Sports Med Phys Fitness, 2019, 59（6）: 934-940.

6. LING C Q, CHE G F, HUANG H H, et al. Effects of core muscle groups training on function of balance and walking in patients with acute stage of cerebral apoplexy hemiplegia[J]. Clinical Medicine, 2017（5）: 35-37.

7. KO E J, CHUN M H, KIM D Y, et al. The additive effects of core muscle strengthening and trunk NMES on trunk balance in stroke patients[J]. Annals of Rehabilitation Medicine, 2016, 40（1）: 142-151.

8. HOGLUND L T, PONTIGGIA L, KELLY J D. A 6-week hip muscle strengthening and lumbopelvic-hip core stabilization program to improve pain, function, and quality of life in persons with patellofemoral osteoarthritis: a feasibility pilot study[J]. Pilot & Feasibility Studies, 2018, 4: 70.

9. DORSCH S, ADA L, CANNING C G. Lower limb strength is significantly impaired in all muscle groups in ambulatory people with chronic stroke: a cross-sectional study[J]. Archives of Physical Medicine & Rehabilitation, 2016, 97（4）: 522-527.

10. BÜYÜKVURAL SEN S, SÖDEMIR D S, EKIZ T, et al. Effects of the bilateral isokinetic strengthening training on functional parameters, gait, and the quality of life in patients with stroke[J]. International Journal of Clinical and Experimental Medicine, 2015, 8（9）: 16871-16879.

（高聪）

第 38 章

基于左右制衡理论的脑卒中康复技术

一、理论基础

从人体解剖学的角度出发，基于人体的冠状面以中轴为基线人体左右对称。从功能角度出发，大脑左右半球的神经系统分别支配着两侧肢体。现阶段脑科学领域对于脑卒中导致的偏瘫问题的两大学说是：①出现病损的大脑无法有效地建立神经连接导致偏瘫侧肢体的活动不利或者感觉异常；②无病损的大脑神经传导没有得到对侧大脑的调控导致神经冲动过强从而抑制偏瘫侧肢体的活动或者感觉异常。

不管从哪种角度去认识这个问题，我们都可以归结为左右脑功能失衡导致左右肢体功能失衡。因此我们在康复的初期，也就是患者基础功能差的阶段利用"左右制衡"理论思维对运动进行干预。

二、适用的时期

从时间角度来看，从康复的急性期到康复末期都可以基于本理论设计适用于不同患者的康复内容来指导患者的康复；从患者的功能分期（Brunnstrom 分期）来看，在迟缓期 – 联合运动 – 分离运动整个功能恢复阶段都可以基于"左右制衡"理论出于不同目的设计适用于不同时期的康复内容来指导患者的康复。

三、基于"左右制衡"理论患者不同功能分期的康复目的和内容

1. 迟缓期的运动诱导

目的：根据健侧肢体的正常功能诱导患侧肢体相应功能出现。其内容如下。

（1）肩胛骨

1）肩胛骨的稳定性训练方法：首先，在坐位的姿势下，训练患者健侧肩胛骨的上提、下抑、外旋、内旋、外展和内收。使患者清楚地感受每个动作所用到的肌肉和发力位置。然后告知患者接下来训练患侧对应的运动，但是要在训练患侧的同时运动健侧，直到两侧运动达到协调的状态。

2）基本动作及要领如下。

肩胛骨上提：向上耸肩时的运动。由斜方肌的上部纤维、肩胛提肌及大小菱形肌提供动力。

肩胛骨下抑：向下用力垂肩时的运动。整个背阔肌（尤其是下部纤维）；前锯肌下部纤维和斜方肌下部纤维可直接提供动力；胸小肌、锁骨下肌起辅助作用。

肩胛骨外旋：双臂向前拥抱时的动作。由前锯肌和斜方肌提供动力。

肩胛骨内旋：双臂向后扩胸时的动作。由斜方肌（中部和下部）、大小菱形肌、胸小肌、背阔肌、肩胛下肌共同提供动力。

肩胛骨外展：上臂向上举的动作。当上臂与躯干角度大于90°时出现肩胛骨外展。由三角肌后束、冈上肌、前锯肌提供动力，胸大肌、胸小肌起辅助作用。

肩胛骨内收：双手背后两手握手时出现肩胛骨内收动作。由斜方肌（尤其是中部纤维）、大小菱形肌及背阔肌（尤其是上部纤维）、

肩胛下肌提供动力。

（2）肩关节

1）肩关节的运动训练方法：首先，在坐位的姿势下，训练患者健侧肩关节的屈曲、伸展、外展、内收、外旋、内旋、环转。使患者清楚地感受每个运动所用到的肌肉和发力方法。然后告知患者接下来对患侧进行相对应的训练，在患侧运动时健侧同时做出相对应的动作，直到两侧运动达到协调的状态（图 38-1）。

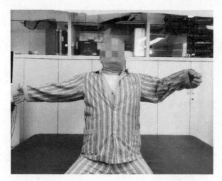

图 38-1　健侧上肢带动患侧上肢运动

2）基本动作及要领如下。

肩关节屈曲：肩关节以冠状轴为轴在矢状面上向前做运动。从肩关节冠状轴前方跨过的肌肉具有屈曲肩关节的作用。主要的肌肉有喙肱肌、三角前部纤维、胸大肌锁骨部和肱二头肌短头。

肩关节伸展：肩关节以冠状轴为轴在矢状面上做向后的运动。从肩关节冠状轴后方跨过的肌肉具有伸展的作用。主要的肌肉有背阔肌、三角肌后部纤维和肱三头肌长头。

肩关节内收：肩关节以矢状轴为轴在冠状面上做向内侧的运动。从肱骨头的矢状轴下方跨过的肌肉能使肩关节内收。主要的肌肉有胸大肌、背阔肌和肩胛下肌三角肌（中部纤维）和冈上肌。

肩关节外展：肩关节以矢状轴为轴在冠状面上做向外侧的运动。从矢状轴上方跨过的肌肉可使肩关节外展。主要的外展肌有三角肌（中部纤维）和冈上肌。

肩关节旋内：肩关节以垂直轴为轴在水平面上做向下的运动。由内向外从垂直轴前方跨过的肌肉具有旋内作用。旋内的肌肉有背阔肌、胸大肌、肩胛下肌和三角肌前部纤维。

肩关节旋外：肩关节以垂直轴为轴在水平面上做向上的运动。从垂直轴后方跨过的肌肉具有旋外的作用。旋外的肌肉有冈下肌和小圆肌。

肩关节环转：肩关节以肱骨头为中心进行环转运动，涉及的肌肉有三角肌（三个束）、胸大肌、斜方肌、菱形肌、前锯肌、背阔肌、大圆肌、小圆肌。

（3）肘关节

1）肘关节的运动训练方法：首先，在坐位的姿势下，训练患者健侧肘关节的屈曲、伸展、旋前、旋后。使患者清楚地感受每个运动所用到的肌肉和发力方法。然后告知患者接下来对患侧进行相对应的训练，在患侧运动时健侧同时做出相对应的动作，直到两侧运动达到协调的状态。

2）基本动作及要领如下。

肘关节屈曲：肘关节以冠状轴为轴在矢状面上由下往上做运动。从肘关节冠状轴前方跨过的肌肉具有屈曲肩关节的作用。主要的肌肉有肱二头肌、肱肌、肱桡肌、旋前圆肌、腕关节屈肌群（除外指深屈肌）。

肘关节伸展：肘关节以冠状轴为轴在矢状面上由上往下做运动。从肘关节冠状轴后方跨过的肌肉具有伸展的作用。主要的肌肉有肱三头肌、肘肌、腕伸肌群。

肘关节旋前：肘关节以垂直轴为轴在水平面上做由外向内旋转的运动。由内向外从垂直轴前方跨过的肌肉具有旋前作用。旋前的肌肉有旋前圆肌、旋前方肌、腕屈肌（桡侧腕屈肌）、肱桡肌、肘肌。

肘关节旋后：肘关节以垂直轴为轴在水平面做由内向外做运动。从垂直轴后方跨过的肌肉具有旋后的作用。旋后的肌肉有旋后肌、肱二头肌、桡腕长伸肌、拇长展肌、肱桡肌（除外桡腕短伸肌）。

（4）腕关节

1）肘关节的运动训练方法：首先，在坐位的姿势下，训练患者健侧腕关节的掌屈、背伸、尺偏、桡偏。使患者清楚地感受每个运动所用到的肌肉和发力方法。然后告知患者接下来对患侧进行相对应的训练，在患侧运动时健侧同时做出相对应的动作，直到两侧运动达到协调的状态。

2）基本动作及要领如下。

腕关节掌屈：腕关节以冠状轴为轴在矢状面上由背侧向掌侧做运动。从腕关节冠状轴前方跨过的肌肉具有屈曲掌关节的作用。主要的肌肉有桡侧屈腕肌、尺侧屈腕肌、掌长肌、指浅屈肌、指屈伸肌。

腕关节背伸：腕关节以冠状轴为轴在矢状面上由掌侧向背侧做运动。从腕关节冠状轴后方跨过的肌肉具有背伸的作用。主要的肌肉有桡侧伸腕肌、尺侧腕伸肌、指总伸肌。

腕关节尺偏：腕关节以垂直轴为轴在水平面上做由桡侧向尺侧偏转的运动。前臂尺侧肌肉具有使腕关节尺偏的作用。主要的肌肉有尺侧腕屈肌、尺侧腕伸肌。

腕关节桡偏：腕关节以垂直轴为轴在水平面上由尺侧向桡侧做运动。前臂桡侧肌肉具有使腕关节桡偏的作用。主要的肌肉有桡侧腕屈肌、桡侧伸腕肌。

（5）指关节

1）指关节的运动训练方法：首先，在坐位的姿势下，训练患者健侧指关节做运动。使患者清楚地感受每个运动所用到的肌肉和发力方法。然后告知患者接下来对患侧进行相对应的训练，在患侧运动时健侧同时做出相对应的动作，直到两侧运动达到协调的状态。

2）基本动作及要领如下。

①指间关节：各指的指间关节，仅有屈曲、伸展。运动简单，仅在侧副韧带断裂时会出现被动的侧方活动。

②拇指在手指中的运动最为丰富，且与其他四指不太一致。涉及的运动形式如下。

拇指伸展：在手掌同一平面上与手掌分开的运动。

拇指屈曲：与拇指伸展运动方向相反的运动。

拇指外展：拇指离开手掌桡侧缘向与手掌相垂直方向的运动。

拇指内收：与拇指外展方向相反的运动。

拇指环转：拇指从休息位或内收位开始，向伸直、外展、对掌位做弧形运动，而腕关节旋前。

③其他四指的运动较为简单统一，均具有 4 种运动形式。

手指屈曲：以掌指关节为轴，手指向掌侧屈曲。

手指伸展：与手指屈曲方向相反的运动。

手指外展：2、4、5 指离开中指的运动。

手指内收：与手指外展方向相反的运动。

（6）髋关节

1）髋关节的运动训练方法：首先，在卧位的姿势下，训练患者健侧髋关节的屈曲、伸展、外展、内收、外旋、内旋。使患者清楚地感受每个运动所用到的肌肉和发力方法。然后告知患者接下来对患侧进行相对应的训练，在患侧运动时健侧同时做出相对应的动作，直到两侧运动达到协调的状态。

2）基本动作及要领如下。

髋关节屈曲：髋关节以冠状轴为轴在矢状面上向前做运动。从髋关节冠状轴前方跨过的肌肉具有屈曲关节的作用。主要的肌肉有髂腰肌、股直肌。

髋关节伸展：髋关节以冠状轴为轴在矢状面上做向后的运动。从髋关节冠状轴后方跨过的肌肉具有伸展的作用。主要的肌肉有臀大肌、股二头肌。

髋关节内收：髋关节以矢状轴为轴在冠状面上做向内侧的运动。从股骨头的矢状轴下方跨过的肌肉能使髋关节内收。主要的肌肉有内收肌群（内收大肌、内收长肌、内收短肌）。

髋关节外展：髋关节以矢状轴为轴在冠状面上做向外侧的运动。从矢状轴上方跨过的肌肉，可使髋关节外展。主要的外展肌有外展肌群、臀中肌、臀小肌。

髋关节内旋：髋关节以垂直轴为轴在水平面上做向下的运动。由内向外从垂直轴前方跨过的肌肉具有旋内作用。旋内的肌肉有臀小肌、阔筋膜张肌。

髋关节外旋：髋关节以垂直轴为轴在水平面上做向上的运动。从垂直轴后方跨过的肌肉具有旋外的作用。旋外的肌肉有外旋肌群、臀大肌、梨状肌、闭孔内肌、闭孔外肌、上孖肌、下孖肌、股方肌。

（7）膝关节

1）膝关节的运动训练方法：首先，在卧位的姿势下，训练患者健侧膝关节的屈曲、伸展、外旋、内旋。使患者清楚地感受每个运动所用到的肌肉和发力方法。然后告知患者接下来对患侧进行相对应的训练，且患侧运动时健侧同时做出相对应的动作，直到两侧运动达到协调的状态。

2）基本动作及要领如下。

膝关节屈曲：膝关节以冠状轴为轴在矢状面上向前做运动。从膝关节冠状轴前方跨过的肌肉具有屈曲膝关节的作用。主要的肌肉有股二头肌、半腱肌、半膜肌、缝匠肌、股薄肌、腘肌和腓肠肌。

膝关节伸展：膝关节以冠状轴为轴在矢状面上做向后的运动。

从膝关节冠状轴后方跨过的肌肉具有伸展的作用。主要的肌肉有股四头肌。

膝关节旋内：膝关节以垂直轴为轴在水平面上做向下的运动。由内向外从垂直轴前方跨过的肌肉具有旋内作用。旋内的肌肉有半腱肌、半膜肌、缝匠肌、股薄肌和腘肌。

膝关节旋外：膝关节以垂直轴为轴在水平面上做向上的运动。从垂直轴后方跨过的肌肉具有旋外的作用。旋外的肌肉有股二头肌。

（8）踝关节

1）踝关节的运动训练方法：首先，在坐位或卧位的姿势下，训练患者健侧踝关节的趾屈、背伸、内翻、外翻。使患者清楚地感受每个运动所用到的肌肉和发力方法。然后告知患者接下来对患侧进行相对应的训练，在患侧运动时健侧同时做出相对应的动作，直到两侧运动达到协调的状态。

2）基本动作及要领如下。

踝关节趾屈：踝关节以冠状轴为轴在矢状面上由背侧向足底做运动。完成趾屈重要的肌肉有小腿三头肌。

踝关节背伸：踝关节以冠状轴为轴在矢状面上由足底向足背做运动。完成踝关节背伸主要的肌肉有胫骨前肌。

踝关节内翻、外翻：踝关节以垂直轴为轴在水平面上做向内或者向外侧旋转的运动。主要的内翻肌肉有胫骨前肌、胫骨后肌、屈趾长肌、屈拇长肌和伸拇长肌；外翻肌肉有腓骨长肌、腓骨短肌和伸趾长肌。

（9）足各关节

1）足关节的运动训练方法：首先，在坐位或卧位的姿势下，训练患者健侧足部关节各个方向的运动。使患者清楚地感受每个运动所用到的肌肉和发力方法。然后告知患者接下来对患侧进行相对应的训练，在患侧运动时健侧同时做出相对应的动作，直到两侧运动达到协调的状态。

2）基本动作及要领：足部各关节运动与手指其他四指的运动方式相似。

2. 联合运动期的分离运用

目的：利用健侧肢体的拮抗运动来抵抗健侧上肢联合运动的出现，从而使肌张力下降。使患侧效应肌处于自然可调节的状态，从而达到可进一步训练的程度。

通常在脑卒中患者康复的过程中，可能会出现肌张力增加、不良姿势、异常运动的情况。此时，首先需要考虑抑制异常模式，使两侧肢体尽量处于平衡状态。

（1）上肢涉及的运动方式：健侧上肢主动运动引领患肢的被动拉伸，比如在健侧肩关节主动运动下携带患侧肩关节的被动外展、伸展；在健侧肘关节主动运动下携带健侧肘关节的伸展；在健侧腕关节主动运动下携带腕关节的伸展（图38-2、图38-3）。

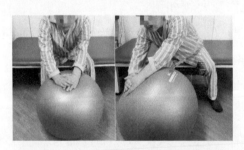

图38-2　健侧上肢引导患侧上肢正常运动

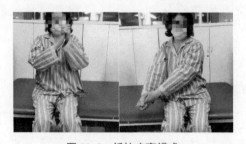

图38-3　抵抗痉挛模式

（2）下肢涉及的运动方式：为了抵抗髋关节异常屈曲，我们通常使用臀桥运动来抵抗这种异常姿势。为了减轻膝关节异常屈曲，我们可以将健侧小腿置于患侧踝部给予患侧小腿一定的阻力，让患者尝试自主伸展。

四、在新技术中应用的体现

镜像治疗可以看作是很好地利用"左右制衡"原理去进行中枢干预的方式。镜像理论更加科学地、严谨地将其中涉及的中枢干预过程具体的体现在治疗中。治疗师会利用运动想象使患者出现"视错觉"后，再用以上提到的基本运动和更加复杂的复合运动进行动作诱导。

五、总结

本章节论述的"左右制衡"理论主要用于迟缓期运动的诱导和联合反应期或者高肌张力等异常姿势或运动的抑制。迟缓期的运动诱导和痉挛期的异常运动抑制是目前脑卒中患者康复过程中面对的主要问题，因此对本理论的适当运用有利于患者的康复进程，同时也为之后肢体功能更复杂的运动做准备。

参考文献

1. 贾杰. 脑卒中后左右制衡机制及其对上肢手功能康复的意义 [J]. 中国康复理论与实践，2018，24（12）：1365-1370.

2. CHEN P，HREHA K，KONG Y，et al. Impact of spatial neglect in stroke rehabilitation：evidence from the Setting of an Inpatient Rehabilitation Facility [J]. Arch Phys Med Rehabil，2015，96（8）：1458-1466.

3. MARQUARDT M K，COHEN A L，GOLLWITZER P M，et al. Making if-then plans

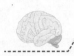

counteracts learned non-use in stroke patients：a proof-of-principle study [J]. Restor Neurol Neuros，2017，35（5）：537-545.

4. SAINBURG R，GOOD D，PRZYBYLA A. Bilateral synergy：a framework for post stroke rehabilitation [J]. J Neurol Transl Neurosci，2013，1（3）：1025.

5. HELLER A，WADE D T，WOOD V A，et al. Arm function after stroke：measurement and recovery over the first three months [J]. J Neurol Neuro - surg Psychiatry，1987，50（6）：714-719.

6. RAMACHANDRAN V S，ROGERS-RAMACHANDRAN D，COBB S. Touching the phantom limb [J]. Nature，1995，377（6549）：489-490.

7. THIEME H，MORKISCH N，MEHRHOLZ J，et al. Mirror therapy for improving motor function after stroke [J]. Cochrane Database Syst Rev，2018，7（7）：CD008449.

8. DECONINCK F J，SMORENBURG A R，BENHAM A，et al. Reflections on mirror therapy：a systematic review of the effect of mirror visual feedback on the brain [J]. Neurorehabil Neural Repair，2015，29（4）：349-361.

9. DING L，WANG X，GUO X，et al. Effects of camera-based mirror visual feedback therapy for patients who had a stroke and the neural mechanisms involved：protocol of a multicentre randomised control study [J]. BMJ，2019，9（3）：e022828.

10. DING L，WANG X，CHEN S G，et al. Camera-based mirror visual input for priming promotes motor recovery，daily function，and brain network segregation in subacute stroke patients [J]. Neurorehabil Neural Repair，2019，33（4）：307-318.

（陈旦　林奕芳　杨青）

第 39 章
脑卒中虚拟现实康复技术研究进展

　　脑卒中是临床常见的一种危重性脑血管病种，有着较高死亡率和致残率，对人类生命健康造成极大危害。在脑卒中后往往并发不同程度的功能障碍，如运动障碍、言语障碍、认知障碍等，对患者生存质量造成很大影响，且会增加家庭、社会的负担。如何针对、有效促进脑卒中患者功能康复是临床研究关注和研究的热点。VR技术是一项涉及多学科的新技术，集计算机、传感、仿真、微电子等多项技术于一体，是一种通过计算机生成 3D 模拟环境，应用特殊专业设备令使用者能更好"投入"到设定的环境中，进而让其和环境交互的技术。此项技术通过计算机接口给予用户不同刺激，譬如视觉、听觉、触觉等，让其实时感知环境的变化，进而和环境更好互动，在此过程中进行学习和训练，达到改善患者病情，促进康复的过程。如今，利用 VR 开展康复训练已成为促进神经内科患者康复的新颖、高效的现代科学技术，且国内外研究证实此项技术对于脑卒中后功能障碍患者的恢复有积极影响。本文旨在归纳和总结VR 康复技术在脑卒中患者康复中的应用研究。

一、关于 VR 康复技术

　　VR 是通过计算机软硬件形成的交互式处理方法，为用户创建和真实世界相似的虚拟环境，以达成现实中不能开展的训练，比如通过交通十字路口场景训练患者的注意力。VR 康复技术就是基于

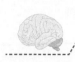

大规模运动和感觉训练、适应性学习、模拟不同训练场景并激励患者积极参与训练，通过视、听、触结合反馈促进受损神经功能的重塑。现阶段，有多种 VR 系统应用到临床康复中，都有着任务性及视听反馈的特征，能够增强患者的康复动机和依从性，使 VR 康复技术成为应用日益广泛的康复方法。临床研究显示，VR 康复技术在脑卒中后上肢运动、日常生活功能康复中有良好应用。Laver 等研究报道，VR 康复技术对脑卒中患者的握力或步行速度影响不明显。但 In 等研究表明，VR 康复技术可有效提升脑卒中患者的踝关节功能和躯体重心转移能力，促进行走、平衡功能恢复。国内研究报道，VR 康复技术对脑卒中患者的认知功能康复效果优于常规方法，特别是在注意力、记忆力及视空间力等方面有着显著效果，且患者康复满意度更高。VR 康复技术是一种有效、针对性强的康复疗法，对临床研究有着重要价值。

相比脑卒中传统康复法，VR 康复技术可使患者直观观看到自己的执行动作和过程，通过身临其境法体验，强化对康复训练动作的认知和掌握。该项技术的优势在于可重复、可反馈且动机强。可重复训练强化的必要手段，积极反馈可给患者康复体验带来积极的驱动力，给患者更强的沉浸感。另外，确切的动机能让患者在训练中分化达成的目标，形成循序渐进的康复程序。

国内研究报道，VR 技术用于神经内科患者康复中比传统康复效果更显著。越来越多研究证实，VR 康复技术有显著的特点：①真实性，通过计算机、传感、仿真等技术生成有不同感官刺激虚拟情境，在此情境中习得康复运动技能，可更好迁移至现实训练中；②趣味性，可为患者提供不同的康复训练内容，强化康复趣味性；③规范性，通过既定程序明确康复训练要求，或基于虚拟教练演示动作，相比真人教练更具规范性、一致性；④安全性，根据视频简化训练操作，减少真实状态下因错误动作引起的危险；⑤反馈性，视频训练可提供不同方式的反馈信息，让康复训练变得更为容易、有趣，强化患者的康复信心和依从性；⑥独特性，视频训练可进行个性化设置，把运动训练、心理指导及功能测定密切结合，实现因人而异；⑦自然性，患者可以自然方式和虚拟对象交互，更好地学习与掌握。

二、VR 康复技术在脑卒中康复治疗中的应用

脑卒中后功能障碍患者康复是 VR 技术应用的新方向，此项技术的发展和应用在功能评定、关节功能改善、肌力改善、认知干预等方面有诸多临床成果。当前，对脑卒中患者 VR 康复训练效果大多数是临床评估，如 Fugl-Meyer 评定量表、功能独立性评定量表等，在评定后制定针对脑卒中患者的 VR 方案。

三、认知功能障碍

临床上将脑卒中之后出现的认知损害或者痴呆称为卒中后认知障碍，通常表现为结构、视空间、记忆力、定向力、注意力等功能障碍。据调查报道，脑卒中后 3 个月的认知功能障碍发生率达 30%。对于认知康复目的就是评估患者认知情况，针对存在的情感、心理、行为缺陷进行针对性干预。国外学者以 12-sessionVR 系统对脑卒中患者的前瞻性记忆进行训练，通过视、听使受试者明确康复训练的任务，观察并提醒患者达成必要的预设任务。结果显示，经 VR 技术干预后患者的认知属性，例如，额叶功能、表达流畅性比对照组显著增高，表明 VR 康复技术对脑卒中后的认知功能干预有着重要价值。Adams 等对 VR 康复技术在脑损伤后的认知功能评定和训练进行验证。有研究报道，对脑卒中后并发半侧空间忽视患者行 VR 康复训练，通过视、听提示穿越在 VR 构建的街道，结果表明 VR 构建的环境对治疗此类疾病有很大作用。

四、上下肢运动康复

脑卒中偏瘫患者是 VR 技术在脑卒中肢体运动障碍康复应用中的主要对象，该种患者康复一直是临床棘手的一个问题。有统计表明，85% 脑卒中患者在初发时出现上肢功能障碍，30% ～ 36% 脑卒中患者在发病 6 个月之后仍遗留上肢功能障碍，仅 11.6% 患者上肢功能显著恢复。国内外诸多研究证明，VR 技术在临床康复中有明显效果。有学者用 VR 技术训练系统按照 Bobath 技术对方案不同阶段脑卒中患者开展上肢训练，并构建试验对照组，结果表明 VR 技术对脑卒中偏瘫患者的上肢功能改善有显著效果。Tieri 等部门采用治疗师远程康复设备生成一个 VR 环境，要求患者将患肢控制的移动数据传输器进行移动，完成任务。治疗人员通过远程视频监控患者康复运动，结果表明远程 VR 技术有助于改善脑卒中偏瘫患者的上肢功能。国内研究报道，通过 VR 构建虚拟厨房的上肢康复训练，此系统以模拟厨房真实情境，将患肢与外骨骼臂密切结合，通过上肢主动运动进行肩、肘关节锻炼。在锻炼 3 周后测定，试验组上肢功能改善更加显著。国外学者对 VR 技术进行上肢训练研究，在患肢运动时用功能 MRI 监测患者大脑，表明前额皮质、小脑活动是康复的驱动力，自脑神经功能重塑层面证实肢体运动与大脑活动呈正相关，为 VR 康复技术的应用有效性提供科学数据支持。另外有研究同样证实 VR 疗法可诱导神经重塑和提高阳台运动功能。张廷峰等对外科患者引进 VR 项目，通过调节股四头肌运动器让腘绳肌进行抗阻训练，依照患者的运动控制设定相应项目。临床对肌电生物反馈行腘绳肌兴奋性反馈训练，综合训练改善患者的膝关节控制能力。

五、平衡和姿态训练

Kizony 等应用 VR 技术对脊髓损伤截瘫者行平衡训练，通过对患者反应正确率和反应时间的测定，发现患者的协调能力有一点提高；此项系统可同时表现出用户影像与虚拟环境信息，允许用户和虚拟环境在交互，让患者获得高的沉浸感和参与体验。Uttam M 等通过远程 VR 监督患者对动态站立支撑的平衡训练和临床物理治疗师陪伴相比，结果显示，远程 VR 支持平衡训练对改善脑卒中患者平衡和常规临床平衡训练效果基本相似。国内研究人员对脑卒中患者应用有支撑物治疗平衡研究，依照患者不同平衡状态进行对应姿态治疗，持续 12 周后，表明应用 Sunlight Tetrax 平衡仪训练的患者平衡力改善。

六、行走训练

此项康复训练就是在使用减重步行机器人让脑卒中患者尽快恢复步行能力、改善步态的方法。国内研究人员将 VR 和同步减重步态训练（body weight support treadmill training，BWSTT）结合，将发病 3 个月内患者随机分配到试验组和常规组，通过 3D 步态分析，评估 VR 和同步 BWSTT 对脑卒中患者的步态影响。结果表明，VR 与 BWSTT 可改善脑卒中患者步行速度与平衡功能。Mirelman 等通过单盲随机对照研究，支持沉浸感的 VR 步态训练对脑卒中患者综合活动能力有积极作用，并表明反馈参与对康复效果有促进作用。

七、日常生活技能

当前，常规康复运动疗法过分强调分解动作训练，难以开展生活中训练整合动作，表现为患者在康复中学习获取的动作能力很难适应日常生活需求，而 VR 康复技术的模拟场景在日常生活技能训练中有显著优越性。在虚拟环境下依照程序学习和掌握，如倒茶、烹饪等日常行为，通过感觉刺激与运动训练促进患者肢体功能恢复与皮质可塑性，达到康复目的。国外开发了训练脑卒中认知障碍患

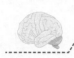
者的虚拟超市购物。有报道智力障碍患者接受虚拟购物训练，对比前后测成绩发现，所有患者按清单采购的能力明显提高。Fong 等研发非沉浸性 VR 模拟自动柜员机，可作为有效评价和训练获得性脑损伤患者在真实中学习应用自动柜员机，可见 VR 康复技术在脑卒中患者居家生活能力训练方面有很大潜力和应用性。

八、VR 技术存在的技术问题

1. 安全性

随着每项新技术出现，研究人员开发不同的康复设备，并密切注意设备有效性，但只有少数病例研究涉及设备安全性。康复设备的安全性是应用前需解决的问题，同时应建立完善反馈系统，有助于患者与研究人员及时掌握康复设备安全性和相关危险因素。

2. 体验感

康复设备在安全有效的基础上，重视患者在康复训练中的体验感。良好体验感可形成正反馈，有助于提高患者的依从性与康复训练的参与度，进而使患者得到更好的康复体验。目前循证医学表明，和常规康复相比，远程、VR 技术等并未给患者带来更高满意度。亦无证据显示患者满意度和应用新型康复技术有关，患者满意度研究将是未来重要的研究方向。

3. 成本 – 效益

分析现阶段关于各类新型康复技术都未进行成本 – 效益分析，仅少量研究显示，可有效降低成本，但该研究样本量较小，无法提供可靠证据。康复器械成本 – 效益比直接影响患者购买数量。

4. 功能单一

当前，基于新型康复技术产品一般用于特定功能康复，如镜像运动器、上肢康复训练机器人 M 等。这些康复设备功能单一不能实现患者同时行多部位康复的愿望，且不能降低家庭康复成本，限制其在家庭推广应用。

九、总结

随着 VR 技术的不断发展，在临床上的优势和作用日益显现，诸多临床研究显示，VR 康复技术在运动、认知等功能康复中具有明显优势。从国内外最新研究成果看，VR 有着显著优势，相信伴随计算机、灵敏设计及康复医学的发展，能给脑卒中患者带来一套全新、全面、智能化、信息化的康复方案。

参考文献

1. HACKON J，QUATTROANA M J，LUND C，et al. Multisensory stimulation improves functional recovery and resting-state functional connectivity in the mouse brain after stroke[J]. Neuroimage clin，2017，17：717-730.

2. UTTAM M，YADAV H，MIDHA D. Music based remediation therapy as an adjunct to conventional physiotherapy treatment for primary and secondary impairments in patients with traumatic brain injury and stroke：a systematic review[J]. Research & reviews：journal of neuroscience，2019，6：1-9.

3. KESHNER E A，WEISS P T，GEIFMAN D，et al. Tracking the evolution of virtual reality applications to rehabilitation as a field of study[J]. J Neuroeng Rehabil，2019，16（1）：76.

4. RATHEE D，CHOWDHURY A，MEENA Y K，et al. Brain-machine interface-driven post-stroke upper-limb functional recovery correlates with beta-band mediated cortical networks[J]. IEEE Trans Neural Syst Rehabil Eng，2019，27（5）：1020-1031.

（公维军　王璐怡　高昂）

第40章

脑卒中机器人康复技术研究进展

脑卒中是导致残疾的主要原因之一，其中只有 12% 的患者能得到良好康复，且随着医疗技术的不断提高，脑卒中后患者的存活率越来越高，与此同时也提高了脑卒中的致残率。脑卒中后遗症导致的肢体运动功能、认知功能、心理功能等障碍，严重影响患者的生活自理及社会参与能力，给家庭和社会带来沉重负担。近年来，随着机器人康复技术的迅猛发展，各种类型的机器人已被广泛应用于脑卒中的康复治疗，并对卒中后各种功能障碍起到了积极的治疗效果。本文综述了康复机器人的种类、优劣势及国内外应用现状，为提高脑卒中康复技术提供文献依据。

一、康复机器人的种类

对于康复机器人的种类，从结构类型而言，主要可概括为四大类：末端驱动型、外骨骼型、可扩缩驱动型和双侧型。其中上肢康复机器人以末端驱动型、外骨骼型和双侧型机器人为主；下肢康复机器人均为双侧型，以末端驱动型和外骨骼型为主；手康复机器人以末端驱动型、可扩缩型和外骨骼型为主。

1. 上肢康复机器人

末端驱动型是远端带动近端运动，主要以肩、肘部训练为主，典型产品主要包括：MIT-MANUS（商业版本称为 Inmotion2）、镜像运动激活器（Mirror Image Motion Enabler，MIME）、ReoGo、

Motore 等。

外骨骼型主要由机械外骨骼和软件系统组成，典型产品主要包括：ARMin 系列（ARMin Ⅰ、ARMin Ⅱ 和 ARMin Ⅲ）、Armeo Power（ARMin Ⅲ 的商业化版本）、Armeo Spring 等。

双侧上肢机器人主要由上肢减重系统和软件系统组成，典型产品主要包括：Armeo Boom 和 Diego 等。

2. 下肢康复机器人

外骨骼型：①基于平板运动的下肢外骨骼机器人，主要由减重系统、医用跑台及驱动系统组成，典型产品主要包括：Lokomat、Lokohelp、LOPES、ALEX 系列等；②平地行走的下肢外骨骼机器人，主要由机械外骨骼及专用助行器组成，典型产品主要包括：Ekso、HAL、WA-H、SMA、BLEXX、ReWalk 等。

末端驱动型通常为脚踏板式步行康复机器人，典型产品主要包括：Gait Trainer、Haptic Walker 等。

3. 手康复机器人

末端驱动型是指将作用力施于手指远端的末端控制型机器人，典型产品主要包括：Rutgers Hand Master Ⅱ、Hand-Care、Amadeo 等。

可扩缩驱动型操作简单，但很难执行较大范围的关节活动，典型产品主要包括：Haptic Knob、InMotion Hand Robot、Reha-Digit 等。

外骨骼型的机械指关节与人的解剖指关节位置嵌合，其活动自由度也与手部各关节的运动一致，典型产品主要包括：Hand Wrist Assistive Rehabilitaton Device（HWARD）、Hand Mentor、Hand Exoskeleton Rehabilitation Robot（HEXORR）等。

二、机器人康复技术的优势及局限性

1. 机器人康复技术的优势

与传统康复治疗相比，机器人康复技术的优势如下：①优化治疗师治疗过程，可为患者提供高强度、重复性、任务导向性和互动性的训练，提高康复训练的效率。②保证训练过程中的动作准确、运动路线一致，且其治疗效果不受人为因素影响。③能实时监控和客观评估患者功能变化，利于对治疗效果进行量化分析。④训练中融合各种反馈，可提高患者在训练过程中的积极性及注意力，提高治疗的依从性。⑤吊带及固定带的使用，限制了代偿动作，增强训练的安全性。⑥患者可在较低心率、低耗能的情况下进行长时间训练，提高耐力。⑦具有运动、防护、支撑三项功能，可实现在不同环境中的步行。

2. 机器人康复技术的局限性

迄今为止，机器人康复技术应用于脑卒中康复仅有 30 余年的发展史，相关研究尚处于发展阶段，仍存在诸多问题。首先需要认识到，康复机器人的出现不是取代治疗师，而是让她/他的工作更轻松，所以治疗师应该是成功治疗的关键，机器人无法取代治疗师与患者之间的互动，只能在整个康复过程中起到辅助治疗的作用。尽管康复机器人训练解放了治疗师的手，但在训练过程中仍需治疗师从旁指导并予以鼓励，才能达到更好的效果。Everard 等在一篇系统综述中还强调，认知功能在复杂的运动再学习过程中非常重要，不能被忽视，然而脑卒中后的上肢机器人试验中缺乏对认知障碍患者的考虑。在上肢机器人训练的活动范围方面，机器人只能在已设定的空间内进行运动，而未达到人体活动范围的最大化。下肢外骨骼康复机器人的机械结构和控制系统仍不完善，对患者关节角度、力矩、速度等仍缺乏实时准确地控制。

三、机器人康复技术在脑卒中康复中的应用

1. 改善步行能力

下肢康复机器人主要的功能就是可以改善步行步态，且以往的

许多研究均证明了这一点。国内外多项关于基于平板运动的下肢外骨骼机器人 Lokomat 的临床应用研究表明，在同等训练强度下，传统治疗在改善脑卒中后患者步态功能方面效果更好，但结合了机器人辅助训练的步态功能，优于单独的传统治疗。因此，Lokomat 等不能单纯替代传统治疗，但可与传统治疗相结合促进脑卒中后患者步行功能，尤其在脑卒中后亚急性期。然而，对于脑卒中慢性期患者步态改善的疗效研究还不充分。关于平地行走的下肢外骨骼机器人的相关研究结果显示，在亚急性期脑卒中研究中，使用下肢外骨骼机器人的患者与常规传统治疗步态康复相比，功能性步行分级及步行速度有显著改善；在慢性期脑卒中研究中，随机对照试验结果表明同等训练时间下，两组在提高步速方面无显著性差异。非随机对照试验结果表明两组在步行速度和功能性移动时间方面有显著变化，且具有临床意义，但对照组没有经历等量的训练时间。其他研究还显示试验组在耐力方面得到了明显改善。Carolyn 等应用 SMA 和功能导向性特殊任务干预措施，可明显改善时空步态参数，提高独立步行能力。

2. 改善上肢运动功能

脑卒中幸存者在卒中后 6 个月能获得上肢功能完全恢复的仅有 12%，剩下的 88% 存在不同程度的上肢运动功能障碍，严重影响了活动和参与能力，机器人治疗已被提议为脑卒中上肢功能康复的可行方法。在末端驱动型机器人的研究中，关于 Inmotion2 一些 RCT 研究显示，在脑卒中急性、亚急性和慢性期患者中肩、肘关节功能障碍明显减轻。另一项研究显示与小组治疗和强化传统治疗相比，机器人组康复效果显著改善。一项多中心 RCT 研究显示，与常规和强化治疗相比，机器人组在 12 周后无显著差异，但在 3 个月的随访中，与常规和非强化治疗相比，结果有显著差异。一项多中心大样本随机对照试验显示，在亚急性脑卒中患者中，上肢机器人和手康复机器人联合应用与传统治疗相比，机器人辅助治疗显著改善了患者的上肢运动功能、活动和参与程度，但与同等数量的常规治疗相比，FMA 评分无显著差异，可见机器人的联合应用有可能替代常规治疗并取得相同疗效。

3. 改善手功能

脑卒中后手功能障碍占功能障碍的 90%，主要表现为屈曲挛缩，握持、侧捏、对掌、对指等功能丧失，传统方法对卒中后慢性期患者训练后，手功能仍不能恢复或仅部分恢复，最终成为失用手，严重影响患者的日常生活。大量的研究表明，手康复机器人的应用可显著改善脑卒中患者的手功能，利用外骨骼手康复机器人对脑卒中慢性期患者进行干预，患侧手的打开 / 关闭运动功能均显著改善，部分手指的屈伸运动功能显著提高，并有助于改善手指的主动活动度和降低指屈肌痉挛程度，进而患侧上肢的运动功能也得以改善。应用 Amadeo 手康复机器人对首发脑卒中急性期患者及中度损伤患者进行干预，可以显著增强患手的握力和捏力。应用外骨骼、触觉式及远端驱动手康复机器人对脑卒中急、慢性期患者进行干预，均有助于改善患手的灵活性。分别用重复性任务和 Hand Mentor 手康复机器人联合重复性任务对脑卒中亚急性期患者进行干预，结果两组结果无差异，均可提高患者 ADL 能力和生活质量。

4. 改善脑卒中后遗症

针对脑卒中后肩关节半脱位的治疗，借助上肢康复机器人减重模式、抗阻训练等特点，可增加患侧肩关节的主动、被动活动范围，增强对肩周肌肉的控制，从而对肩关节半脱位起到很好的防治作用。试验表明，上肢康复机器人对急性期和亚急性期患者肩关节半脱位有一定疗效，但对慢性期患者的疗效还有待研究。

脑卒中后痉挛患病率高达 38%，机器人辅助训练提供的缓慢恒定的运动速度有利于减少脑卒中患者上肢痉挛。有研究表明，机器人辅助训练可减少上肢痉挛，主要在于可进行高密度、多重复运动。还有学者提出，对于慢性卒中患者而言，屈肌协同作用可以缓解屈曲痉挛的发生，减少和限制痉挛状态只会在某种程度上延迟主动运动的执行，而参与主动运动并不会增加痉挛状态。

针对单侧忽略的治疗，上肢康复机器人可以在早期介入大量重复的训练，利用各种反馈系统，如视觉、听觉和肢体本体感觉等刺激，将认知功能与躯体功能训练相结合，通过上肢大量人机互动的任务导向性训练提高视觉空间的探索能力和注意力，从而改善单侧忽略症状，优化疗程。目前，对上肢康复机器人辅助治疗单侧忽略的结果表述不一，Choi YS 等的研究表明，上肢康复机器人对单侧忽略的治疗效果与传统治疗无差异；另有其他研究指出，在治疗师的正确指导下进行康复机器人的重复、密集的特定任务训练，其效果显著。

目前针对上肢康复机器人治疗单侧忽略的研究仍较少，样本量少，还需更多临床应用研究证实其疗效。

四、讨论及展望

卒中后幸存者的运动功能障碍和认知能力下降与正常神经功能的中断有关，如神经营养因子的分泌、半球间连接和突触活动中断，从而导致正常神经回路的中断。运动被认为是一种有效可行的康复策略，通过多种方式促进神经可塑性，包括促进幸存脑区的代偿；改善两半球间的连接；通过调节神经营养物质、突触活性和结构来提高突触可塑性；加速神经元的重组和再生。机器人康复技术作为改善脑卒中后遗症的一种运动康复策略，已经在临床中得到了广泛应用，机器人辅助治疗在改善脑卒中患者运动功能、学习和记忆方面是有效的，其机制可能涉及促进神经可塑性恢复，并取得了良好的康复疗效。

康复机器人的设计目的是通过特定的重复运动协调练习来唤起肌肉激活协同效应和神经可塑性。由于脑组织不能像受损前那样简单地修复，为了恢复诸如行走之类的能力，大脑必须沿着完整、活跃的神经通路重新连接。这影响了包括各种感觉输入、体验、学习，特别是运动训练在内的治疗，表明在脑卒中患者中，强有力的多感觉康复和恢复之间存在联系。因此，不正常使用的神经通路可能会被触发，以弥补失去的通路。通过引入机器人设备来帮助治疗师，可以大大提高对这些通道的刺激强度。诸多研究表明，增加治疗时间、强度、重复次数、执行任务导向性的练习，可以促进大脑可塑性和功能恢复。

然而，在机器人辅助治疗过程中，由于治疗师极少监督，不会考虑或监测肌肉张力的变化；且研究往往在患者特征、使用的设备、持续时间和训练的数量、对照组、结果测量方法等方面均存在差异，致使实验结果不一。不同类型的机器人对治疗效果也存在差异，有学者证实，单侧模式及联合模式（单侧、双侧）较对照组及双侧模式有明显改善；单侧上肢机器人训练会产生更好的功能效果，并可增加日常生活中偏瘫侧手臂的使用率；而双侧机器人则在改善近端上肢运动功能的肌力和控制力上更有疗效。关于机器人的研究方向，目前机器人康复技术应用于脑卒中康复仍处于发展阶段，对于慢性期患者的研究仍较少，且缺乏短期和长期随访的大数据支持，因此无法知晓功能改善的持久性。

因此在未来的研究中，我们应当采取个性化的研究方法，为脑卒中康复寻求更有效的治疗途径，推动神经康复事业的蓬勃发展。

参考文献

1. WEBER L M, STEIN J. The use of robots in stroke rehabilitation: a narrative review[J]. Neuro Rehabilitation, 2018, 43 (1): 99-110.

2. EVERARD G J, AJANA K, DEHEM S B, et al. Is cognition considered in post-stroke upper limb robot-assisted therapy trials? a brief systematic review[J]. Int J Rehabil Res, 2020, 43 (3): 195-198.

3. WINSTEIN C J, STEIN J, ARENA R, et al. Guidelines for adult stroke rehabilitation and recovery: a guideline for health-care professionals from the American Heart Association/American Stroke Association[J]. Stroke, 2016, 47 (6): e98-e169.

4. FRANCESCHINI M, MAZZOLENI S, GOFFREDO M, et al. Upper limb robot-assisted rehabilitation versus physical therapy on subacute stroke patients: a follow-up study[J]. J Bodyw Mov Ther, 2020, 24 (1): 194-198.

（公维军　张晓颖）

第41章

音乐治疗对于脑卒中患者的康复干预进展

脑卒中是我国常见的脑血管病之一，其发病率高、致残率高，患者发病后除留有肢体功能损伤外，还并发有严重的情感障碍，如情绪低落、抑郁、焦虑等，这些不良的负性情绪反过来还会影响神经功能的康复，严重影响患者的生活质量。在药物治疗的基础上联合有效的综合性护理干预，对改善患者预后、减轻不良情绪、提高生活质量有着重要的临床价值。在众多的康复干预手法中，音乐治疗作为一门新兴的交叉性学科，在临床中已开始广泛应用且已显现出一定的优势。

一、对脑卒中后焦虑和抑郁心理状态的疗效

脑卒中后抑郁（post-stroke depression，PSD）是以心境低落、兴趣下降等为特征的脑卒中后常见并发症。脑卒中后出现抑郁和焦虑情绪，既可导致躯体症状加重，又可加重患者精神痛苦，使其生存质量降低。

纵观近年来音乐治疗对于脑卒中后焦虑和抑郁心理状态的临床干预文献资料，其中大量的相关文献均是采用量性研究、数据统计学的方法对患者进行干预，并对干预前后数据进行对比分析，显示音乐治疗可有效地缓解并改善脑卒中患者的焦虑和抑郁状态。其

中，在量性研究中研究者通常会将脑卒中后抑郁患者随机分为干预组和对照组，两组均给予常规药物治疗及一般康复治疗，选择性的给予或不给予抗抑郁药物治疗。干预数周后两组 HAMD、SDS 评分均明显降低，差异具有统计学意义。此外在常规治疗基础上音乐疗法还可以与心理治疗、高压氧治疗、针灸治疗、水疗等进行联合治疗，对脑卒中抑郁、焦虑患者进行临床干预，均有显著的临床疗效，能够明显地改善患者的抑郁情绪，促进神经功能恢复和日常生活能力的提高，进而提高患者的生存质量。

还有研究者将脑卒中恢复期抑郁患者进行音乐特性分组，分为角调音乐组、西洋音乐组，在接受常规治疗和护理的基础上，角调音乐组聆听角调音乐，西洋音乐组聆听西洋音乐，观察试验前后 HAMD-17 积分及血清 5-HT 含量的变化。结论指出角调音乐可提高患者血清 5-HT 的含量，有效改善脑卒中恢复期抑郁患者的抑郁症状。除此之外，在患者的临床护理中，研究者将音乐治疗结合护理模式运用于脑卒中患者干预中，其生活质量及心理抑郁程度均得到显著性改善，且患者护理满意度高。可见音乐治疗可以有效改善脑卒中恢复期患者的抑郁、焦虑症状。

综上所述，音乐治疗对于脑卒中后焦虑和抑郁心理状态疗效的相关研究，大多都是由音乐治疗的干预手法联合其余治疗方法而进行的，均采用了量性的研究方法，量性研究通过各种数据的采集和对比统计，使研究者得出了相应的研究结果和结论。然而，通过多年的临床经验，研究对象的被干预效果往往不只是数据所能客观体现的，研究者更需要注重数据所体现不出来的干预变化，这就不仅需要量性研究方法，更需要其与质性研究的相结合，以此更为全面的对研究对象进行临床干预治疗。

二、对脑卒中患者睡眠障碍和生活质量的影响

脑卒中是指由各种脑血管病变所引起的脑部神经组织病变。脑卒中后有 95% 以上患者存在睡眠障碍。主要是指睡眠的数量、质量或时间发生紊乱。脑卒中引起的睡眠障碍也称脑器质性失眠。患者常表现为多眠、过多的白天睡眠和夜间失眠。它是由多种因素引起的，除了脑损伤，环境因素可能使睡眠部分恶化，并导致睡眠障碍、焦虑、抑郁，生理性的压力也易于导致睡眠障碍。若得不到及时有效的治疗，易增加其脑出血或脑梗死复发概率。

有研究表明电针治疗与音乐治疗两者合二为一的方法，既克服了脉冲电针在治疗后期和针麻后期疗效衰减的一大难题，又融入了音乐治疗的所有优点。同时结合脑功能障碍治疗仪，它能够改善血管壁的变性、硬化和炎症反应，改善血液循环，改善脑细胞的代谢环境，使受损的脑细胞代谢加快，增加损伤细胞的可复性，从而改善睡眠质量。在音乐治疗结合护理干预对脑卒中后疲劳的疗效观察研究中，对照组予以常规护理，观察组在常规护理基础上结合音乐治疗。观察两组干预前后疲劳程度、生活质量及焦虑、抑郁状态。结论指出音乐治疗配合有效的护理干预能够在一定程度上控制脑卒中后疲劳患者的病情发展，缓解其不良心理，改善其生活质量。部分研究者在临床研究中采用了主动聆听式的音乐治疗方法，主要是通过一些轻柔的乐曲对患者起到放松、缓解心理情绪的作用，具有很强的实践性和有效性。但在此类研究中却缺少了对相关患者的后期回访，探知干预对象在音乐治疗结束后是否得到了真正的疗效，使这种效果不仅仅是停留在干预过程中，而是探讨音乐治疗干预后的长期效果，使音乐治疗的康复方法能够真正地帮助患者提高睡眠质量。

综上关于音乐治疗对脑卒中患者睡眠障碍和生活质量的影响的文献梳理，可见近几年相关的研究少之又少，甚至一直都不是音乐

治疗干预脑卒中的重点，然而，睡眠质量却对于脑卒中患者来说甚是重要，睡眠质量的减弱甚至会影响患者所有的康复治疗项目，以致影响患者的生活质量。

三、对脑卒中后肢体运动功能障碍的疗效

肢体功能障碍是指某处或连带性的肢体部分或完全不受思维控制去行动的病症。在我国因脑病导致肢体功能障碍的患者数量众多，患者在残疾人群体中的比例也相对较高。音乐治疗是一门跨学科的新兴治疗技术，因其投入低、无不良反应且易被患者接受等特点，被越来越多地运用于临床干预研究中，而目前音乐疗法主要被应用于脑病患者抑郁、言语障碍、促醒等方面的治疗，用于肢体功能康复治疗的相关研究较少。

其中音乐疗法作为一种新兴康复治疗技术，近年来在脑病患者肢体功能康复中的作用逐渐引起康复医学界的重视，国外已广泛而有效地开展相关临床研究，指出我国应借鉴国外丰富的临床经验，充分运用中医学优势，进一步发展具有中国特色的运动功能康复音乐疗法。研究者在脑卒中肢体障碍患者进行康复治疗的过程中应用音乐治疗的方法，可以显著提高患者的手部力量，降低了患者的神经功能缺损程度评分。在进行病房音乐治疗的研究中，经观察，接受音乐治疗干预后患者康复治疗总有效率、肌力评分与 ADL 生活质量评分相比较未接受音乐治疗干预的患者有较大幅度提升，其改善效果理想，且患者对于音乐治疗干预方式的满意度更高。可见在对脑卒中后肢体运动功能障碍患者开展病房音乐治疗，能够进一步促进患者的肢体运动功能康复，提高其生活质量，可在临床治疗工作中广泛普及并应用。除此之外，体感音乐治疗联合四肢联动训练对痉挛期脑卒中患者运动功能改善明显优于常规康复训练，更有助于缓解痉挛肌的肌张力和改善平衡功能，提高患者日常生活自理能力和生活质量。

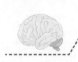

综合上述音乐治疗对于脑卒中患者肢体功能障碍的相关研究，到目前为止一直处于探索的阶段，但也取得了一定的成效，由此可见音乐治疗的康复治疗方法不仅对研究对象的心理情绪有缓解和治疗的作用，对患者的肢体功能障碍更能起到特殊的治疗效果，在临床中需要更多的推广与应用。

四、对脑卒中后失语和吞咽功能的疗效

研究发现，PSD 会降低海马 CA3 区脑源性神经营养因子的表达，从而影响语言恢复的认知基础——记忆力；此外，PSD 显著影响脑卒中患者的康复进程，延缓神经功能恢复，特别是语言功能的恢复。研究表明，左侧基底节损伤的 PSD 患者同时伴有执行功能等认知功能下降，执行功能下降间接影响语言训练的进行。而吞咽障碍是指正常吞咽功能发生不同程度的障碍，是卒中患者最常见的并发症。吞咽困难的患者极易发生水电解质平衡紊乱、营养缺乏甚至误吸等，严重影响患者的康复与预后。

其中有研究者探讨了音乐治疗对卒中后抑郁伴左侧基底节失语患者康复效果的影响。研究显示，治疗后，SADQ-H 重度抑郁人数减少，且研究对象的听理解、复述、命名分都有显著的提高，可见音乐治疗有助于改善卒中后抑郁伴左侧基底节失语患者的心境和语言功能。在对吞咽功能障碍患者的康复训练中，研究者在常规康复训练的基础上加入音乐治疗的干预方法，于治疗前、治疗后4周及治疗后3个月，采用标准吞咽功能评价量表及汉密尔顿抑郁量表对所有患者进行测评并比较分析，对于卒中后吞咽困难患者，音乐治疗的积极开展能明显改善患者的吞咽功能，同时还能减轻患者的抑郁情绪，可以作为脑卒中后患者吞咽功能康复训练的辅助治疗方式。然而音乐治疗的康复干预作为一种新型的治疗方法，其作用机制、应用范围及规范的方法技术仍需进一步研究。

关于音乐治疗对于脑卒中失语症和卒中后的吞咽障碍的疗效，虽然研究文献相对匮乏，但却是一种有价值的尝试和研究，应在临床干预中多加应用并推广。

五、对脑卒中后认知障碍和意识障碍的疗效

认知功能障碍是脑卒中最常见表现之一，所以认知障碍的研究已成为脑卒中研究的重点。卒中后认知障碍是卒中后发生的认知障碍，包括血管性、变性退化性和混合性因素导致的认知障碍。而参与式音乐疗法由于具有主动性参与等特性，还能影响大脑某些递质如海马（脑内产生血清脑源性神经营养因子的重要部位）中的乙酰胆碱和去甲肾上腺素的释放，改善某些神经网络和神经环路的功能，这些均能改善认知功能。并且心血管系统、呼吸系统、代谢系统疾病等多种类型的疾病都可以引起不同程度的意识障碍，而脑卒中是诱发意识障碍最常见的原因。

研究显示，依患者年龄、性别、文化、音乐喜好及其相关经验等背景资料进行评估，挑选合适的歌曲进行歌唱活动及歌词改编等活动，透过交互式音乐治疗的介入，不仅可以增进脑卒中患者的认知程度，更加能够提升其自我表达能力与自信，有效提高康复效率。还有研究通过数据采集统计对比，探讨了高压氧结合音乐治疗脑卒中后认知障碍的临床疗效，也就是在高压氧治疗的基础上使用音乐治疗干预脑卒中后认知功能障碍且效果显著，可以有效改善患者认知功能，减轻抑郁状态，提高日常生活能力，并且无明显不良反应，值得在临床中的应用与推广。除此之外，在针对脑卒中后意识障碍患者的康复训练中，音乐治疗干预的加入具有强有力的促醒作用，有助于患者的意识恢复，有利于患者病情转归。

综上所述，音乐治疗联合脑卒中患者的常规治疗有利于脑卒中认知障碍患者和意识障碍患者的病情恢复，缩短了患者认知和意识

恢复的时间，减轻了患者后续的生理、心理及经济负担。同时，该方法具有高效、操作简单、经济等特点，相关的研究数据不仅具有临床实用价值，也为后续更加深入的研究音乐治疗康复方法提供了可靠的理论基础。

六、结语

脑卒中会严重地影响到中老年患者的生活方式、行为方式及各功能水平。在康复治疗的过程中需要面对患者的情绪、生理、社会及认知等方面的问题，音乐治疗师会作为医疗小组的一员运用特别的方法来满足患者在康复过程中出现的认知、交流、生理和情感方面的需要。

综上近五年用于脑卒中患者康复治疗的理论研究与临床应用可见，2018年之前的研究多集中于音乐治疗对于脑卒中患者焦虑、抑郁等情绪障碍的干预，并取得一定的成效，患者症状有明显的改善，到2019年研究者逐步研究对患者生理障碍、认知障碍、意识促醒等方面的干预，然而音乐治疗对脑卒中患者的不同症状介入的准确性和普适性，仍需要音乐治疗师做深入细致的临床研究。

参考文献

1. ROLVSJORD R，STIGE B. Concepts of context in music therapy[J]. Nord J Music Ther，2015，24（1）：44-66.

2. NATALIE W. Integrative health through music therapy：accompanying the journey from illness to wellness[J]. Music Therapy Perspectives，2018，36（2）：277-278.

3. WETHERICK D. Are UK music therapists talking past each other? a critical discourse analysis of three book reviews[J]. British Journal For Music Therapy，2019，33（2）：67-73.

（公维军　张婷婷）

第42章
脑卒中水中运动治疗研究进展

脑卒中具有发病率高、死亡率高、致残率高和复发率高的特点。据城乡合计调查显示，脑卒中已成为中国成年人残疾的首要原因。卒中后会遗留运动障碍、感觉障碍等后遗症。有效的康复训练可以减轻脑卒中患者的功能障碍，改善日常生活活动能力。目前许多研究表明，是否处于水环境对一些康复训练效果差异有统计学意义。水中运动治疗作为一种较新的物理治疗方法逐渐受到重视并广泛应用。本文查阅了近年来水疗对于脑卒中患者平衡、步态、心肺功能、日常生活活动等方面的研究文献，就其在脑卒中康复治疗中的一些新进展进行系统归纳阐述，期望能对今后的相关研究提供信息和参考。

一、水中运动治疗的定义

水中运动治疗是指在水环境中进行的运动治疗，通过浸于水中执行针对性治疗动作，充分利用水的物理性质，发挥水疗的主动及被动治疗效应，改善患者的身体功能和结构、活动及参与能力。水中运动疗法是水疗法中最常用的方法，因为水环境下运动的媒介发生改变，所以水中运动与陆地训练既有相似又有不同。水环境的独特性质可为物理治疗师提供较多的治疗选择，使脑卒中患者可以较容易地完成在陆上难以或无法完成的训练动作；而且，利用浮力装置和不同水深，物理治疗师在定位患者体位（如仰卧位、坐位、跪位、俯卧、侧卧或垂直位）时更具灵活性。常用的干预方法包括常规水中运动训练（肌力训练、平衡训练、步行训练、游泳训练等）、Halliwick 疗法、水中本体感觉神经肌肉促进疗法（proprioceptive neuromuscular facilitation，PNF）或 Bad Ragaz 泳圈治疗、Ai Chi 疗法（水中太极治疗）、水中障碍训练、水中平板步行训练等。

二、水中运动治疗的作用机制

人体系统和失重环境之间的相互作用影响生物力学行为。它会引起感觉运动系统的重组，刺激中枢神经系统的功能指令链，并能改变运动模式。2012 年 Sato D 等研究证明了机体处于水环境下会激活大脑皮层活动。在水环境下训练可以增强运动学习能力，以便重新获得运动技能。

三、水的力学效应

1. 压力效应

静水压或涡流可以给患者躯体施加压力。针对脑卒中后呼吸肌功能减退的患者，静水压可以均匀地施加在胸廓上，吸气时呼吸肌阻力增加，有利于呼吸训练的强化。临床数据显示，脑卒中并发症中最危险的症状之一是高血压，它会导致许多危象脑血管疾病，而静水压可以增加每搏输出量，改善血液循环，降低心率，降低血压，从而预防高血压危象出现。另外，静水压也可以改善躯体局部或整体的肿胀，增强血液循环，尽快消肿。

2. 减重效应

浸在流体内的物体受到流体竖直向上托起的作用力即浮力。进行水中运动疗法时，患者不需承担所有身体的重量进行步行训练等，减少了因肌力未稳定达到 3 级而在步行训练中发生跌倒的可能性，安全性更高。并且，水的浮力有助于改善脑卒中患者的步态能力，因为浮力可以使脑卒中患者在没有帮助的情况下在陆地上不可能移动的运动平面上移动。

3. 阻力效应

水环境所形成的浮力、湍流、表面张力和黏滞阻力都可以产生阻力，从而对抗患者在水中的运动。水环境不仅可以给特定部位施加较大阻力进行局部抗阻训练，还可以对任意方向的运动都产生抗阻，有利于恢复患者肌力的整体性和协调性。并且，不同运动速度产生的阻力大小也不同，灵活地制定运动训练参数会强化康复训练效果。

四、水的温度特性

1. 低温水疗

根据不同的脑卒中治疗目的，需要选择不同温度的水环境。高温通常适合作用于肌肉的痉挛和柔韧性的训练，较低温通常适合进行水中高强度的运动训练。

2. 温热水疗

水的比热容大，可以储存更多的热量，热量作用于人体转化为机体的能量。临床作业中常利用水的温热效应来促进血液循环、减轻疼痛、缓解痉挛等。同时，温热疗法还可以缓解患者负面情绪，使其保持情绪平稳、身心放松。这两方面都对脑卒中康复运动训练有积极作用。

五、水中运动治疗对脑卒中患者功能的影响

1. 平衡和步行功能

大约 80% 的脑卒中患者遗有运动障碍，主要表现在平衡和步态障碍，进而导致日常生活活动能力下降和行动受限，从而导致脑卒中患者跌倒风险增加。研究表明，与陆上运动相比，水中运动训练在步行速度和平衡方面有显著优势。Lucas 等进行了随机对

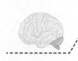

照试验，结果表明与陆上运动相比，水上运动显著提高步行速度 0.06 米 / 秒（95% *CI*：0.01 ～ 0.10），在 Berg 平衡量表（95% *CI*：2.2 ～ 6.8）上，平衡力显著提高 4.5 分。另外，与陆地康复训练相比，水中环境更加安全，也会提升患者安全感，可以较早进行平衡训练，也能改善身体的对称性。一项随机对照试验将 50 例脑卒中患者随机分为水中运动组和陆上运动组，两组都接受了同样训练任务，每次 45 分钟，每周 3 天，为期 6 周，干预前后采用 Biodex 平衡系统测量动态平衡指数，并用 Biodex 步态训练仪评估步态参数。结果表明，水中运动任务训练组在动态稳定性指标，包括总稳定度指数（overall stability index，OS）、前 / 后指数（anterior/posterior index，AP）和中间 / 侧向指数（medial/lateral inedx，ML）、时空步态参数（步行速度、步幅和患肢支撑时间）方面的改善均优于陆上训练组。Hye-Kang PARK 等研究进行 4 周水上和陆上躯干运动训练，结果表明，治疗后试验组的躯干损伤量表、卒中姿势评估量表、Berg 平衡量表和功能伸展试验评分均较对照常规康复训练组显著改善（*P* < 0.05）。治疗师通过利用水的黏性产生的阻力来进行针对性的肌力增强训练。Cha 等应用 Bad-Ragaz 泳圈治疗结合常规综合康复治疗训练 6 周后，计时起立 – 步行测验（timed up and go test，TUGT）、胫前肌和腓肠肌的激活均较对照组显著改善，结果表明 Bad-Ragaz 泳圈治疗有助于改善慢性脑卒中患者的平衡能力和下肢肌肉力量。另外，其他水中运动训练方法，如 Halliwick 水疗法、水中平板步行训练、Ai Chi 疗法对脑卒中患者平衡和步行能力均有显著影响。水中运动治疗是脑卒中患者平衡功能康复的有效手段，应考虑将这种方法与传统物理疗法相结合。因此，需要进行更多的研究，需要更多的参与者，以及不同的随访时间长度。综上所述，水环境配合传统运动疗法对脑卒中康复中平衡能力和步态都有显著的积极作用。

2. 心肺功能

脑卒中患者由于偏瘫侧运动能力下降、胸廓扩张度降低、呼吸肌功能受损、胸肌细胞缩短和肌肉纤维化造成心肺功能减弱，并且脑卒中后由于运动障碍导致有氧运动、无氧运动和日常生活活动大幅减少，故自身的有氧代谢水平下降，心肺功能随之减退。心肺功能的减退影响患者的日常生活活动能力，为了预防心肺功能减退的发生，在脑卒中的对症治疗期间，就应进行相关运动方向的康复干预。目前许多水疗干预试验都通过观察干预前后患者的心肺功能参数，来比较水环境与陆上环境的运动训练对心肺功能恢复效果的差异。Han 等的研究结果表明，亚急性期脑卒中患者通过水中平板训练进行 6 周的有氧运动，进行 6 分钟步行试验和心肺运动功能试验评估步行耐力和心肺功能，结果显示水中平板训练组在 6 分钟步行试验（$P=0.005$）、峰值摄氧量（VO_2 peak；$P=0.005$）、峰值心率（$P=0.007$）、运动耐力试验持续时间（$P=0.005$）运动后均有明显改善，且 VO_2 peak 的改善明显大于陆上功率车训练组。根据 Tang 等的研究，亚急性脑卒中患者的 VO_2 peak 通常为（$10 \sim 11$）mL/（kg·min），这意味着他们的有氧能力在脑卒中后早期明显受损，低于独立生活所需的 15 mL/（kg·min）。Lee 等证明 4 周水中平板运动水疗组组内 VO_2 max 有较大提升（$P < 0.05$），但与对照组比无显著差异。在水上跑步机上，水的浮力增加既减少了肌肉骨骼的负荷，也降低了肌肉损伤的风险，而且还允许脑卒中患者在负重较少的情况下行走，这创造了一个与使用体重支撑的跑步机进行步态训练相媲美的条件。黏度和静水压力可以为有平衡问题的患者提供姿势支持，减少摔倒的恐惧。此外，水的密度大约是空气密度的 800 倍，因此，个体在水中移动时，可以感受到比在空气中移动时大 42 倍的阻力，从而增加能量消耗。水中行走所提供的阻力有助于将有氧运动和阻力运动结合起来，从而增加能量消耗和

（或）代谢需求。因此，水疗对慢性脑卒中患者在改善心肺功能和步行能力方面是有益的。

（或）代谢需求。因此，水疗对慢性脑卒中患者在改善心肺功能和步行能力方面是有益的。

3.日常生活能力

目前国内外对于水中运动可改善脑卒中后患者日常生活能力的临床效果尚不明确。

支持的学者认为：①水环境可以加强感觉输入，产生减重效应，减少跌倒风险，形成安全环境，有助于诱发无力的肌肉产生运动，增大动作幅度，促进感觉运动整合，提高功能活动能力；②神经康复需要早期、主动、持续地在具有挑战性的环境中进行强化训练，而水疗池正好是这样一种丰富的环境；③水环境中习得的运动技能可以平稳转移到陆上运动中；④水中运动有助于改善患者的情绪和心理状态，间接促进患者参与主动运动康复，提高生活质量；⑤水中训练对于重度肥胖和患有严重关节炎的脑卒中患者优势明显，鉴于肥胖和老龄化问题日益严峻，对水中运动的需求也逐渐增加。由 Giuriati S 进行的 Meta 分析证实了 BBS 试验的定量分析结果对实验组有利，他们的研究包括了 9 个关于偏瘫患者平衡的随机对照试验，最终证明水上理疗比陆上理疗更有效（$P < 0.05$），水中物理治疗更能改善脑卒中患者日常生活活动能力。Melzer 等也在报告中表明，在 36 例年龄 > 65 岁的老年人中，水上运动能够改善姿势控制能力。Katsura 等在研究中通过测量老年人在水上运动 8 周后的坐姿的手臂伸展长度，来比较患者的日常活动能力的恢复情况，结果表明手臂伸展长度较对照组改善更大。另外，研究表明患者在功能性运动期间的躯干控制能力也有所改善，水上运动与陆上运动相结合时脑卒中患者的自主活动能力与陆上运动相比有所加强。由于患者在水环境中，姿势控制比地面更好，训练动作的实施难度更为简单。另外，平衡控制的加强可以使日常生活能力提升，两者有相辅相成的疗效。

另一部分否认的学者认为：①肌肉在水中的活动模式有异于陆上；②患者在水环境中运动模式不稳定，容易诱发联合运动或共同运动；③支持运动在于学习理论的学者认为日常活动应在真正日常的生活环境中学习，而水环境不是日常生活的环境。经过诸多文献的查阅，目前支持水疗对于日常活动能力改善有效的研究占大多数。

4. 焦虑与抑郁

机体的有氧运动技能和整体运动状态的改善，包括步态、平衡等，通常会导致动机的提高和对社会的追求。因此水不仅对身体有积极的影响，而且对心理、动机和情绪也有影响。通常，身体残疾会导致心理和情绪问题，包括抑郁和焦虑。患者的消极情绪影响预后，部分患者更容易出现注意力、学习能力和记忆力的损害，影响疾病的康复。对于脑卒中患者来说，这是一个非常普遍的现象。在一项对 104 例脑卒中患者的研究中，发现 23% 的患者焦虑程度升高，19% 的人报告说有高度的抑郁。一些研究表明，水上疗法可用于对抗复杂的心理 - 情绪状况，其效果类似或大于陆地物理疗法。这一点得到了 Henrique 的研究在系统回顾中 Meta 分析的支持，他们的研究表明经过水疗治疗后患者的焦虑和抑郁感降低，幸福感增加。Henrique 通过另一试验，分别测定在水中训练的干预组和在陆地上训练的对照组受试者的 β- 内啡肽水平，结果为干预组患者的 β- 内啡肽水平高于对照组，说明水中运动训练可以成为疼痛、焦虑和压力的脑卒中患者的辅助疗法。

水疗还常常联合其他康复方法共同治疗焦虑和抑郁。田华等研究在基础心理干预外采用水疗联合中医五行音乐疗法，对照实验的两组均以 15 天为 1 个疗程，3 个疗程后观察疗效，分别于治疗前后应用汉密尔顿焦虑量表（Hamilton Anxiety Scale，HAMA）及焦虑自评量表（Self-Rating Anxiety Scale，SAS）进行测评，结果水疗联合五行音乐治疗组的 HAMA 和 SAS 评分明显好于只进行基础心理干预的对照组（$P < 0.01$）。由此可知水疗联合中医康复治疗方法对缓解焦虑抑郁也有很好的作用。

六、小结

水中运动疗法拥有独特的压力、抗阻、减重等效应，临床治疗师可以利用这些特性对脑卒中患者的上肢功能、下肢功能、认知功能、日常生活能力等许多方面能力的改善带来益处。但还有许多方面值得学者们深入研究，例如国内外对于水疗法的研究样本量过小，并且缺乏对水疗长期疗效的随访评估，未来的科研中应该包括更多的患者队列和后续研究，以确定水疗的长期影响。另外，关于对水中运动疗法疗效的影响因素这方面的研究，在国内外均缺乏临床试验和系统性的综述，未来或可以此为突破点进行探索。综上所述，水中运动治疗的康复效果已得到临床和研究的支持和肯定。希望我国能建立更系统的水中运动疗法项目，提高下肢和整体运动功能，最终改善脑卒中患者的生活质量。

<h2 style="text-align:center">参考文献</h2>

1. 丛芳，崔尧. 脑卒中水中运动治疗中国循证临床实践指南（2019 版）[J]. 中国康复理论与实践，2020，26（3）：249-262.

2. BARASSI G, BELLOMO R G, ANCONA E, et al. The role of water environment rehabilitation in patients with neurological and cognitive disabilities[J]. Biophilia，2017，2017（1）：28-34.

3. NASCIMENTO L R, FLORES L C, DE MENEZES K K P, et al. Water-based exercises for improving walking speed，balance，and strength after stroke：a systematic review with meta-analyses of randomized trials[J]. Physiotherapy，2020，107：100-110.

（公维军　王丛笑　耿雨涵）

第43章

核心控制训练对脑卒中康复的研究进展

脑卒中是由急性脑循环障碍导致的脑功能缺损综合征，是当今世界危害人类健康的最主要的疾病之一。大多数患者在卒中后会伴有不同程度的运动障碍、感觉障碍、平衡障碍等躯体功能障碍，为患者的日常生活带来极大不便。偏瘫患者中枢神经受损，偏瘫侧躯干和肢体的自主运动功能障碍，躯干的姿势控制系统也受损（核心稳定性训练对脑卒中偏瘫患者步态时空参数和对称性参数的影响）。有研究提示，80%的脑卒中患者在患病后会出现不同程度的躯干控制能力障碍，躯干控制能力障碍使躯干、骨盆的平衡和协调功能受损，而平衡是人体很多运动功能的前提，也是很多转移运动和行走能力的基础，因此躯干控制能力的下降，在很大程度上影响了患者的转移能力和功能活动，增加了患者跌倒的风险。与传统的康复方法相比，核心控制训练是一种更加重视骨盆及躯干部位深层肌群的力量及控制训练的康复方法，通过对脑卒中患者核心区域的肌肉、韧带和结缔组织的力量、协调性进行训练，以期望加强核心控制能力，提高非稳定状态下的协调能力和平衡性，改善日常生活活动。本章主要就核心控制训练对脑卒中康复的疗效进行综述。

一、脑卒中患者的核心控制障碍

Susan 等通过对照实验研究发现，脑卒中患者表现出比健康受试者更大的躯干复位误差，明确了脑卒中患者的本体感觉障碍。

Liao 等探讨了脑卒中患者的躯干复位误差与肌电图改变之间的关系，发现脑卒中患者表现出较少的对称肌肉激活和较低的躯干肌肉时间同步，说明脑卒中患者存在躯干控制障碍。在核心稳定性控制的机制中，Panjabi 提出了维持核心稳定的三亚系理论，即被动亚系、主动亚系和神经控制亚系，三个亚系互相依靠，共同维持核心的稳定性。脑卒中患者由于核心肌肉力量下降、本体感觉障碍、躯干控制障碍，由核心肌群组成的主动亚系和神经肌肉运动控制系统形成的神经控制亚系受损，造成了核心控制的障碍。

二、脑卒中核心控制障碍的评估

标准化的评估工具是科学研究和临床治疗的先决条件。脑卒中患者核心控制的评估有助于了解患者的病情、制定明确的治疗方案并对康复目标和预后做出判断。核心控制障碍的评估方法多样，常用的有等速肌力测试、肌肉力量测量、肌肉厚度 CT 成像、肌电图和运动分析等。因具备良好的效度和信度，研究人员通常首选评估量表进行评估，比如躯干损伤量表、运动评估量表、躯干控制测试、运动评定量表躯干分量表。但是这些量表的信度和效度研究仅限于亚急性或慢性脑卒中患者。

三、脑卒中康复的核心控制训练

脑卒中患者的核心控制训练不只是训练核心肌群的力量本身，更注重腰－骨盆－髋关节的整体康复。根据患者在训练中的支撑平面是否稳定分为稳定平面下的训练和不稳定平面下的训练。

四、稳定平面下的核心控制训练

1. 桥式训练

桥式训练是临床中最常见的核心稳定强化训练，包括单桥运动和双桥运动等形式，近年来许多研究对桥式运动进行了完善和改良。廖志平等测试了脑卒中患者桥式运动下腰背肌的锻炼情况，发现竖脊肌的激活最为明显。Bae 等采用改良的桥式运动，表明桥式运动中起主导作用的肌肉是竖脊肌，并且在桥式运动中加入健侧上肢的运动能够增加腹内斜肌和竖脊肌的活动，同时使患侧上肢的活动得到改善。

2. 躯干运动训练

仰卧坐起运动主要训练腹直肌和竖脊肌，能有效改善患者的平衡功能。坐位下躯干的屈伸、侧屈和旋转运动有利于重心的控制，协调上下肢用力并为上下肢运动提供支点，使肌肉收缩能效提高，加快力量的控制和传递，改善患者的步行能力。

3. 应用压力生物反馈进行的腹部牵引训练

压力反馈仪可以通过测量腹横肌压力的变化来间接反映肌肉的收缩情况，是评估腹横肌激活最有效的工具。腹部牵引训练是腹横肌在意识控制下的选择性收缩，这能够给核心肌群提供形成腹腔圆柱所需的肌张力，从而确保脊柱的稳定性和移动中的平衡性、安全性，并减少过度的腰椎前凸和骨盆前倾，增强了脊柱稳定性。

4. 腹式呼吸训练

腹式呼吸能够扩大膈肌的活动范围。膈肌与腹部肌群和底部的骨盆底肌构成腹腔圆柱，形成腹内压，而腹内压能够给予脊柱各个方向的力量，从而维持躯干的稳定。Kim 等学者的研究结果表明，进行膈肌呼吸动作的训练可以促进脑卒中患者腹横肌的激活，提高躯干控制能力和平衡能力。此外，腹式呼吸训练还能够提高脑卒中患者的吞咽功能，使其树立对康复的信心。

五、不稳定平面下的核心控制训练

1. 平衡板训练

Yoo 等对患者在稳定平面上进行训练和在平衡板上进行训练做了对比分析，发现在平衡板上训练的患者腹内斜肌和腹横肌肌肉厚度较前者有显著提高，同时改善了患者的本体感觉能力，促进了平衡能力的提高。Jung 等研究了在平衡板上进行重心转移和上肢运动训练对脑卒中患者躯干肌肉的影响，发现腹内斜肌和腹外斜肌的活动显著增加，并且姿势控制能力得到提高，步态和步速得到改善。

2. 悬吊训练

研究表明，悬吊训练能协调人体不同肌群的力量输出，促进脊柱深层核心肌肉的激活。在调节悬吊点的过程中患者采取不同体位进行训练，对平衡和运动功能也有改善作用。Park 等的研究表明，进行悬吊训练后患者站立时压力中心的摆动面积和摆动幅度减小，说明悬吊训练可以提高脑卒中患者的平衡能力。

3. 全身振动训练

全身振动训练是通过施加额外机械振动来增加肌肉募集程度的一种训练技术。研究显示，高频率振动对腰腹部核心肌肉的激活程度最大。张利云的研究表明全身振动训练能够改善脑卒中患者的平衡功能和下肢运动功能。同时由于振动主要通过患者足底感觉输入，对患者的本体感觉功能也有提高。

4. 理疗球训练

有学者经过 Meta 分析，发现利用理疗球进行的核心控制训练对脑卒中急性期和亚急性期患者都是有效的，在改善患者的躯干运动能力和平衡能力方面有重要意义。研究发现，在理疗球上进行躯干训练能有效改善躯干的侧屈和旋转能力，同时对患者平衡能力的提高产生影响。

前人的研究表明，与稳定支撑面相比，在不稳定平面上的核心控制训练能够引起肌肉活动的增加，对静态和动态平衡能力有很大改善。脑卒中患者的前馈姿势调整受损，在不稳定支撑面上进行躯干康复不仅可以增加肌肉活动，而且可以改善躯干的前馈姿势调整和局部肌同整体肌的同步性。因此，不稳定平面是脑卒中患者核心控制训练的重要内容。但是由于不稳定平面上的训练需要患者具备较好的平衡能力，对于躯体功能较差的脑卒中恢复早期的患者可能有较高难度。因此在不同时期采取适合患者情况的训练手段才能达到最大治疗效果。

六、核心控制训练对脑卒中的影响机制

脑卒中患者由于患侧肢体痉挛、肌力下降、本体感觉障碍、认知障碍，同时由于大脑与感觉神经传导指挥系统的神经通路或大脑感觉神经运动指挥系统受阻，各个感觉系统的信息整合出现障碍，导致平衡功能下降。运动的控制从身体的近端到远端进行，躯干的稳定性是远端肢体运动的条件，因此核心控制能力的改善对脑卒中患者的平衡功能有积极影响。

脑卒中患者姿势反应激活延迟，姿势控制的前馈调节受损，近端协同肌的募集延迟，拮抗肌共同收缩，感觉输入减少等问题造成了姿势控制障碍。核心控制训练中的不稳定支撑面给患者造成了姿势扰动，患者需要持续的肌肉反应来增加躯干肌肉的激活以抵抗这种扰动，进而调整远端肢体的运动来达到姿势的稳定，这使脑卒中患者的姿势控制能力得到恢复。

脑卒中患者出现典型的画圈步态，步态时空参数异常。患者的双下肢支撑相延长，健侧摆动相和患侧单支撑相缩短，各个时相相互影响产生恶性循环。核心肌群能够为下肢的运动建立支点，协

调下肢不同肌肉的收缩，最大化完成躯干向下肢的力量传递。同时核心肌群的预期姿势调整由双侧桥网状脊髓束支配，先于延髓网状结构支配的下肢交替运动，即躯干的运动先于下肢的动作。此外，躯干运动方向与肢体运动方向在时间上呈现线性关系。这些因素都表明核心控制训练改善了脑卒中患者的下肢运动功能，提高了步行能力。

七、小结

脑卒中是世界第二大、中国第一大的致死性疾病，给家庭及社会带来沉重负担。核心控制能力的下降是脑卒中患者常见的功能障碍，其包括了躯干肌肉的激活对躯干产生的稳定作用，以及大脑通过神经通路对躯干的控制能力。核心控制训练，尤其是在不稳定平面上进行的训练，激活了核心肌群的协同收缩，改善了核心肌肉力量，促进了本体感觉的恢复，增强了躯干和四肢之间的协调性和统一性，有助于保持脊柱和骨盆的稳定性，对平衡功能、姿势控制能力和步行能力的恢复起到积极作用。通过包括核心控制训练在内的康复治疗，以期望脑卒中患者能够提高日常生活活动能力，早日回归家庭，回归社会。

核心控制是四肢运动调节的基础，是核心与四肢进行力量与感觉传递的关键，是人体中心控制的枢纽。临床上脑卒中康复的方案不仅要注重四肢功能的恢复，还要着眼于核心控制的训练。临床上，由于同种治疗手段实施时间、强度不尽相同，一些训练方法的疗效存在争议。此外大多数研究仅限于短期的康复干预，对于长期的治疗效果无法评估。尽管目前对于脑卒中康复的文献内容丰富，但对于脑卒中患者核心控制障碍和核心控制训练对脑卒中康复的作用机制研究还不够深入，仍需要深入探讨。

综上所述，核心控制训练主要能够改善脑卒中患者的平衡功能、姿势控制能力及步行能力，提高日常生活活动能力。

参考文献

1. BAE D Y, KIM S Y, PARK S R, et al. Effects of non-paretic arm movements during bridge exercises on trunk muscle activity in stroke patients[J]. J Phys Ther Sci, 2019, 31（4）：291-294.

2. LEE S K. The effects of abdominal drawing-in maneuver during stair climbing on muscle activities of the trunk and legs[J]. J Exerc Rehabil, 2019, 15（2）：224-228.

3. RAVICHANDRAN H, SHARMA H R, HAILE T G, et al. Effects of trunk exercise with physioball to improve trunk balance among subjects with stroke：a systematic review and meta-analysis[J]. J Exerc Rehabil, 2020, 16（4）：313-324.

4. VAN CRIEKINGE T, SAEYS W, VEREECK L, et al. Are unstable support surfaces superior to stable support surfaces during trunk rehabilitation after stroke? a systematic review[J]. Disabil rehabil, 2018, 40（17）：1981-1988.

（公维军　张巧荣　高晗）

第44章

脑卒中经颅直流电刺激康复研究进展

脑卒中是由于血管闭塞或狭窄、血管破裂等原因造成脑功能障碍的一组急性脑血管疾病，包括缺血性脑卒中和出血性脑卒中。其共同特征为突然发作、病灶呈局部或弥散分布的脑功能障碍，在发病率、致残率、复发率、死亡率及经济负担方面远超出其他疾病。全球疾病负担（Global Burden of Diease，GBD）研究数据表明，中国年龄大于 25 岁的人群中，卒中终生发病率接近 40%，居全球第一；缺血性、出血性卒中发病率分别呈持续上升和缓慢下降的趋势，2017 年两项疾病发病率依次为 0.15%、0.06%。相比发病率，其致残风险更高，最高达 70%，对病患生存质量及生活能力均构成严重危害，康复研究势在必行。tDCS 是物理治疗领域的创新应用成果，其低廉、安全、方便的特点得到医师的广泛关注，并且与传统自下而上的康复治疗方法不同的是，其治疗机制是借由改善突触的可塑性实现皮层兴奋性以及脑部功能的调节。本章选取 tDCS 在卒中病例康复治疗中的应用进展加以归纳总结，以更准确地制定治疗方案，改善患者预后。

一、经颅直流电刺激的工作原理和治疗机制

tDCS 是一种非侵入性地通过低强度的恒定电流调节脑部皮质神经元活动的治疗手段，包含阴极、阳极 2 个表面电极，刺激模式也涵盖阳极刺激、阴极刺激与假刺激模式 3 类。tDCS 通过电极向

颅内特定区域进行直流电刺激，促使神经元膜电位实现去极化或超极化，改变大脑皮质的兴奋性，从而调节大脑功能。正常状态下，两侧半球存在交互抑制并处于动态平衡，因脑卒中对于脑半球平衡状态的破坏效应，导致患侧兴奋性显著低于正常值，健侧兴奋性相对提高且对患侧的抑制效果更加明显，在不同程度上对功能的恢复造成阻碍。tDCS 将阳极置于患侧半球上，通过阳极刺激使细胞静息膜电位去极化从而增加神经元兴奋性；阴极置于健侧半球或上眶区域，所获得治疗效果与前者相反，产生电位超极化和抑制兴奋性的作用，从而促进神经功能的恢复。Nelson 等研究表明，阳极刺激能够长时间地 j429 扩张特定脑血管，对脑灌注、脑血流速度及血氧饱和度指标均有明显改善效果，更好地避免梗死部位神经元遭受再灌注损伤，进而加快功能恢复。

　　tDCS 除通过膜的极化发挥直接作用外，还存在刺激后效应。刺激后效应与突触的长时程增强类似，能够同步刺激 2 个神经元，可持久地增强神经元之间的信号传递效应。tDCS 增加突触前膜对谷氨酸的释放，谷氨酸与突触后膜 NMDA 受体结合刺激 NMDA 受体通道开放，使钙离子内流，细胞内钙离子增多，启动第二信使反应。同时，tDCS 还可增强 NMDA 受体对谷氨酸的敏感性，使兴奋性突触后电位增强并延长，最终达到长时程增强的效应。这也是大脑功能中涉及学习、记忆的关键机制，在一定程度上会影响人的长时记忆的维持。

　　tDCS 对于脑源性神经营养因子（brain-derived neurotrophic factor，BDNF）释放也有明显促进作用。BDNF 通过与细胞表面酪氨酸激酶 B（tyrosine kinase B，TrKB）受体结合对磷脂酰肌醇 3-激酶（phosphoinositide 3 kinase，PI3K）施加影响并激活，由此实现蛋白激酶 B（protein kinase B，PKB）的活化，间接地发挥磷酸化作用并修复受损细胞。脑卒中患者由于 PKB 磷酸化水平降低而引起细胞损伤，中等电流强度 tDCS 可提高 PKB 的磷酸化水平，增强 PKB 活性，从而减少细胞损伤。

二、经颅直流电刺激在脑卒中康复治疗中的应用

大脑半球间的失衡状态是造成卒中后功能障碍的根本因素，故康复治疗有必要关注患、健两侧半球神经网络的平衡。tDCS 的研究重点多数侧重于皮层初级运动区（primary motor cortex，M1）和背外侧前额叶区（dorsolateral prefrontal cortex，DLPFC），治疗效果取决于电极放置位置、电极片大小、刺激强度、刺激时间、病灶大小及组织性质等。

1. 卒中后认知障碍

脑卒中后认知障碍主要反映为记忆力、注意力、执行能力的减退，使患者不能有效地配合康复治疗，影响整体康复效果。tDCS 刺激 DLPFC 区域可以改善注意力及执行能力，Andrér 等 Meta 分析认为使用 tDCS 可增加 DLPFC 活动，并因此改善工作记忆；刺激后顶叶皮质（posterior parietal cortex，PPC）区域可以改善视空间忽略，无论是单侧半球还是双侧半球刺激模式，tDCS 对于偏侧忽略症状的改善均有积极作用，阳极 tDCS 作用于右侧或阴极 tDCS 作用于左侧 PPC 上均可改善卒中后忽略症状。

2. 卒中后运动障碍

卒中病例多数存在患侧脑部皮质突触兴奋性下降及传递功能衰退等问题。人体肢体运动功能取决于脑部皮质运动区，其中步态调节主要受到辅助运动区的影响。tDCS 对主要、辅助运动区均存在明显的刺激效果，可在有效幅度内控制 GABA 含量，增强突触信号的传递，提高步态速度，促进下肢功能康复。比较而言，上肢功能恢复相对滞后，以手功能恢复效果为差，尤其影响生存质量。tDCS 可降低卒中患者上肢肌张力，提高操作能力和灵敏度，增强握力。

3. 卒中后言语障碍

约有 1/3 的脑卒中患者存在不同类型的失语症，如命名障碍、听理解障碍、读写能力减退等。因多数人的语言中枢位于左半球，故阳极刺激治疗时也相应置于左半球区域，使受损语言功能区与右半球维持在平衡竞争的状态。tDCS 阳极刺激 Broca 区，患者动作命名及连词能力增强；阴极刺激左半球 Broca 损伤区，36% 患者图片命名准确性提高。刺激顶叶皮质区域主要反映在阅读、表述能力增强，包括副词的转换和长复杂句阅读理解。

4. 卒中后吞咽障碍

卒中患者进食时常常受到吞咽困难的干扰，营养不良、吸入性肺炎等不良事件的风险增加，甚至危及生命。对急性脑卒中后吞咽障碍的患者每天给予病灶半球 1.2 mA 刺激 20 min 连续 2 周后，其改良曼恩吞咽能力和日常生活行为能力评分都有所提高。由于颅骨具有较高阻抗，大部分电流无法通过颅骨或被分流，高强度刺激能使更多有效电流作用于吞咽皮质中枢，促进吞咽功能的恢复，治疗效果最佳。

5. 卒中后情感障碍

缺血性卒中患者多伴发情感障碍，常见于卒中后 4 个月左右，主要反映为抑郁、焦虑状态，且抑郁患者往往合并焦虑情况，进一步降低脑卒中患者的日常生活质量。目前，有关 tDCS 抗抑郁疗效的临床结果尚缺乏一致性，但多篇系统综述和 Meta 分析均获得了积极的结果。有随机对照试验选取轻中度双相障碍病例进行研究，证实接受 tDCS 治疗的观察组，在汉密尔顿量表评分中的下降趋势较对照组更为显著，且起效更为迅速。

三、总结与展望

卒中后严重的功能障碍极大地影响患者的生活质量及社会参与

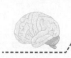

能力，tDCS 因其无创、无痛、易操作的优势，在脑功能康复领域获得广泛应用。针对卒中后出现的某种特定的功能障碍，tDCS 根据病灶部位及大小设置相应的电极片放置部位和刺激参数的问题还有待进一步解决，使医生拟订治疗方案时获得准确依据。虽然 tDCS 在脑卒中康复领域依旧存在诸多不尽完善之处，但作为一种不良反应少、治疗相对安全的手段，可匹配基础康复疗法联合治疗，对压缩疗程时长和激活患者积极性方面均有积极影响，对卒中康复治疗方案的修订完善具备指导意义。

参考文献

1. BERSANI F S, MINICHINO A, BERNABEI L, et al. Prefronto-cerebellar tDCS enhances neurocognition in euthymic bipolar patients. Findings from a placebo-controlled neuropsychological and psychophysiological investigation[J]. J Affect Disord，2017，209：262-269.

2. 赵越，尹昱，赵振彪，等.非侵入性脑刺激治疗脑卒中后偏侧忽略的临床研究进展[J].中国康复，2020，35（7）：375-378.

3. MANJI A, AMIMOTO K, MATSUDA T, et al. Effects of transcranial direct current stimulation over the supplementary motor area body weight-supported treadmill gait training in hemiparetic patients after stroke[J]. Neurosci Lett，2018，662：302-305.

4. 杜宇鹏，李晓东，刘文兵，等.不同强度的经颅直流电刺激对脑梗死后吞咽障碍患者的疗效比较[J].中国康复理论与实践，2020，26（5）：583-587.

（公维军　朱紫蔓）

第45章

脑卒中重复经颅磁刺激康复研究进展

　　脑卒中是常见的神经系统疾病,发病率高,致残率高。脑卒中患者往往会残留程度不一的功能障碍如运动障碍、吞咽障碍、语言障碍、认知障碍和情绪障碍等,严重的功能障碍会降低患者的生活质量,甚至危及生命。目前的治疗方案通常是在药物治疗的基础上采取物理治疗、作业治疗、言语治疗和认知训练等手段进行综合治疗。重复经颅磁刺激(repetitive transcranial magnetic stimulation,rTMS)作为一项安全无创的康复手段,具有神经可塑性作用,在脑卒中康复领域中受到越来越多的关注。

一、rTMS 的工作原理

　　经颅磁刺激(transcranial magnetic stimulation,TMS)是在颅外某一特定部位运用一定强度的磁场,通过感应电流刺激大脑皮质神经元,诱发颅内产生时变的感应电场,从而刺激邻近神经组织,对皮层产生兴奋或者抑制作用的电生理技术。rTMS 是在 TMS 的基础上发展起来的,可以在神经元不应期也进行刺激,兴奋更多水平走向的连接神经元,产生兴奋性突触后电位总和,使皮层之间的兴奋抑制联系失去平衡。高频刺激(>1 Hz)可能使局部代谢水平增高,而低频刺激($\leqslant 1$ Hz)则可能使其降低。比如低频 rTMS 降低运动皮质区兴奋性,抑制皮质,高频 rTMS 引起长时程异化,产生兴奋作用。因此以往常认为 rTMS 只能在大脑皮层局部起作用,不能作用于广泛大脑皮层。但是近年来关于 rTMS 作用于脑网络的研究表明，rTMS 能激活大脑皮层的广泛区域。另外，研究发现 rTMS 可通过介导基因表达和神经调节诱导神经细胞产生可塑性改变。

二、脑卒中运动障碍

rTMS 最重要的参数是频率和靶点，不同频率和靶点的 rTMS 具有不同的作用，这与脑卒中患者脑损伤后相应脑区兴奋性有关。脑卒中患者半球间抑制发生改变，患侧半球皮质兴奋性降低、健侧半球兴奋性提高，此为半球竞争性模型。不同频率 rTMS 对脑的兴奋性具有不同的调节作用，高频 rTMS 激活患侧皮质活性，低频 rTMS 降低健侧皮质活性，通过选择不同频率刺激相应脑区，半球间平衡可重新恢复。另外一些研究者提出代偿模型，他们认为脑卒中病灶外的脑区可代偿受累脑区的功能，抑制健侧半球兴奋性会降低健侧半球的代偿作用，从而阻碍脑卒中后的功能恢复。一项 Meta 分析表明，在脑卒中患者早期阶段，病灶侧运动皮质兴奋性低于健侧和健康人，后两者之间的兴奋性无明显差异，这可能与健侧运动皮质兴奋性相对增高有关。这项研究支持了代偿模型的观点。多项研究中发现，中重度上肢运动障碍的脑卒中患者，rTMS 治疗背侧运动前皮质起作用，刺激初级运动皮质无明显改善。神经元恢复的 "双峰" 模型很好地解释了这一点，即脑卒中急性期运动功能的改善受患侧大脑皮质脊髓束连接的影响，而慢性期功能恢复可能取决于两侧大脑半球其他区域的代偿。rTMS 治疗脑卒中后上肢运动障碍，研究者多采用高频或者低频刺激健侧或者患侧皮质感觉运动区。在高频 rTMS 治疗患侧半球方面：研究发现，对脑卒中亚急性期患者患侧初级运动皮质连续 10 次高频 rTMS 后，患者 Fugl-Meyer 评定量表上肢部分和 Barthel 指数评分提高，局部脑血流量增加。另外，高频 rTMS 可以在改善患侧运动功能和临床卒中量表评分的基础上，治疗效果持续时间可超过刺激时间。在低频 rTMS 治疗健侧半球方面：低频 rTMS 不仅可提高神经可塑性相关信号水平和 Fugl-Meyer 评定量表上肢部分，还能使对侧皮质兴奋性改变。然而 Blesneag 等的研究发现，对脑卒中患者行低频 rTMS 治疗 10 天后，患者 Fugl-Meyer 评定量表上肢部分评分增加。在同时刺激大脑两侧半球皮质的 rTMS 方面：给予急性期脑卒中患者高频 rTMS 治疗 5 天后，双侧高频 rTMS 组患者上肢痉挛降低程度较单侧组更明显。另外研究发现，rTMS 治疗脑卒中患者两侧运动皮质或运动前皮质，患者 Fugl-Meyer 评定量表上肢部分评分明显提高。在脑卒中后下肢运动障碍方面：低频或者高频 rTMS 均有效。低频 rTMS 可改善脑卒中患者下肢痉挛步行速度及日常生活活动能力。高频 rTMS 治疗大脑皮质下肢运动区，可有效改善脑卒中患者的步行速度及步行功能，增大下肢关节的活动范围。rTMS 治疗脑卒中运动障碍研究较多，在最近的一项研究中，低频 rTMS 对脑卒中后急性期手部运动恢复的作用具有 A 级证据支持，有明确疗效；同侧初级运动区的高频 rTMS 促进脑卒中急性期后运动恢复具有 B 级证据支持，具有可能疗效。目前多选择初级运动皮质区作为刺激靶点，但是其他区域是否也能促进下肢功能的恢复及刺激部位的顺序选择，或多部位的联合刺激是否能够更好地促进下肢功能的恢复还需进一步研究。

三、吞咽障碍

目前大多数研究认为，高频 rTMS 直接作用于受损的与吞咽相关的皮质，可提高皮质兴奋性，低频 rTMS 作用于健侧脑区，降低其兴奋性，并通过连接纤维增加患侧脑区兴奋性，调节双侧兴奋性平衡，从而改善吞咽功能。另外，一些研究者认为吞咽障碍的恢复依赖健侧吞咽脑区的代偿，用高频 rTMS 刺激健侧脑区可改善吞咽功能。临床常用方案为频率 1 ~ 5 Hz、强度 90% ~ 120% 静息运动

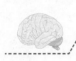

阈值。目前选取的区域包括食管、舌骨、咽等吞咽皮质区。另外以 3 Hz rTMS 治疗健侧咽运动皮质后，患者的吞咽功能和误吸状况均有明显改善。而 TMS 刺激双侧运动皮质区后，患者环咽肌潜伏期与振幅改善。3Hz rTMS 治疗双侧运动皮质区并联合冰醋刺激治疗卒中后吞咽障碍，患者吞咽功能明显改善。

四、语言障碍

脑卒中后失语症患者在早期可有一定程度的自发恢复能力，一般为发病后 3～6 个月，超过这个时间段会变成慢性失语症。失语症患者一般通过优势半球病灶周围皮质和部分非优势半球镜像区域语言功能网络的重组进行恢复。当优势半球大范围损伤时，优势半球病灶周围皮质无法发挥代偿功能，只能通过非优势半球镜像区域语言功能网络的重组进行恢复。rTMS 治疗失语症方案选择是基于半球竞争性模型、代偿模型和"双峰"模型进行的。低频 rTMS 作用于右侧 Broca 区是当前 rTMS 治疗卒中后失语症最常用的方案。对 24 例脑卒中后运动性失语的患者进行 1 Hz、右侧 Broca 区的 rTMS 治疗，患者的语言流畅度明显改善。然而在另一项涉及 17 例慢性卒中后失语的患者的研究中，相同频率和部位的 rTMS 及强化语言运动训练却不能改善言语功能。原因可能为入组患者左侧病灶较大，语言相关脑区损伤严重，低频抑制右侧 Broca 区使患者右侧半球镜像区域语言功能网络的重组不能发挥代偿功能。因此，应用低频 rTMS 治疗失语应考虑患者的病程、部位和损伤程度。鉴于高频 rTMS 治疗受损半球诱发癫痫的风险较低频更高，因而高频 rTMS 治疗脑卒中失语的研究较少。用 10 Hz rTMS 治疗左侧额下回 3 周后，患者的复述、命名和理解能力明显改善。而在双侧半球联合刺激方面，采用左侧和右侧 Broca 区 rTMS 治疗卒中后非流利性失语的患者，其双侧半球联合刺激后言语功能较单侧刺激可获得更全面的改善，尤其是短期言语记忆、言语学习。

五、认知障碍

卒中后认知障碍是指在卒中后 6 个月内出现达到认知障碍诊断标准的一系列综合征，包括从卒中后非痴呆型认知障碍至卒中后痴呆的不同程度的认知障碍。其最常累及额叶，主要影响患者执行功能、记忆和视空间能力。与认知功能相关联的特定结构（如 Papez 回路、纹状体环路、前额叶皮质和内侧颞叶等）、病灶远隔部位乃至整体神经网络（如默认网络、中央执行网络和突显网络等）损害参与认知障碍的发生、发展。在执行功能方面，背外侧前额叶皮质是执行控制网络的重要区域。多项研究发现，给予执行功能障碍的脑卒中后认知障碍患者背外侧前额叶皮质高频 rTMS 后，患者的 Stroop 测试、数字符号测验和数字广度测验等结果改善。一项包括 60 例卒中后执行功能障碍患者的研究发现，1 Hz、80% 静息运动阈值的 rTMS 作用于健侧额叶，可提高患者洛文斯顿作业疗法认知评定量表及额叶功能评定量表评分，同时相关的神经递质明显提高。在记忆功能方面，高频与低频 rTMS 均可能有助于缺血性卒中后记忆功能的恢复。两项刺激背外侧前额叶皮质的研究发现，给予 10 Hz、4 周的 rTMS 治疗后，患者的蒙特利尔认知评估量表中延迟回忆部分评分显著提高；给予 1 Hz rTMS 治疗 4 周后 Rivermead 行为记忆测试评分提高，效果可持续 2 个月。一项刺激顶叶皮质的研究发现，高频 rTMS 可通过增加海马 – 皮质网络的功能连接来提高记忆功能，且疗效可持续至刺激后 15 天。在视空间能力方面，卒中后视空间功能障碍主要表现为视觉空间忽略，主要累及的部位是右侧大脑半球后顶叶及颞上回。卒中后右侧半球受损，会导致健侧半球病理性过度兴奋，打破大脑半球间平衡，影响双侧注意网络结构的功能，导致视觉空间忽略发生。rTMS 可以通过兴奋受损侧半球，抑制健侧半球过度兴奋，从而使大脑半球间相互竞争重新恢复至平衡状态，改善双侧半球之间注意网络，从而改善视觉空间忽略症状。研究发现，低频（1 Hz）刺激左侧顶叶皮质和高频（10 Hz）刺激左侧后顶叶均能提高患者线段画消及直线二等分测试结果。目前，rTMS 治疗卒中后视空间功能障碍已被 AHA/ASA 指南列为Ⅱb级证据 B 级推荐。

六、情绪障碍

卒中后抑郁是指发生于卒中后的一系列抑郁症状和相应躯体症状的综合征，尚无统一的诊断标准。研究认为，rTMS 可促进脑源性神经营养因子释放，提高大脑皮层和特定神经网络的葡萄糖代谢，增加神经可塑性，进而改善卒中后抑郁症状。背外侧前额叶皮质是常用的刺激位点。不同频率的 rTMS 可以减少大脑背侧皮质区域葡萄糖摄取，同时增加腹侧区域的摄取。低频 rTMS 治疗脑卒中抑郁患者 4 周后，贝克抑郁量表评分较前降低，高频 rTMS 刺激脑卒中患者背外侧前额叶皮质 3 周后，患者抑郁程度明显减轻。另外，研究发现，高频 rTMS 作用于背外侧前额叶，不仅可使局部兴奋性改变，而且可使扣带皮层区葡萄糖代谢增加，明显改善卒中后抑郁症状。一项纳入了 22 项双盲随机对照文献的 Meta 研究也认为高频 rTMS 是治疗脑卒中后抑郁的有效手段。

七、小结与展望

rTMS 作为一种新型非侵入性电生理技术，已广泛应用于脑卒中相关功能障碍的康复中。多项研究表明 rTMS 对脑卒中运动、吞咽、语言、认知和情绪等方面有一定的治疗作用。疗效主要与刺激频率和靶点等参数有关，相关参数的选择基于脑卒中功能障碍恢复相关模型进行，主要通过改变脑卒中后大脑皮质兴奋性、改善脑组织血流、调节突触重塑及神经递质、恢复大脑功能网络等方面促进脑卒中功能障碍康复。但目前的研究多为小样本、单中心研究，其刺激部位、频率、强度及时间等参数各不相同，仍需开展大样本、多中心、高质量的随机对照试验，进一步明确其最佳刺激参数与治疗效果。

参考文献

1. SANKARASUBRAMANIAN V，MACHADO A G，CONFORTO A B，et al. Inhibition versus facilitation of contralesional motor cortices in stroke：deriving a model to tailor brain stimulation[J]. Clin Neurophysiol，2017，128（6）：892-902.

2. LEFAUCHEUR J P，ALEMAN A，BAEKEN C，et al. Evidence-based guidelines on the therapeutic use of repetitive transcranial magnetic stimulation（rTMS）：an update （2014-2018）[J]. Clin Neurophysiol，2020，131（2）：474-528.

3. 中国卒中学会，卒中后认知障碍管理专家委员会. 卒中后认知障碍管理专家共识 [J]. 中国卒中杂志，2017，12（6）：519-531.

4. DUAN X，YAO G，LIU Z，et al. Mechanisms of transcranial magnetic stimulation treating on post-stroke depression[J]. Front Hum Neurosci，2018，12：215.

5. SHEN X Y，LIU M Y，CHENG Y，et al. Repetitive transcranial magnetic stimulation for the treatment of post-stroke depression：a systematic review and meta-analysis of randomized controlled clinical trials[J]. J Affect Disord，2017，211：65-74.

（公维军　黄佩玲）

第46章

脑卒中康复的护理衔接技术

一、概述

1. 康复护理衔接技术的概述

康复护理衔接是脑卒中康复的重要一环。脑卒中治疗的复杂性决定了治疗过程的长期性，因此患者在住院期间，以及出院后，都需要护理衔接作为过渡，帮助患者及家属掌握康复技术和要领，协助患者更快、更好的康复，促进其尽早回归社会和家庭。

在医生及治疗师对患者完成全面评估并制定治疗和康复训练计划后，由治疗师完成患者的首次康复训练和理疗，护理团队作为康复治疗师的延伸参与患者的首次治疗。治疗师制定病房训练内容，护士进行协助训练，并将患者的训练情况反馈给治疗师，治疗师根据反馈情况调整患者的训练内容，如此，形成一种动态、持续改进的流程，保持24小时康复不间断。

2. 康复护理衔接的具体内容

（1）早期护理评估：安全评估、饮食评估、认知筛查和生命体征评估等。

（2）护理–康复全周期督查患者：血压监测、血糖监测、氧饱和度监测、心率监测、呼吸频率监测。

（3）护理–康复全周期配合医生：汇报患者动态病情、核对执行医嘱等。

（4）护理-康复全周期配合康复治疗师：协助做好物理评估（上下肢运动、感觉等）、作业评估（ADL、职业回归、生活质量满意指数）、吞咽评估、心肺评估、康复训练。

（5）护理-康复全周期教育患者照顾者：针对性/集体性健康教育（康复训练重要性、协助康复训练）、居家康复训练方法等。

（6）护理-康复衔接：由护士督查患者每日病房的康复作业（由治疗师布置）的完成情况（动作的准确性、频次达标）；由中班护士定时监测并录制视频反馈给治疗师。

二、脑卒中康复的护理衔接技术

1. 缺血性脑卒中

（1）急性期康复护理衔接技术

1）体位：脑卒中后不清醒的患者予去枕平卧，氧气吸入，头偏向一侧，及时清除口鼻腔分泌物，保持呼吸道通畅，必要时可予以吸痰。清醒且生命体征平稳的患者，可适当抬高床头，以减轻颅内水肿的症状。

2）病情观察：注意监测患者的生命体征，尤其是血压的变化，密切观察患者的神志、瞳孔情况，注意有无意识障碍、有无颅内压增高的症状、有无新的栓塞形成，如失语、意识逐渐不清等（图 46-1）。①监测血氧饱和度与吸氧：维持血氧饱和度＞94%，持续监测血氧饱和度，纠正低氧血症，改善脑细胞供氧。②血压控制：重视对血压的监测，若患者病情稳定，血压持续 ≥ 140/90 mmHg，且无禁忌证，可以在起病数天后恢复发病前所使用的降压药物和剂量，避免在病情未稳定时启动降压治疗；若患者血压低，需要升压，可以静脉注射等渗盐水纠正低血容量。③血糖监测：血糖＞10 mmol/L 时使用胰岛素治疗，加强血糖监测，控制血糖在 7.7 ～ 10.0 mmol/L，警惕低血糖表现，若患者血糖＜3.3 mmol/L，应及时口服或注射 10% ～ 20% 葡萄糖溶液，避免低血糖休克。
④脑水肿与颅内压增高的管理：严重脑水肿和颅内压增高是急性
重症缺血性脑卒中患者死亡的主要原因之一，卧床时床头可抬高
20° ～ 45°，预防颅内压增高和体位不当引起的误吸。

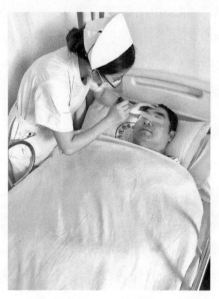

图 46-1 病情观察

3）饮食：患者无意识障碍及病情变化可遵医嘱给予低盐、低
脂、多维生素、易消化清淡的流质饮食，随后慢慢过渡到半流质和
普食饮食，不能进食者给予鼻饲饮食，确保营养摄入。

4）落实基础护理：在病情允许的情况下，延迟安置鼻饲管、
导尿管和动脉内测压管，置管后，做好患者的口腔护理、会阴护
理、尿管护理、皮肤护理等基础护理，协助患者 q2h 翻身拍背，骨
突部位加适当软垫保护，防止压疮和坠积性肺炎等并发症的发生。
对于卒中后大小便失禁的患者，加强肛周皮肤护理，及时清除皮肤
汗液、大小便，保持皮肤清洁、干燥。

5）用药护理：①应用抗凝、溶栓药物时，应注意口腔、黏膜、

皮下有无出血倾向及有无消化道出血。②应用扩血管药物严格控制速度并注意有无面色潮红、出汗、血压下降等变化，同时，注意有无发热、荨麻疹等过敏反应。有异常及时通知医生并配合处理。

6）安全护理：①防跌倒或坠床。患者腕带粘贴"防跌倒"黄色标识。脑梗死急性期意识不清患者应专人陪护，病床两边用床档保护。做好患者和家属的安全宣教工作，嘱咐患者不可擅自离床活动。护士加强巡视，将患者常用物品置于其易取处。协助患者翻身，注意不可因用力过猛而使患者坠床。②防误吸或呛咳。对于意识不清的患者，应取平卧位或半卧位，头偏向一侧，并及时清除口鼻腔内分泌物，防止呛咳或窒息；对于痰液浓稠或无力咳嗽而使痰液无法排出的患者，可遵医嘱予雾化吸入或吸痰以保持呼吸道通畅。对于吞咽障碍的患者，应根据患者的吞咽情况选择合适的食物，最好将食物调成糊状，必要时可遵医嘱留置胃管给予鼻饲饮食，防止呛咳引起窒息。③防止烫伤和冻伤。脑梗死患者常由于感觉障碍及意识不清，对温度、疼痛不敏感，极易发生烫伤或冻伤。当患者需要使用热水袋或冰袋等物品时，应用两层毛巾包裹，并不贴于患侧皮肤。使用过程中，经常巡视，注意观察皮肤情况，防止烫伤和冻伤。④防止外伤。对于意识不清、躁动不安的患者，防止患者头部或肢体撞到床板或桌子而受伤。需要使用约束带时要向患者和家属做好解释工作，取得患者和家属的配合。约束带松紧适宜，以能放入 1～2 指为宜，在约束带内侧垫软垫以保护患者肢体。对于长期使用约束带的患者，要加强巡视，每 30 分钟观察约束肢体的皮肤、血运情况，并定时予以放松。对于躁动的患者必要时可遵医嘱予以镇静药物使用，并注意观察药物的使用效果和有无呼吸抑制等不良反应。⑤做好患者胃管、导尿管等各导管的护理和妥善固定，落实患者和家属的宣教工作，防止导管滑脱。

7）康复锻炼：患者病情稳定后，尽早、积极地开始康复治疗。

世界卫生组织推荐，在患者生命体征平稳、意识清楚、神经系统症状不再恶化后 48 小时即可进行康复治疗与护理，对四肢肌肉进行按摩，对瘫痪肢体做被动舒缩运动，从小关节到大关节的顺序，每天被动运动 2 次，每次 30 分钟，防止肌肉萎缩、失用综合征和静脉血栓的形成。

8）心理护理：做好患者及家属的心理护理，增强其战胜疾病的信心。为患者和家属讲解功能锻炼的重要性和必要性，在治疗师的指导下为患者制定切实可行的、个性化的康复锻炼方案，指导患者和家属按计划进行康复锻炼。

（2）恢复期康复护理衔接技术

恢复期患者的生命体征和病情较为稳定，在疾病对症治疗和观察病情的基础上，及早进行康复锻炼。

1）病情观察：观察患者意识、瞳孔、生命体征的变化，注意有无意识变化、有无新的栓塞形成，如一侧肢体功能障碍加重、失语、意识逐渐不清等。

2）饮食：遵医嘱予以低盐、低脂、清淡、易消化的饮食。

脑卒中后，37%～78% 的患者会出现吞咽障碍，导致患者营养不良、吸入性肺炎、噎食甚至死亡，严重影响患者预后。

但长期鼻饲患者可能出现咽反射迟钝、贲门肌肉松弛、胃蠕动减退、胃食管反流等现象，易引发或加重肺部感染。胃管、固定胶带的摩擦、压迫，以及胃食管反流等还会增加鼻部皮肤溃疡、糜烂、机械性压疮的可能性。此外，患者可能在烦躁或感觉不舒适、不美观时自行拔管，造成不良护理事件。

间歇性管饲技术是一种新型置管技术，在满足患者营养需求的同时，可以改善患者的吞咽功能，提高患者的生活质量。间歇性管饲技术置管是指不将导管留置在患者胃内，仅在患者需要营养支持时，将鼻饲管通过患者偏瘫侧口角，配合患者吞咽动作，插入患者食管上段，进食结束后立刻拔除。每天喂食 4 ～ 6 次，每次 300 ～ 450 mL。

反复插管可以刺激口腔和咽部肌肉，加强吞咽反射，使吞咽肌群得到训练，同时，反复插管可刺激黏膜，有利于胃肠蠕动和吞咽反射。研究显示，间歇管饲配合吞咽功能训练可改善患者吞咽功能和营养水平，降低吸入性肺炎的发生率。

3）康复锻炼如下。

①瘫痪肢体保持功能位。

每日仍给予患侧肢体被动和主动运动，遵医嘱配合使用气压治疗、电子生物反馈治疗等促进患者康复（图 46-2、图 46-3）。

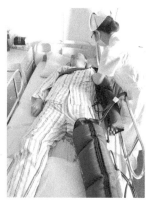
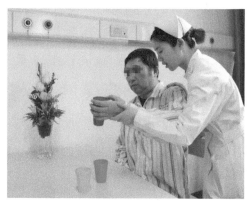

图 46-2　气压治疗　　　　图 46-3　患肢拿物训练

②吞咽功能训练如下。

A. 器官功能训练：a. 唇部训练，通过唇部运动、发声训练，增加唇部力量，减少因口角下垂、无法闭合导致的流涎；b. 舌训练，舌肌上下左右运动，包括伸舌、卷舌、顶舌等；c. 口腔锻炼，如咀嚼、鼓腮、龇牙、吹气、叩齿等。

B. 饮食功能训练：a. 指导患者进食时采取合适的体位，能坐起的患者取坐位，不能坐起的摇高床头 30° ～ 40°，头略前屈，偏瘫侧肩膀使用软枕垫起，进食结束后保持体位 30 分钟，防止食物反流、误吸；b. 根据患者吞咽功能，选择合适大小、性状、量的食物，温度控制在 40 ～ 60℃为宜，食物最好富含营养、易于消化；c. 可轻压患者舌根刺激知觉和舌部运动，诱导吞咽反射；d. 对于上肢功能障碍的患者，可配合吞咽功能训练，鼓励患者利用塑料、木制勺子进行摄食训练。

4）安全护理：①由于患者一侧肢体无力或者功能障碍，使得患者行走、移动时平衡感差、步态不稳或者需要使用助行器、拐杖等辅具，需要有专人陪护，防止患者发生跌倒等其他意外事件。②保持地面干燥无积水，走道通畅无杂物。将患者的日常用物放于患者易于取用的地方。③指导患者穿防滑鞋，穿合适尺码的衣服，鞋子有鞋带时要系好鞋带，防止被鞋带绊倒。④指导患者下床时慢慢起身，转身动作要慢，特别是有服用降压药、利尿剂、缓泻剂、降糖药等药物的患者。⑤在家属或护工的陪护下洗澡、上厕所或上下楼梯，并教会患者使用紧急呼叫铃的使用方法，以便紧急状况下使用。

（3）后遗症时期的康复护理衔接技术

1）心理护理：脑梗死后由于认知功能及肢体功能障碍，肢体功能恢复过程漫长、速度较慢，日常生活需要他人照顾等，如果缺少家庭和社会支持，患者易发生焦虑和抑郁。而焦虑和抑郁情绪阻碍了患者的有效康复，从而严重影响了患者的生活质量。此外，由于肢体功能障碍、心理压力等因素，患者容易出现不敢参与康复锻炼的心理，应给予患者适当的鼓励，并营造安全的康复环境。因此做好患者和家属的心理护理很重要。向患者家属做好解释并安慰好患者，争取获得良好的家庭支持，鼓励支持患者；指导患者和同病种恢复较好的患者进行交流，消除患者的思想顾虑，稳定情绪，增强战胜疾病的信心。

2）康复锻炼：和治疗师一起为患者制定个性化的锻炼方案，共同指导患者进行正确锻炼，如床上主动、被动运动等。向患者和家属讲解脑梗死后的康复锻炼是个长期的、持续的过程，需要持之以恒（图 46-4、图 46-5）。

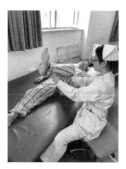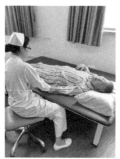

图 46-4　患肢被动运动　　图 46-5　患肢按摩

3）体位摆放：给予患者正确的良肢位摆放，预防患肢关节挛缩，促进患者舒适（图 46-6、图 46-7、图 46-8）。

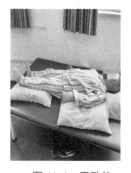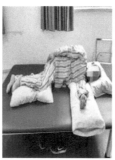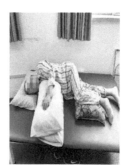

图 46-6　平卧位　　图 46-7　患侧卧位　　图 46-8　健侧卧位

4）用药指导：指导患者遵医嘱长期规律服用降血脂、降压、抗凝药物，不可随意增减量、漏服，定期检测血压、血脂、凝血功能等变化情况。

5）日常生活能力训练：为促进患者早日回归社会和家庭，康复护理将把患者的日常生活能力的训练融入患者的日常康复中，指导患者完成穿脱衣、体位转移、进食、上下楼梯等（图 46-9、图 46-10）。

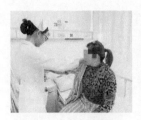
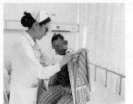

图 46-9　穿脱衣

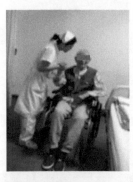
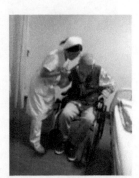

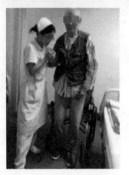
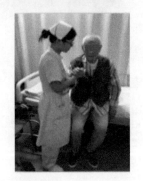

图 46-10　床椅转移

2. 出血性脑卒中

（1）急性期康复护理衔接技术

1）病情观察：密切观察意识、瞳孔、生命体征的变化，注意有无意识障碍、颅内压增高的症状。如患者出现意识障碍加重、血压升高等再出血的表现，应立即通知医生给予处理。①监测血氧饱和度与吸氧：维持血氧饱和度＞94%，持续监测血氧饱和度，纠正低氧血症，改善脑细胞供氧。②血糖监测：血糖＞10 mmol/L 时使用胰岛素治疗，加强血糖监测，控制血糖在 7.7 ～ 10.0 mmol/L，警惕低血糖表现，若患者血糖＜ 3.3 mmol/L，应及时口服或注射 10% ～ 20% 葡萄糖溶液，避免低血糖引发的休克。③血压控制：分析患者血压升高的原因，根据血压情况决定是否要启动降压治疗，对于收缩压在 150 ～ 220 mmHg 的住院患者，在没有急性降压禁忌证的情况下，可在数小时内将收缩压降至 130 ～ 140 mmHg；对于收缩压＞ 220 mmHg 的患者，应在密切监护的情况下将收缩压降至 160 mmHg。降压期间，应密切关注患者血压，每隔 5 ～ 15 分钟测量血压一次。④体温管理：出血性脑卒中患者早期可能出现中枢性发热，入院 72 小时内患者发热持续的时间与预后有关，但无证据支持治疗发热能改善预后。发热也有可能提示患者感染，管理患者体温可促进患者舒适。

2）体位：预防再出血是降低脑出血死亡率的关键。脑出血患者应绝对卧床休息 4 周左右，复发患者应卧床 2 个月，过早活动可引起再出血。颅内压增高者，床头抬高 15°～ 30°，昏迷者采取平卧位，头偏向一侧，或侧卧位，以利于口腔内分泌物引流，保持呼吸道通畅。护理人员应耐心地向患者及家属做好解释工作，必须让患者养成卧床大小便的习惯，严禁下床大小便，以免造成再出血。

3）饮食护理：急性重症患者发病 48 小时内一般禁食，以静脉输液来维持营养、补充足量的热能。

4）安全护理：同缺血性脑卒中急性期安全护理。

5）用药指导：脑出血急性期治疗的主要原则是防止再出血、控制脑水肿、维持生命功能和防治并发症。①遵医嘱使用脱水降颅压药物如甘露醇时，因甘露醇结晶易堵塞肾小管引起少尿或无尿等肾损害，应注意观察患者的尿量，定期监测患者的肾功能、尿常规及水电解质情况。②对于有并发消化道出血或凝血障碍的患者，遵医嘱及时使用止血药和凝血药。常用的药物有氨甲环酸、酚磺乙替丁胺等。应激性溃疡致消化道出血时，遵医嘱给予西咪替丁、奥美拉唑等静脉滴注。③指导患者正确服用降压药物，维持血压稳定，减少血压波动对血管的损害。

6）基础护理：做好患者的各项基础护理，如翻身拍背、皮肤护理、压疮护理、口腔护理、会阴护理等，保持床单位整洁、干燥，防止压疮、坠积性肺炎等并发症。

7）早期康复锻炼：为使患者瘫痪肢体早日康复，在发病后48小时患者病情稳定后即可进行早期康复护理，对肢体肌肉进行主动运动、被动运动及按摩、各项理疗，保持瘫痪肢体功能位，防止失用综合征。

（2）恢复期的康复护理衔接技术

1）安全护理：同缺血性脑卒中恢复期安全护理。

2）用药指导：指导患者规律服用降压药物，定期检测血压，维持血压稳定，减少血压波动对血管的损害。

3）心理护理：对意识清楚的、好转的患者讲解疾病的转归、治疗，消除其紧张心理，使情绪稳定利于患者恢复。做好患者和家属的心理护理，使其配合治疗和康复护理。

4）康复锻炼

①肢体功能障碍的锻炼：在治疗师的指导下。进行患肢的康复锻炼，可遵医嘱予以镜像治疗、电子生物反馈、气压治疗等理疗（图46-11、图46-12）。

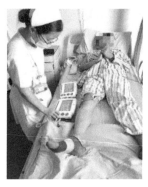 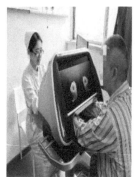

图 46-11　电子生物反馈治疗　　图 46-12　镜像疗法

②言语训练：言语障碍的患者可根据其病情的不同制订个性化的全面言语康复计划，指导患者循序渐进、由易到难。

a. 肌群运动训练：进行唇、舌、齿、软腭、咽、喉与颌部肌群运动，包括缩唇、伸舌、卷舌、鼓腮、吹气、咳嗽等活动。

b. 发声器官训练：如伸缩舌、卷舌、舌头的上下左右运动练习；通过声带震动锻炼声带等。

c. 发音训练：由训练张口诱发唇音（a、o、u）、唇齿音（b、p、m）、喉音（h、ha、g）、齿舌音（d、t、n），到反复发单音节音（pa、da、ka）。当患者能够完成单音节发音后，让患者复诵简单句，如"早－早上－早上好"。

d. 复述练习：复述单词和词汇，可出示与需要复诵内容相一致的图片，让患者每次复述 3 ～ 5 遍，轮回训练，巩固效果。

e. 刺激法训练：采用患者熟悉的、常用的、有意义的内容进行刺激，要求语速、语调和词汇长短调整合适；刺激后应诱导而不是强迫患者应答；多次反复给予刺激，且不宜过早纠正错误；可利用相关刺激和环境刺激法等，如听语指图、指物、指字等。

f. 坚持"听说读写"相结合：针对患者听说读写、复述等障碍给予相应的简单指令训练、口颜面肌肉发音模仿训练、复述训练。坚持使用多种训练方法，对表达能力较差的患者，可以多进行日常

手势或者哼调练习，如文字阅读、书写、交流板等，也

导患者绕口令、讲故事等。

③认知功能训练

过往无认知障碍而脑卒中后 6 个月内，在执行功能 / 注意力、记忆、语言能力、视空间能力 4 个认知区域中出现≥ 1 个认知区域功能下降或损害的脑卒中患者诊断为脑卒中后认知障碍。研究表明，卒中发生后 3 个月内对患者认知障碍早期诊断、早期干预、积极的康复治疗可以有效降低患者认知功能障碍。

认知障碍的患者应尽早全面地进行康复训练，康复训练对减轻症状及延缓症状的进展具有重要的作用。训练包括注意力训练、思维训练、记忆训练等方面。应根据患者的具体损害情况设计个体化训练方案（图 46-13）。

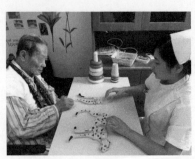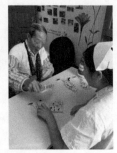

图 46-13　认知功能训练

a. 注意力训练：在治疗性训练中，注意力要从易到难分级训练。训练应在有组织、整齐和安静的环境中进行。应当限制环境中杂乱和分散注意力的各种因素，如拔掉电话线、关上窗户、关上收音机等。同时指导患者学会自己控制注意障碍的一些方法，如要求患者在进行某一特定作业时大声口述每一个步骤等。

b. 思维训练：让患者做一些简单的分析、判断、推理、计算训练。合理安排脑力活动的时间，训练患者的思维活动。例如，让患

者围绕某一个物品或动物尽量说出一些与之相关的内容，如猫有什么特征，会做哪些事？让患者看报纸、听收音机、看电视等。帮助患者理解其中的内容，并与其讨论这些内容。

c. 记忆训练：要多安静休息。应提供一个安静整洁、光线柔和、温湿度适宜的休息场所，减少不良刺激。减少脑力劳动，尽量少思考问题，不要看电视，不要阅读长篇文章，闲暇时可以欣赏旋律优美平和的音乐，使思维得到放松。记忆策略包括记忆训练、记忆游戏、增强记忆力的小方法、经常提醒等。可配合使用药物如 B 族维生素、盐酸多奈哌齐片、奥拉西坦等。

d. 定向力训练：指导患者借助图片、日历、时钟等进行练习，选择患者熟悉的、感兴趣的地点、人物、时间进行训练和强化，引导患者说出所在地点、今天日期、区分方向等。

（3）后遗症时期的康复护理衔接技术

1）指导患者坚持进行康复锻炼，教会患者和家属一些自我锻炼的方法，每日进行患肢的主动运动、被动运动、按摩等，可进行行走练习、平衡训练等（图 46-14）。

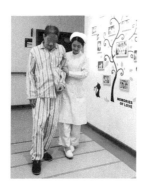

图 46-14　行走练习

2）用药指导：向高血压患者讲解降压药使用原则、方法及注意事项。服用降压药物要按时定量，不随意增减药量，防血压骤升骤降，加重病情。定期监测血压，如有异常及时就医。

患者识别脑卒中的一些先兆症状，如无诱因的剧烈头晕、晕厥，有的突感肢体麻木、乏力或一时性失视、语言交流困难等，应及时就医检查治疗。

4）日常生活能力训练：同缺血性脑卒中后遗症期日常生活能力训练。

参考文献

1. 章惠如，王建伟，郭佩宜. 从护理角度解读《中国急性缺血性脑卒中诊治指南2014》[J]. 护理与康复，2016，15（8）：762-764.

2. 金奕，徐旭东. 脑卒中患者康复护理现状与展望 [J]. 中国护理管理，2018，18（6）：726-729.

3. ROST N S, BOTTLE A, LEE, et al. Stroke severity is a crucial predictor of outcome: an international prospective validation study[J]. J Am Heart Assoc, 2016, 5（1）: e002433.

4. JOUNDI R A, MARTINO R, SAPOSNIK G, et al. Predictors and outcomes of dysphagia screening after acute ischemic stroke[J]. Stroke, 2017, 48（4）: 900-906.

5. 廖喜琳，钟美容，蔡超群，等. 标准吞咽功能评估及预见性护理对老年脑卒中吞咽障碍患者康复的影响 [J]. 中国医药科学，2015，（8）：2036-2038.

6. 宗敏茹，庞灵，郑兰娥，等. 间歇性管饲结合吞咽训练对脑卒中吞咽障碍患者的影响 [J]. 中华物理医学与康复杂志，2017，39（12）：932-933.

7. 窦祖林. 吞咽障碍评估与治疗 [M]. 2版. 北京：人民卫生出版社，2017：36，666.

8. 尤黎明，吴瑛. 内科护理学 [M]. 6版. 北京：人民卫生出版社，2015：867-868.

9. 黄立霞. 早期吞咽康复训练对脑卒中患者吞咽功能干预及生活质量影响分析 [J]. 医学理论与实践，2017，30（19）：2952-2954.

10. 马琳. 脑卒中后认知障碍诊治现状 [J]. 中华老年心脑血管病杂志，2020，22（4）：7-9.

（蒋柳雅　袁雪林　蔡亚运　钱佳煜）